Thieme

# EMG · NLG

## Elektromyografie · Elektroneurografie

**Herausgegeben von**
**Christian Bischoff, Reinhard Dengler**

Unter Mitarbeit von
Günther Deuschl, Helge Hellriegel,
Wilhelm Schulte-Mattler, Peter P. Urban

5., unveränderte Auflage

203 Abbildungen

Georg Thieme Verlag
Stuttgart • New York

# Impressum

*Bibliografische Information der Deutschen Nationalbibliothek*
Die Deutsche Nationalbibliothek verzeichnet diese Publikation in der Deutschen Nationalbibliografie; detaillierte bibliografische Daten sind im Internet über http://dnb.d-nb.de abrufbar.

Ihre Meinung ist uns wichtig! Bitte schreiben Sie uns unter:
www.thieme.de/service/feedback.html

1. Auflage 2003
2. Auflage 2008
3. Auflage 2014
4. Auflage 2018


Georg Thieme Verlag KG
Rüdigerstraße 14, 70469 Stuttgart, Germany
www.thieme.com

Printed in Germany

Covergestaltung: © Thieme
Bildnachweis Cover: Nervenzellen © adimas/stock.adobe.com
Zeichnungen: Viorel Constantinescu, Bukarest/Rumänien; Christine Lackner, Ittlingen
Satz: SOMMER media GmbH & Co. KG, Feuchtwangen
Druck: Aprinta Druck GmbH, Wemding
Redaktion: Dr. Iris Schmitt, Fürth

DOI 10.1055/b000001030

ISBN 978-3-13-245802-4 1 2 3 4 5 6

Auch erhältlich als E-Book:
eISBN (PDF) 978-3-13-245803-1
eISBN (epub) 978-3-13-245804-8

MIX
Papier | Fördert gute Waldnutzung
FSC® C004592
FSC www.fsc.org

**Wichtiger Hinweis:** Wie jede Wissenschaft ist die Medizin ständigen Entwicklungen unterworfen. Forschung und klinische Erfahrung erweitern unsere Erkenntnisse, insbesondere was Behandlung und medikamentöse Therapie anbelangt. Soweit in diesem Werk eine Dosierung oder eine Applikation erwähnt wird, dürfen die Lesenden zwar darauf vertrauen, dass Autor*innen, Herausgeber*innen und Verlag große Sorgfalt darauf verwandt haben, dass diese Angabe dem Wissensstand bei Fertigstellung des Werkes entspricht.
Für Angaben über Dosierungsanweisungen und Applikationsformen kann vom Verlag jedoch keine Gewähr übernommen werden. Jede*r Benutzende ist angehalten, durch sorgfältige Prüfung der Beipackzettel der verwendeten Präparate und gegebenenfalls nach Konsultation eines/r Spezialist*in festzustellen, ob die dort gegebene Empfehlung für Dosierungen oder die Beachtung von Kontraindikationen gegenüber der Angabe in diesem Buch abweicht. Eine solche Prüfung ist besonders wichtig bei selten verwendeten Präparaten oder solchen, die neu auf den Markt gebracht worden sind. **Jede Dosierung oder Applikation erfolgt auf eigene Gefahr des Benutzenden.** Autor*innen und Verlag appellieren an alle Benutzenden, ihnen etwa auffallende Ungenauigkeiten dem Verlag mitzuteilen.
Marken, geschäftliche Bezeichnungen oder Handelsnamen werden nicht in jedem Fall besonders kenntlich gemacht. Aus dem Fehlen eines solchen Hinweises kann nicht geschlossen werden, dass es sich um einen freien Handelsnamen handelt.

Wo datenschutzrechtlich erforderlich, wurden die Namen und weitere Daten von Personen redaktionell verändert (Tarnnamen). Dies ist grundsätzlich der Fall bei Patient*innen, ihren Angehörigen und Freund*innen, z. T. auch bei weiteren Personen, die z. B. in die Behandlung von Patient*innen eingebunden sind.
Thieme Publikationen streben nach einer fachlich korrekten und unmissverständlichen Sprache. Dabei lehnt Thieme jeden Sprachgebrauch ab, der Menschen beleidigt oder diskriminiert, beispielsweise aufgrund einer Herkunft, Behinderung oder eines Geschlechts. Thieme wendet sich zudem gleichermaßen an Menschen jeder Geschlechtsidentität. Die Thieme Rechtschreibkonvention nennt Autor*innen mittlerweile konkrete Beispiele, wie sie alle Lesenden gleichberechtigt ansprechen können. Die Ansprache aller Menschen ist ausdrücklich auch dort intendiert, wo im Text (etwa aus Gründen der Leseleichtigkeit, des Text-Umfangs oder des situativen Stil-Empfindens) z. B. nur ein generisches Maskulinum verwendet wird.

# Geleitwort der Reihenherausgeber zur 4. Auflage

Die Referenzreihe Neurologie (RRN) ist trotz Orientierungsmöglichkeit im Internet ein fester Bestandteil der dem klinisch tätigen Neurologen verfügbaren Informationsquellen. Die Entscheidung, statt eines kompakten Gesamtlehrbuches die einzelnen neurologischen Krankheiten bzw. Krankheitsgruppen sowie die verschiedenen diagnostischen Verfahren als Einzeldarstellungen in kleinen handlichen Bänden zu präsentieren, liegt ein Dezennium zurück. Dieses Konzept hat sich aus heutiger Sicht als richtig und für den Nutzer als vorteilhaft erwiesen. Denn es ermöglicht bedarfsgerechte Überarbeitungen der einzelnen Themengebiete sowie die Nutzung an spezialisierten Arbeitsplätzen. Das trifft besonders für die Bände über die technischen Hilfsverfahren zu. Unter diesen nimmt der Band über die elektrophysiologische Diagnostik mittels EMG und NLG eine vorrangige Stellung ein, erfährt er doch bereits seine 4. Auflage.

Elektromyografie, Elektroneurografie und Reflexuntersuchungen nehmen einen wichtigen und verlässlichen Stellenwert im Fächer der neurologischen Zusatzuntersuchungen ein. Immerhin wurden diesen Methoden maßgeblich durch Richard Jung in Deutschland mitentwickelt. Von jedem Neurologen werden fundierte Kenntnisse in der Gewinnung und Interpretation dieser Befunde erwartet wozu dieses Buch einen unverzichtbaren Beitrag leistet. Während die Untersuchungsmethoden für den Patienten mit nur geringer Belastung verbunden sind, ist der Erkenntnisgewinn über die Lokalisation einer Störung, deren peripheren oder zentralen Genese, oder deren neuropathischen oder myopathischen Genese von hohem diagnostischen Gewinn. Ohne dieses Instrumentarium wäre die Entwicklung zahlreicher therapeutischer Maßnahmen und Überwachung des Krankheitsverlaufs in vielen Fällen nicht möglich.

Die Autoren haben in dieser bereits 4. Auflage Text und Literatur gemäß der neusten Erkenntnisse umgearbeitet und erweitert. Einige Abbildungen wurden neu konzipiert und was uns besonders bemerkenswert erscheint sind die 17 Videos, die typische Techniken und Befunde veranschaulichen.

Der Georg Thieme Verlag hat dieses Buch wieder vorzüglich ausgestattet. Wir sind ihm dafür, aber auch für die immer währende gute Zusammenarbeit dankbar. Unser besonderer Dank gilt auch den Herausgebern und den Autoren, die das Konzept weiterentwickelt und erfolgreich für die praktische Nutzung umgesetzt haben. Es ist ihnen gelungen, eines der erfolgreichsten Bücher dieser Referenzreihe Neurologie zu etablieren.

Kiel, Essen, Mainz, Dresden im Sommer 2018

*Günther Deuschl*
*Hans-Christoph Diener*
*Heinz Reichmann*

# Vorwort der Bandherausgeber zur 4. Auflage

Elektromyografie (EMG) und Elektroneurografie (ENG) sind typische Praxismethoden. Sie sind ökonomisch und stehen sofort zur Verfügung, z. B. unmittelbar nach der klinischen Untersuchung. Sie sind vor allem in der peripheren Neurologie und neuromuskulären Medizin unverzichtbare diagnostische Methoden. Dies erklärt das kontinuierlich anhaltende Interesse an Aus- und Fortbildung insbesondere auch bei den jungen Kollegen.

Obwohl beide Methoden schon lange etabliert sind, gibt es auch in diesem Gebiet Neuerungen und Weiterentwicklungen, so dass wir uns jetzt zu einer Neuauflage entschlossen haben. Das in der dritten Auflage verwirklichte Grundkonzept wurde beibehalten. Die einzelnen Kapitel wurden jedoch überarbeitet, ohne dass Bewährtes bzw. der Umfang verändert werden sollten. Das Buch sollte, wie seine Vorgänger, übersichtlich und kompakt bleiben und sowohl zum schnellen Nachschlagen in der täglichen Praxis wie auch zum vertiefenden Nachlesen am Abend geeignet sein. Nicht alle Beiträge stammen aus der Feder der Herausgeber und wir bedanken uns sehr bei unseren Mitautoren, dass sie uns ihre wertvolle Expertise zur Verfügung gestellt haben.

Denjenigen, die selbst solche Untersuchungen durchführen, soll das Buch eine Hilfe für die praktische Durchführung sein. Deshalb haben wir großen Wert auch auf die Darstellung der vielfältigen Fehlermöglichkeiten und Fallstricke gelegt sowie auf eine großzügige Bebilderung. Einige Kapitel sind zusätzlich mit Videosequenzen ausgestattet.

Für diejenigen, die solche Untersuchungen in Auftrag geben und diagnostisch einordnen müssen, wird die Auflistung der Indikationsstellungen und die Bewertung der Untersuchungsergebnisse von besonderem Interesse sein. Das Buch wendet sich somit an Neurologen, Neuropädiater, Neurochirurgen, Unfallchirurgen, Orthopäden und Allgemeinmediziner.

EMG und ENG brauchen eine solide praktische Ausbildung in einer Einrichtung mit entsprechender Expertise und leben danach von der kontinuierlichen Erfahrung in der Arbeit am Patienten. Dies kann und will dieses Buch natürlich nicht ersetzen. Aber die praktische Erfahrung muss flankiert sein von einem fundierten theoretischen Wissen, was dieses Buch nach dem Willen der beiden Herausgeber in leicht verständlicher Form anbieten soll. Wir hoffen nun sehr, dass Ihnen der Einsatz der beschriebenen Methoden am Patienten genauso viel Befriedigung bereitet wie uns und dass Ihnen das Lesen des Buches so viel Freude bringt wie uns das Schreiben,

München und Hannover im Mai 2018

*Christian Bischoff*
*Reinhard Dengler*

# Vorwort der Bandherausgeber zur 1. Auflage

Elektroneurografische und elektromyografische Untersuchungen sind bei der Diagnostik von Patienten mit neuromuskulären Erkrankungen nicht wegzudenken. Dieses Buch richtet sich daher an Ärzte, die Nervenleitungsuntersuchungen und EMG-Untersuchungen selber durchführen, aber auch an solche, die die Untersuchungen interpretieren müssen. Nervenleitungs- und EMG-Untersuchungen können ohne Kenntnis der Anamnese und des klinischen Befundes nicht vernünftig geplant, durchgeführt und ausgewertet werden. Diese neurophysiologischen Techniken sind eine Fortsetzung bzw. Erweiterung der klinischen Untersuchung und müssen je nach Fragestellung, während der Untersuchung erhobener Befunde und individueller Situation abgeändert bzw. angepasst werden. Mit ihrer Hilfe lassen sich die Prozesse lokalisieren sowie die unterlagernde Pathologie bestimmen.

Um die Aussagekraft der Untersuchungen zu erhöhen und Untersuchungen vergleichbar zu machen, ist neben eingehenden anatomischen und physiologischen Kenntnissen ein standardisiertes präzises Vorgehen bei der Durchführung der Untersuchung notwendig.

Ziel des vorliegenden Buches ist es, dem Anfänger eine Einführung in die Untersuchungstechniken zu geben und dem Fortgeschrittenen als Nachschlagewerk bei klinischen Fragestellungen sowie bei der Befundinterpretation zu dienen. Aus diesem Grund wurde großer Wert auf viele Abbildungen und Tabellen gelegt, um typische Konstellationen darzustellen, aber auch um auf Fallstricke bei der technischen Durchführung und Interpretation hinzuweisen. Es ist ein Buch aus der Praxis für die Praxis, wobei die eigenen Erkenntnisse aus Problemen bei der täglichen Arbeit, aber auch aus vielen Diskussionen mit Kollegen in Weiterbildung eingeflossen sind. Die häufigsten an uns gestellten Fragen werden somit in diesem Buch beantwortet, was aber nicht die praktische Erfahrung ersetzen kann.

Die ersten beiden Kapitel beschäftigen sich mit den Grundlagen der Untersuchungstechniken. Hier werden neben technischen und praktischen Anleitungen für die Untersuchung der in der Routine oft untersuchten Nerven und Muskeln viele Hinweise für die Problembehandlung und auf Fallstricke gegeben. Eine standardisierte Untersuchungstechnik ist gerade bei diesen Methoden wichtig, um die Ergebnisse vergleichbar zu machen. Neben den Standardverfahren wird auch ein kurzer Überblick über seltener eingesetzte Verfahren gegeben, wie z. B. Hirnstamm- und langlatenzige Reflexe, Einzelfaser-EMG und Motor-Unit-Schätzung. Dies ermöglicht den gezielten Einsatz und die Beurteilung der Ergebnisse. Ergänzt wird dies durch die Angabe von Referenzwerten und weiterführende Literatur.

In Kapitel 3 wird versucht, einen neuen Weg zu gehen. Typische neurophysiologische Befundkonstellationen bzw. klinische Fragstellungen, wie sie an unterschiedlichen Orten und bei unterschiedlichen neuromuskulären Störungen vorkommen können, werden methodenübergreifend dargestellt, um die differenzialdiagnostische Einordnung der bei der Untersuchung erhobenen Befunde zu erleichtern.

Das Kapitel 4 baut auf diesen Befundkonstellationen auf, indem ausgehend von einer klinischen Fragestellung Hinweise für das diagnostische Vorgehen gemacht werden. Neurophysiologische Techniken werden zur Bestätigung der Diagnose, aber auch zum Ausschluss anderer Störungen eingesetzt. Die Auswahl von Untersuchungen bzw. von zu untersuchenden Nerven und Muskeln sollte so erfolgen, dass mit einer möglichst geringen Anzahl von Untersuchungen eine möglichst genaue Aussage herauskommt. Dies vermindert die Belastung für den Patienten und rationalisiert die Untersuchung. Auch in diesem Kapitel sind die persönlichen Erfahrungen der Autoren eingeflossen.

Mit dem Buch soll der Weg von der klinisch neurologischen über die neurophysiologischen Untersuchungen hin zur diagnostischen Einordnung neuromuskulärer Störungen erleichtert werden.

München, Hannover, Mainz im Frühjahr 2003

*Christian Bischoff*
*Reinhard Dengler*
*Hanns Christian Hopf*

# Inhaltsverzeichnis

# Anschriften

## Herausgeber

Prof. Dr. med. Christian **Bischoff**
Neurologische Gemeinschaftspraxis
Burgstr. 7
80331 München

Prof. Dr. med. Reinhard **Dengler**
Medizinische Hochschule Hannover
Neurologische Klinik
Carl-Neuberg-Str. 1
30625 Hannover

## Mitarbeiter

Prof. Dr. med. Günther **Deuschl**
Universitätsklinikum SH
Campus Kiel
Klinik für Neurologie, Neurozentrum
Arnold-Heller-Str. 3
24105 Kiel

Dr. med. Helge **Hellriegel**
Universitätsklinikum SH
Campus Kiel
Klinik für Neurologie, Neurozentrum
Arnold-Heller-Str. 3
24105 Kiel

Prof. Dr. med. Hanns Christian **Hopf** †

Prof. Dr. med. Wilhelm **Schulte-Mattler**
Universität Regensburg
Universitätsstr. 84
93053 Regensburg

Prof. Dr. med. Peter P. **Urban**
Asklepios Klinik Barmbek
Rübenkamp 220
22291 Hamburg

# Kapitel 1

## Neurografie

# 1 Neurografie

## 1.1 Einleitung

*C. Bischoff*

Die Elektroneurografie umfasst die Bestimmung und Auswertung der elektrischen Antwortpotenziale, die durch elektrische oder physiologische Reize eines peripheren Nervs ausgelöst werden.

Darunter fallen die Ableitung der distal motorischen Latenz (DML), die motorischen und sensiblen Antwortpotenziale mit den dazugehörigen Nervenleitgeschwindigkeiten (NLG), die F-Welle, der H-Reflex, die A-Welle, der Masseter- und der Blinkreflex sowie weitere Spezialuntersuchungen. Die Ableitung erfolgt in der Regel mit Oberflächenelektroden.

Elektroneurografie und Elektromyografie sind die Grundlagen der Untersuchung neuromuskulärer Erkrankungen und stellen eine Ausweitung der klinischen Untersuchung dar, die den Messungen immer vorausgehen sollte. Die neurografische Untersuchungstechnik muss individuell der Fragestellung entsprechend des klinischen Befunds und der differenzialdiagnostischen Überlegungen angepasst werden. Trotz der Fortschritte der hochauflösenden Ultraschalldiagnostik mit verbesserter Darstellung peripherer Nerven, die besonders bei Nerventraumen und entzündlichen Veränderungen hilfreich ist, bleibt die Elektrodiagnostik bei vielen Fragestellungen unverzichtbar.

*Ziele* der Neurografie – wenn möglich - sind:

- Lokalisation der Störung:
  - Mononeuropathie (umschrieben, multifokal)
  - Plexopathie
  - Radikulopathie
  - Polyneuropathie
  - Neuronopathie (Vorderhornerkrankung)
- Information über zugrundeliegende pathophysiologische Prozesse:
  - axonal
  - demyelinisierend
  - Leitungsblock
- Betroffensein unterschiedlicher Fasern:
  - motorisch
  - sensibel
  - gemischt
  - autonom
- Aussagen zum Schweregrad (Prognose) der Störung
- Aussagen zum zeitlichen Verlauf der Störung

### Fallstricke

**Neurografie**

- Bei unerwarteten Befunden immer erst technische Fehler ausschließen und anschließend den klinischen Untersuchungsbefund überprüfen!
- Auffällige Befunde bei der elektrophysiologischen Untersuchung nicht überbewerten; gelegentlich haben neurophysiologische Veränderungen kein klinisches Korrelat.
- Im Idealfall sollten anamnestisch Angaben, klinische und neurophysiologische Befunde zusammenpassen.
- Veränderungen bei der Elektroneurografie korrelieren oft nicht mit dem Schweregrad der klinischen Veränderung.

## 1.2 Motorische Neurografie

*C. Bischoff*

### 1.2.1 Technik und Standard der Durchführung

#### Prinzip

Ein motorischeroder gemischter Nerv wird mit Oberflächenelektroden elektrisch gereizt und über einem von diesem Nerv versorgten Muskel die dabei ausgelöste elektrische Antwort, das Muskelsummenaktionspotenzial (MSAP), das mitunter auch als M-Antwort bezeichnet wird, abgeleitet. Das MSAP ist die Summe der elektrischen Aktivität aller erregten Muskelfasern. Die Amplitude des MSAP stellt unter Normalbedingungen, d. h. nach supramaximaler Stimulation, ein semiquantitatives Maß der Zahl der erregten Nerven- bzw. Muskelfasern dar. Gemessen wird die Latenz, d. h. die Zeit zwischen dem Stimulus und dem Beginn des MSAP. Eine Bestimmung der Nervenleitgeschwindigkeit ist erst nach Stimulation des Nervs an 2 unterschiedlichen Punkten nach der Formel $v = ds/dt$ möglich (▸ Abb. 1.1), da die Zeit der neuromuskulären Transmission und die Zeit der terminalen Erregungsausbreitung nicht bekannt bzw. messbar ist. Dazu wird die Strecke zwischen den beiden Stimulationspunkten (Kathoden) durch die Differenz der beiden Latenzen dividiert.

### Merke

**Motorische Neurografie**

Mit dieser Methode kann nur die Nervenleitgeschwindigkeit der am schnellsten leitenden Fasern bestimmt werden.

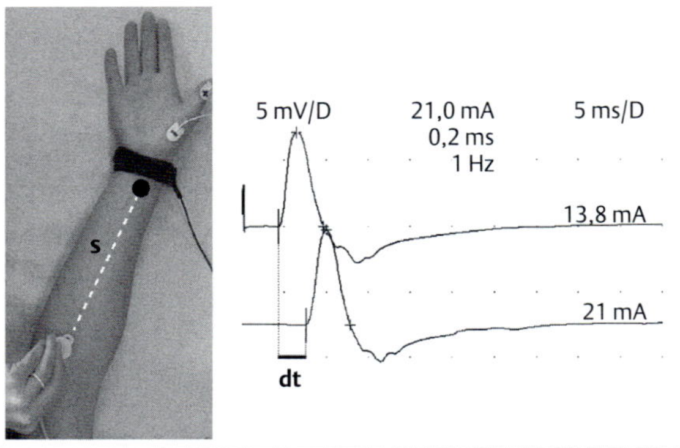


**Abb. 1.1** Prinzip der motorischen Neurografie am Beispiel des N. medianus mit Stimulation am Handgelenk und in der Ellenbeuge sowie Ableitung des MSAP vom M. abductor pollicis brevis.

**Tab. 1.1** Geräteeinstellung bei der motorischen Neurografie.

| Parameter | Beschreibung |
|---|---|
| Verstärkung bei | |
| Latenzmessung<br>Amplitudenmessung | 0,2 mV/Div<br>1, 2 oder 5 mV/Div (abhängig von der Amplitude) |
| Ablenkgeschwindigkeit | 2 ms/Div<br>5 ms/Div bei langsamer NLG |
| Filtereinstellung | 5 Hz–10 kHz |
| Mittelwertbildung | nicht erforderlich |
| Stimulationsparameter | |
| Reizbreite<br>Reizintensität | 0,1 oder 0,2 ms<br>supramaximal |

## Geräteeinstellung

Ableitung und Stimulation sollten immer unter standardisierten Bedingungen durchgeführt werden. Standardisiert werden müssen dabei: Geräteeinstellung, Elektrodenwahl, Position der Ableit- und Referenzelektroden sowie Temperatur (▶ Tab. 1.1).

## Ableitung

### Oberflächenelektroden

Die Ableitung des MSAP erfolgt in aller Regel mit Oberflächenelektroden. Es werden Metallelektroden als selbstklebende oder mit Pflaster zu fixierende Plättchenelektroden unterschiedlicher Form und Größe verwendet (▶ Abb. 1.2). Nur bei Verwendung von Oberflächenelektroden können die Amplituden der MSAP verlässlich bestimmt werden. Die Oberflächenelektroden werden in sog. „belly-tendon"-Anordnung angebracht. Die eigentliche Ableitelektrode (Kathode) wird über der Endplattenregion platziert, d. h. bei den meisten (vor allem den kleinen) Muskeln über der Mitte des Muskels (Muskelbauch). Die Referenzelektrode sollte über einer elektrisch nicht aktiven Region, z. B. einer Sehne oder einem Knochenvorsprung, platziert werden. Aus diesem Grund sind Elektroden mit fixem Abstand (z. B. Filzblockelektroden) ungeeignet und nicht zu empfehlen. Bei Belly-Tendon Anordnung kommt es zu einem scharf negativen Potenzialabgang. Definitionsgemäß wird der Abgang nach oben als negativ bezeichnet (▶ Abb. 1.3a).

Bei initial positivem Potenzialabgang kommen folgende Ursachen in Betracht:

- Ableitelektrode nicht über der Endplattenregion platziert (▶ Abb. 1.3b) → Abhilfe: Ableitelektrode über die Endplattenregion versetzen
- Vertauschen der Ableit- und Referenzelektrode (Potenzial gespiegelt) (▶ Abb. 1.3c) → Abhilfe: Elektroden vertauschen
- Kontaminierung des MSAP durch simultane Stimulation benachbarter Nerven, z. B. durch falsche Position der Reizelektrode zwischen benachbarten Nerven, durch zu große Stimulationsintensität oder zu langer Stimulusdauer (▶ Abb. 1.3d) → Abhilfe: Reizung direkt über dem Nerven und/oder Verringerung der Stimulationsintensität, soweit möglich
- positiver Abgang nur bei proximaler Stimulation infolge volumengeleiteter Aktivität von entfernten Muskeln, z. B. im Unterarm oder Unterschenkel (▶ Abb. 1.4) → Abhilfe: meist keine Änderung möglich, da physiologisches Phänomen

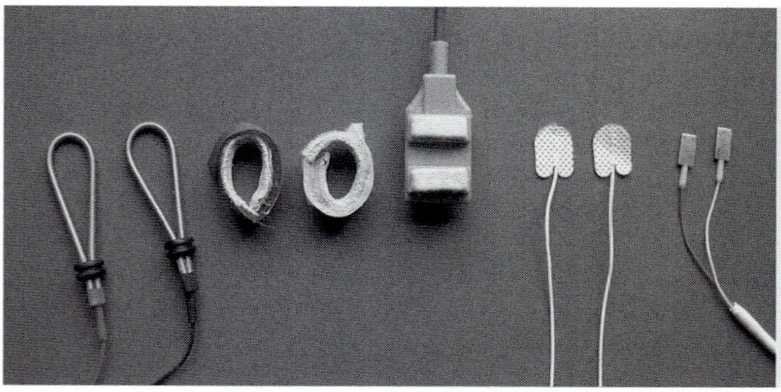

**Abb. 1.2** Verschiedene Oberflächenelektroden, die zur Ableitung motorischer und sensibler Potenziale benutzt werden.

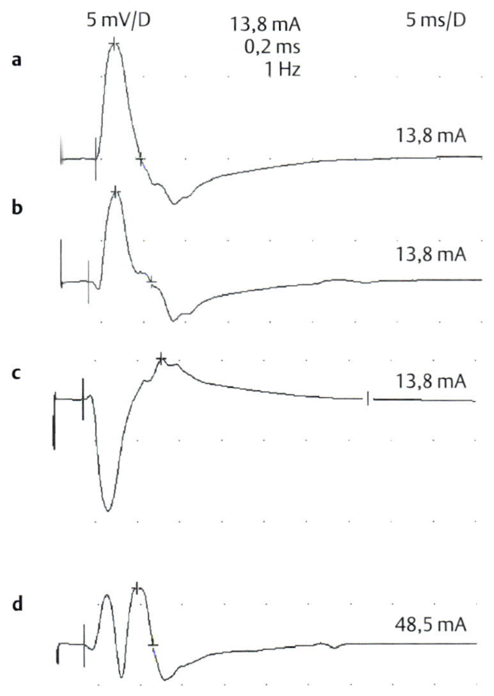


**Abb. 1.3** Motorische Neurografie des N. medianus.
**a** MSAP vom M. abductor pollicis brevis mit scharf negativem Abgang bei Ableitung über der Endplattenregion.
**b** Positive Vorwelle bei Lage der Ableitelektrode außerhalb der Endplattenregion.
**c** „Gespiegeltes" MSAP bei Vertauschen von Ableit- und Referenzelektrode.
**d** MSAP bei gleichzeitiger Stimulation des N. medianus und N. ulnaris am Handgelenk (beachte die höhere Reizintensität!).

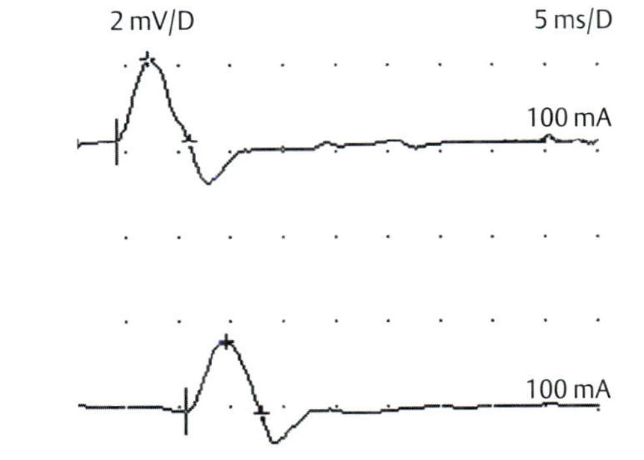


**Abb. 1.4** MSAP bei Untersuchung des N. medianus mit positiver Vorwelle nur bei proximaler Stimulation infolge Volumenleitung der Unterarmbeugemuskeln. Latenzmessung hier bis zum negativen Abgang, nicht bei der positiven Ablenkung (Markierung).

- Innervationsanomalie (s. dort) → Abhilfe: simultane Ableitung von Muskeln, die von den beiden beteiligten Nerven versorgt werden; Stimulation beider Nerven

► **Nadelelektroden.** Sie sind zur Ableitung der MSAP nur in Ausnahmefällen in folgenden Fällen sinnvoll oder erforderlich:

- bei Ableitung von tiefliegenden Muskeln, die mit Oberflächenelektroden nicht isoliert erfasst werden können (z. B. M. infraspinatus)
- bei Einstreuung von Potenzialen benachbarter Muskeln, z. B. wenn der interessierende Nerv eine deutliche Demyelinisierung mit hoher Reizschwelle aufweist, so dass ein benachbarter Nerv simultan erregt wird
- bei hochgradig atrophierten Muskeln

Wegen des geringen Aufnahmeradius der Nadelelektrode kann hierbei die Potenzialamplitude nicht verwertet werden, da nur ein Teil der aktivierten Fasern erfasst wird. Die Latenz ist nicht unbedingt die kürzeste Latenz, da unter Umständen weiter entfernte, nicht erfasste Fasern noch schneller leiten können.

## Erdelektrode

Alle Untersuchungen sollten zur Artefaktreduzierung mit einer Erdelektrode durchgeführt werden. Dabei ist darauf zu achten, dass

- der Kontakt mit der Haut gut ist,
- bei der Verwendung von Stoffbänder diese feucht gehalten werden,
- bei Defekten oder schlechtem Elektrodensitz erhebliche Störungen, d. h. ein ausgeprägtes 50-Hz-Artefakt, auftreten können,
- eine Position zwischen Stimulations- und Ableitelektrode (bes. bei der sensiblen Neurographie) häufig am effektivsten ist.

## Stimulation

### Oberflächenelektroden

Die bipolare elektrische Stimulation erfolgt mit Oberflächenelektroden (Metallelektroden sind besser und hygienischer als Filzelektroden), wobei die Kathode (Minuspol) muskelnah, d. h. nahe der Ableitelektrode (Kathode), über dem Nerv aufgesetzt wird. Je näher die Kathode *am* bzw. *über* dem Nerv platziert wird, desto geringer ist der Strom, der zur Depolarisierung des Nervs benötigt wird. Die Stimulusdauer sollte 0,2 ms nicht überschreiten, da längere Reize schmerzhaft sind und die Gefahr der Koaktivierung benachbarter Nerven größer ist. Allerdings sind bei tiefliegenden Nerven oder bei anatomisch ungünstigen Verhältnissen mitunter längere Reize (bis 1,0 ms) notwendig. Die Stimulationsintensität wird langsam, z. B. in Schritten von 3–5 mA pro Stimulus, auf supramaximale Werte gesteigert. Der Schwellenwert zur Auslösung eines

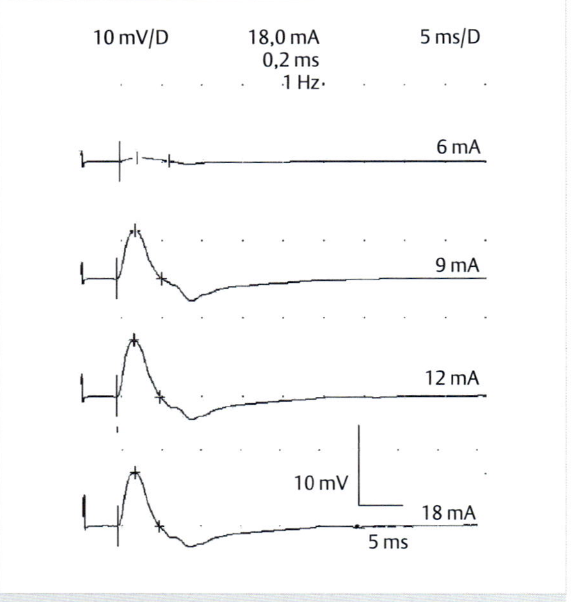


**Abb. 1.5** Zunahme der Amplitude und Abnahme der Latenz des MSAP bei Erhöhung der Stimulationsintensität. Zwischen 12 und 18 mA kommt es zu keiner weiteren Zunahme der MSAP-Amplitude, d. h. die Stimulation ist supramaximal.

MSAP beträgt 5–10 mV. Ein MSAP ist maximal, wenn eine weitere Intensitätssteigerung nicht mehr zu einer Zunahme der Amplitude führt (▶ Abb. 1.5). Die Untersuchung erfolgt bei *supramaximaler Stimulation*, bei der mit einer Intensität von 10–20 % über dem Schwellenwert des maximal großen MSAP gereizt wird. Die Stimulation muss immer supramaximal sein, um sicherzustellen, dass alle Nervenfasern erregt werden und damit sowohl alle Muskelfasern aktiviert werden (maximale MSAP-Amplitude) als auch die am schnellsten leitenden Nervenfasern stimuliert werden (schnellste NLG).

## Nadelelektroden

Sie werden zur Stimulation nur ausnahmsweise eingesetzt, wenn tiefliegende Nerven perkutan nicht erregt werden können oder wenn bei nahe aneinander liegenden Nerven eine selektive Reizung eines Nervs, z. B. bei einer vermuteten Störung nur an einem der beiden Nerven, nicht möglich ist.

Bei der Untersuchung tief gelegener Nerven reicht die Stimulationsintensität der herkömmlichen perkutanen Elektrostimulatoren unter Umständen nicht aus, um supramaximal zu stimulieren. Häufig ist dies der Fall bei der Stimulation des Plexus brachialis am Erb-Punkt und immer bei der paravertebralen Stimulation der lumbalen und zervikalen Nervenwurzeln sowie bei der proximalen Stimulation des N. ischiadicus. Somit sind keine Aussagen über proximale Leitungsblöcke möglich, bei denen eine supramaximale Stimulation erforderlich ist. Die Untersuchung der proximalen Nervenabschnitte und vor allem der Nachweis eines Leitungsblocks sind allerdings bei der multifokalen motorischen Neuropathie wichtig, bei der proximale Blöcke gehäuft vorkommen.

Da auch mit der Magnetstimulation keine supramaximale Stimulation gewährleistet werden kann, kommen hier *Hochvoltstimulatoren* zum Einsatz. Dies sind besondere Stimulationseinheiten, die eine konstante Spannung bis 700 V mit Stromstärken bis zum 900 mA erzeugen können. Damit ist auch paravertebral und am Erb-Punkt sowie transglutäal, eine supramaximale Stimulation zu gewährleisten und ein Leitungsblock nachzuweisen. Wegen der gleichzeitigen Erregung mehrerer Nerven muss das Verfahren öfter mit der Kollisionstechnik (s. unten) gekoppelt werden. Da die Stimulation mit Hochvoltstimulatoren schmerzhafter ist als mit den herkömmlichen Stimulationseinheiten, ist deren Verbreitung eingeschränkt.

### Fallstricke

**Motorische Neurografie: Probleme bei der Stimulation**

- Vertauschen von Kathode und Anode (▶ Abb. 1.6) → Zunahme der Latenz um 0,2–0,5 ms
- zu hohe Stimulationsintensität → Koaktivierung anderer Nerven und Veränderung der MSAP-Amplitude, erkenntlich an der Änderung der Potenzialkonfiguration (▶ Abb. 1.3d)
- großes Stimulationsartefakt → Schwierigkeiten der Bestimmung des Potenzialbeginns → Abhilfe: Erdelektrode zwischen Stimulations- und Ableitelektrode

## Inching-Technik und fraktionierte Stimulation

Hierbei handelt es sich um Verfahren zur Lokalisation einer umschriebenen Schädigung eines Nervs. Voraussetzung ist, dass ein Leitungsblock oder eine andere fokale Myelinisierungsstörung vorliegen. Beim Inching wird der

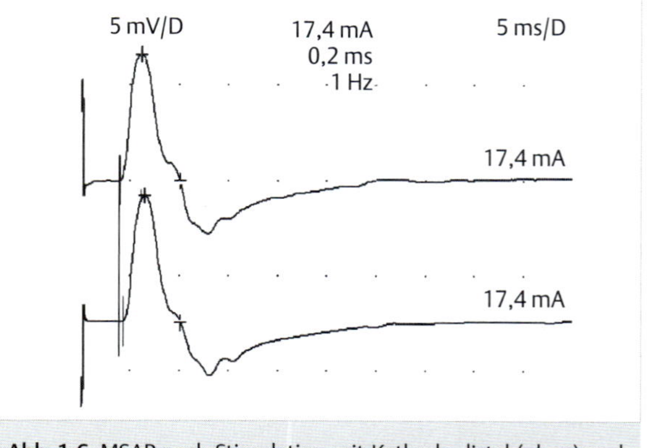


**Abb. 1.6** MSAP nach Stimulation mit Kathode distal (oben) und proximal (unten); bei proximaler Lage Zunahme der Latenz.

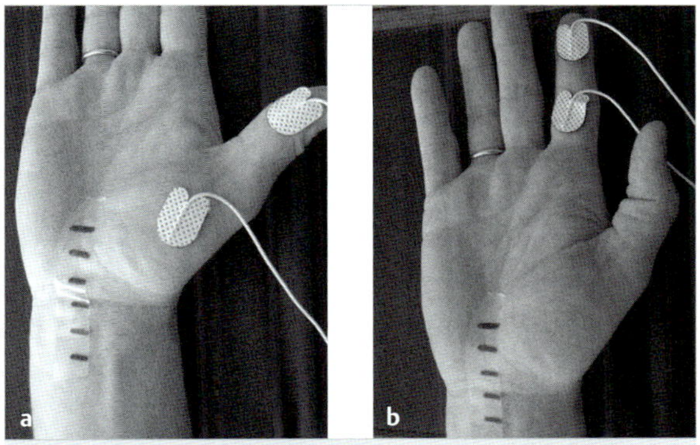


**Abb. 1.7** Inching-Technik: Stimulation des N. medianus über dem Handgelenk im Abstand von jeweils 1 cm.
**a** Ableitung des MSAP vom M. abductor pollicis brevis.
**b** Antidrome sensible Stimulation und Ableitung mit Oberflächenelektroden vom Finger 2.

Nerv (z. B. der N. medianus im Bereich des Karpalkanals (▶ Abb. 1.7), der N. ulnaris um den Ellbogen oder der N. peronaeus am Fibulaköpfchen) jeweils in Abständen von 1–2 cm stimuliert und das MSAP abgeleitet. Aufgrund von Amplitudensprüngen (Nachweis eines Leitungsblocks) oder Latenzsprüngen (Nachweis einer fokalen Demyelinisierung) kann der Schädigungsort exakt bestimmt werden. Die Methode funktioniert nur bei langstreckigem, oberflächennahem Nervenverlauf im Abschnitt einer möglichen Schädigung. Hauptproblem dieser Methode ist die große Messungenauigkeit, da es schwierig ist, die kurzen Entfernungen exakt einzuhalten.

Einfacher ist die fraktionierte Messung über einer erwarteten Schädigungsstelle, z. B. des N. peronaeus über dem Fibulaköpfchen oder des N. ulnaris über dem Ellbogenabschnitt. Hierbei wird der Nerv vor und nach der vermuteten Schädigungsstelle gereizt. Die Lokalisation erfolgt ebenfalls aufgrund von Latenz- und/oder Amplitudensprüngen. Zur Minimierung des Messfehlers sollte die Entfernung zwischen den beiden Stimulationsorten nicht < 10 cm sein.

## Kollisionstechnik

Ist eine isolierte Reizung zweier benachbarter Nerven, z. B. des N. ulnaris und des N. medianus im Plexusbereich, nicht möglich, kann eine selektive Ableitung des MSAP mithilfe der Kollisionstechnik erfolgen. Hierzu wird mit einer Stimulationselektrode der Plexus über dem Erb-Punkt und mit einer Verzögerung von einigen Millisekunden mit einer zweiten Stimulationselektrode der nicht interessierende Nerv peripher z. B. am Handgelenk elektrisch erregt. Dabei kollidiert der aszendierende peripher ausgelöste Nervenimpuls mit dem proximal ausgelösten deszendierenden Nervenimpuls im nicht interessierenden Nerven und löscht den deszendierenden Impuls des letzteren aus, sodass peripher nur das relevante MSAP eines Nervs aufgezeichnet werden kann (▶ Abb. 1.8).

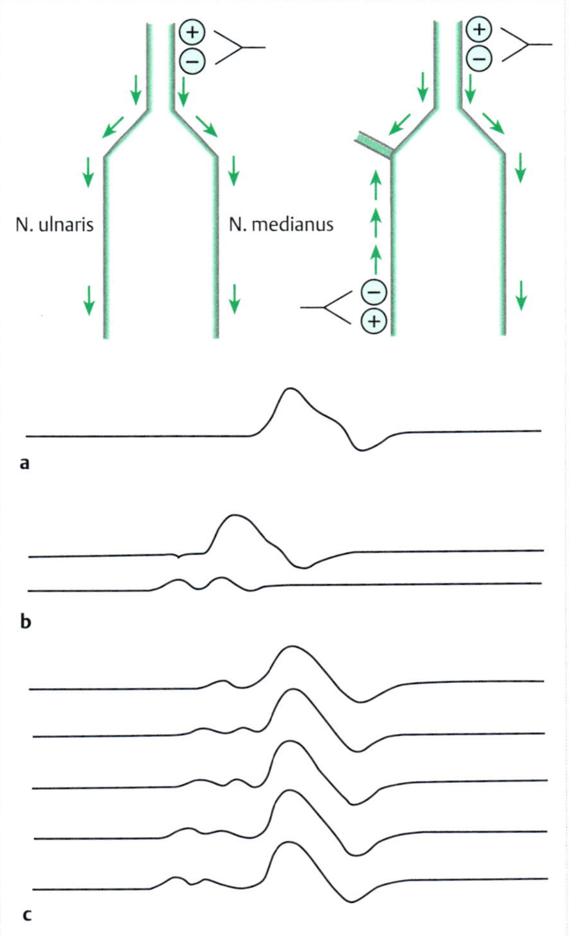


**Abb. 1.8** Darstellung der Kollisionstechnik. (Hopf et al. 1996; Elektromyografie-Atlas. Stuttgart: Thieme 1996)
**a** Bei Stimulation der Armnerven am Oberarm (Plexus) ist das MSAP eine Mischung aus beiden Potenzialen.
**b** Wird zusätzlich der nicht interessierende N. ulnaris distal gereizt (die Potenziale nach Einzelreiz am Unterarm sind wiedergegeben), löscht der antidrom laufende Impuls das störende Potenzial aus.
**c** Bei ausreichendem Reizintervall kommt das nicht kontaminierte N.-medianus-MSAP gut zur Darstellung (unterste Spur).

## Messwerte der motorischen Neurografie

▶ Abb. 1.9 zeigt die Messwerte der motorischen Neurografie.

▶ **Latenz.** Hierunter versteht man die Zeit vom Reizbeginn bis zum Beginn des Antwortpotenzials, d. h. dem Abgang von der Grundlinie. Sie umfasst folgende Zeiten:
- Zeit, die zur Depolarisation des Nervs notwendig ist
- Zeit der Nervenleitung vom Stimulationsort bis zur Endplatte
- neuromuskuläre Übertragungszeit
- Zeit bis zur Muskeldepolarisation

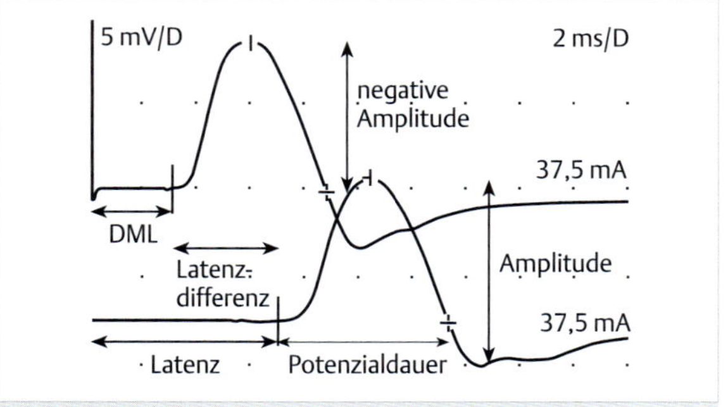


**Abb. 1.9** Messwerte bei der motorischen Neurografie.

## Merke

### Latenz

Sie erlaubt eine Aussage nur über die am schnellsten leitenden Nervenfasern und ist abhängig von der Distanz zwischen Stimulations- und Ableitort; sie nimmt mit zunehmender Distanz zu.

Die Messung der Latenz hängt von folgenden Faktoren ab:

- *Verstärkung:* je höher die Verstärkung, desto kürzer wird die Latenz bestimmt → Messung immer bei gleicher (standardisierter) Verstärkung (z. B. 0,2 mV/Div) (▶ Abb. 1.10)
- *Zeitachse (früher: Kippgeschwindigkeit):* je stärker die Zeitachse gespreizt wird, desto länger wird die Latenz bestimmt → Messung immer bei gleicher Zeitachse (▶ Abb. 1.11)

▶ **Distal motorische Latenz (DML).** Sie bezeichnet die Überleitungszeit vom Beginn des Reizes bis zum Eintreffen im Muskel bei distaler Reizung eines motorischen Nervs. Da bei der Reizung nicht bestimmbare Zeiten (Depolarisationszeiten, neuromuskuläre Transmission, intramuskuläre Leitung) eine Rolle spielen und in die Latenz eingehen, ist bei einmaliger (distaler) Stimulation keine NLG-Bestimmung möglich.

## Merke

### Distal motorische Latenz

Um eine Aussage über die distale Leitung machen zu können, ist ein Vergleich mit Referenzwerten notwendig. Deshalb muss die Messung der DML immer bei standardisierter Entfernung und unter Berücksichtigung der Temperatur erfolgen.

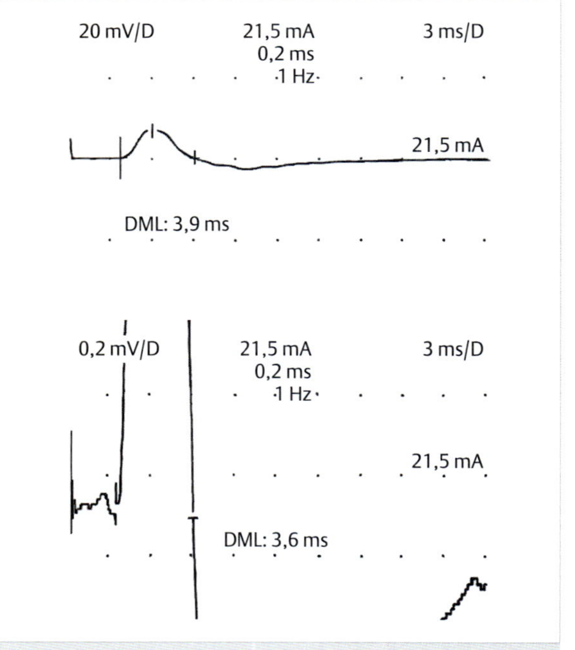


**Abb. 1.10** Einfluss der Verstärkung auf die Messung der Latenz. Das gleiche MSAP ist bei unterschiedlichen Verstärkungen (oben: 20 mV/Div, unten: 0,2 mV/Div) dargestellt. Beachte bei der hohen Verstärkung das vorausgehende niederamplitudige negative Potenzial, das sensible Antwortpotenzial.

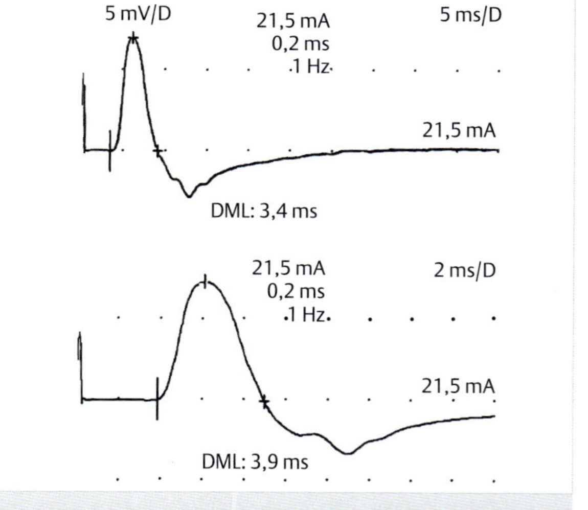


**Abb. 1.11** Einfluss der Zeitachse (sog. Kippgeschwindigkeit) auf die Bestimmung der Latenz: je langsamer (unten: 2 ms/Div) die Kippgeschwindigkeit, desto länger wird die Latenz bestimmt.

▶ **Amplitude.** Sie wird zwischen Grundlinie und negativer Spitze (negative Amplitude) oder von der negativen zur folgenden positiven Spitze (Peak-to-Peak-Amplitude) gemessen.

Die Aussagen beider Techniken unterscheiden sich nicht wesentlich, wichtig ist aber bei einem Vergleich mit Normalwerten die Kenntnis des zugrundeliegenden Messverfahrens! Die MSAP-Amplitude ist bei supramaximaler Stimulation ein ungefähres Maß der Zahl der erregten Nerven- bzw. Muskelfasern. Mit zunehmendem Abstand zwischen Stimulations- und Ableitort, d. h. bei proximaler Stimulation, nimmt die Amplitude wegen der temporalen Dispersion der Nervenleitgeschwindigkeiten und der damit verbundenen gegenseitigen Auslöschung einiger Potenzialanteile (sog. *phase cancellation effect*) leicht ab.

Ursachen niedriger Amplituden sind:

- Verlust von Muskelfasern (Myopathie, Muskelatrophie)
- Verlust von Axonen (Neuropathien)
- Verlust von Motoneuronen (Neuronopathien wie myatrophe Lateralsklerose, spinale Muskelatrophie)
- ausgeprägte temporale Dispersion bei Demyelinisierung (demyelinisierende Polyneuropathie)
- Leitungsblock, auch bei distalem Block
- präsynaptische neuromuskuläre Transmissionsstörung (Lambert-Eaton-myasthenisches-Syndrom)

▶ **Fläche.** Hiermit ist die Fläche zwischen der Grundlinie und dem negativen Potenzialanteil (negative Fläche) gemeint.

Ihre Bedeutung entspricht weitgehend der der Amplitude.

▶ **Dauer.** Dies ist die Zeit zwischen Potenzialbeginn und dem nächsten Grundliniendurchgang, mitunter auch bis zum Ende des Potenzials. Die Messung kann jedoch bei langsamer Annäherung des MSAP an die Grundlinie schwierig sein. Sie ist ein Maß für die Streuung der Nervenleitgeschwindigkeiten der schnell leitenden Fasern und nimmt bei demyelinisierenden Prozessen vor allem bei proximaler Stimulation zu.

▶ **Konfiguration.** Das normale MSAP ist biphasisch. Positive Vorschwankungen sind meist Artefakte (s. oben), wohingegen eine Aufsplitterung meist ein Zeichen einer ausgeprägten Demyelinisierung ist.

▶ **Motorische Nervenleitgeschwindigkeit.** Hierunter versteht man die Geschwindigkeit, die durch die Division der Strecke zwischen zwei Stimulationsorten (Kathodenpunkten) durch die Leitungszeit zwischen den beiden Stimulationsorten errechnet wird.

Da bei Stimulation an nur einer Stelle eine Reihe nicht bestimmbarer Faktoren in die Latenz eingeht, ist hier die Berechnung einer NLG nicht möglich. Die NLG sagt nur etwas über die Leitungsgeschwindigkeit der am schnellsten leitenden Nervenfasern aus.

Die Längenmessung erfolgt zwischen der Position der Stimulationskathode an beiden Orten oder zwischen der Kathode der Reizelektrode und der Kathode der Ableitelektrode mit einem Maßband. Während der Längenmessung muss die Stellung der Extremität so beibehalten werden, wie sie bei der Stimulation war. Dies ist vor allem bei Messungen über einem Gelenk (Ellbogen) wichtig.

> **Merke**
>
> Die Distanz zwischen 2 Stimulationsorten sollte wegen der Zunahme des Messfehlers bei kurzen Distanzen nicht weniger als 10 cm betragen.

## Einflussfaktoren auf die motorische Neurografie

Einflussfaktoren auf die motorische Neurografie sind:

- *Temperatur:* pro °C Temperaturabnahme Abnahme der NLG um etwa 1,5–2,5 m/s bzw. Zunahme der Latenz um 0,2 ms. Auch die DML wird bei niedrigen Temperaturen länger. Im pathologischen Fall sollte die Ableitung nach Aufwärmen auf mindestens 34 °C erfolgen. Wegen der im Vergleich zu den proximalen Abschnitten kalten Akren und der hier oberflächennahen Lage der Nerven muss die Temperatur besonders bei der distalen Stimulation beachtet werden.
- *Alter:* Ab dem 60. Lebensjahr kommt es zu einer Abnahme der NLG bzw. einer Zunahme der Latenz, in jüngeren Jahren macht sich dieser Effekt weniger deutlich bemerkbar.
- *Körpergröße:* Je größer der Untersuchte, desto langsamer ist die NLG (allerdings nur geringer Einfluss).
- *Nervensegment:* In proximalen Abschnitten ist die NLG geringfügig schneller als in distalen.
- *Distanz:* Mit zunehmender Distanz zwischen zwei Stimulationsorten kommt es aufgrund der Phasenauslöschung zu einer geringen Abnahme der MSAP-Amplitude (bis zu 20 %).
- *50-Hz-Artefakte durch andere elektrische Geräte:* Maßnahmen zur Verminderung sind:
  - Ausschalten anderer elektrischer Geräte (Neonlampen, Diktiergeräte, Heizdecken)
  - Verminderung des Widerstands zwischen Haut und Elektrode
  - Veränderung der Position der Erdelektrode
  - Überprüfung der Elektrodenkabel auf Brüche oder andere Elektrodendefekte

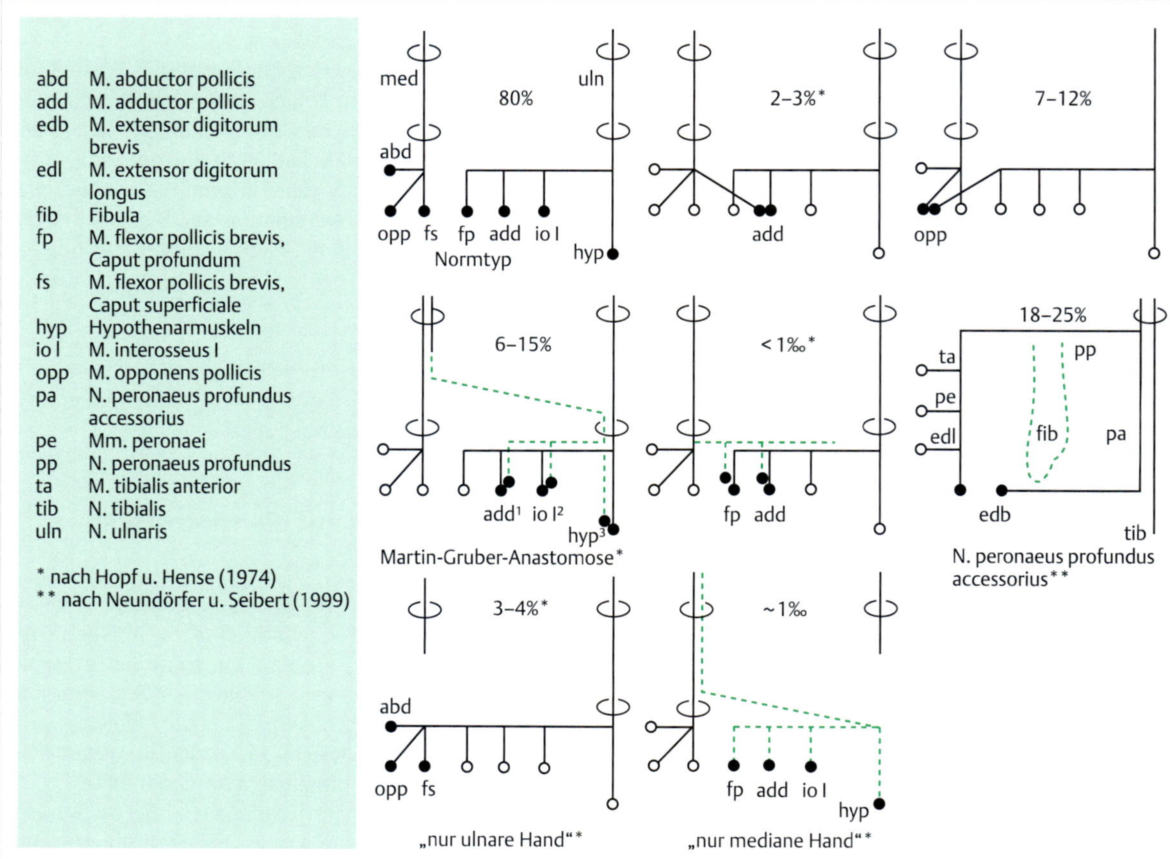


**Abb. 1.12** Schema der motorischen Innervationsanomalien.

## Innervationsanomalien

Motorische Innervationsanomalien kommen an oberen und unteren Extremitäten in unterschiedlichem Ausmaß vor (▸ Abb. 1.12) [5], [7]. Ihre Häufigkeit, die vereinzelt mit bis zu 30 % angegeben wird, hängt von der Untersuchungstechnik ab [1]. Motorische Innervationsanomalien sind nicht immer bilateral angelegt und nur selten mit sensiblen Anomalien verbunden. Davon zu unterscheiden sind variable Versorgungsmuster z. B. der Mm. interossei, der Mm. lumbricales und des M. opponens pollicis.

▸ **Martin-Gruber-Anastomose.** Sie bezeichnet die Abgabe von Fasern des N. medianus an den N. ulnaris am Unterarm. Häufigkeitsangaben liegen zwischen 6 % in Deutschland und 17 % in den USA, eine familiäre Häufung ist bekannt. Je nach Innervationsmuster werden unterschiedliche Formen unterschieden (▸ Abb. 1.13).

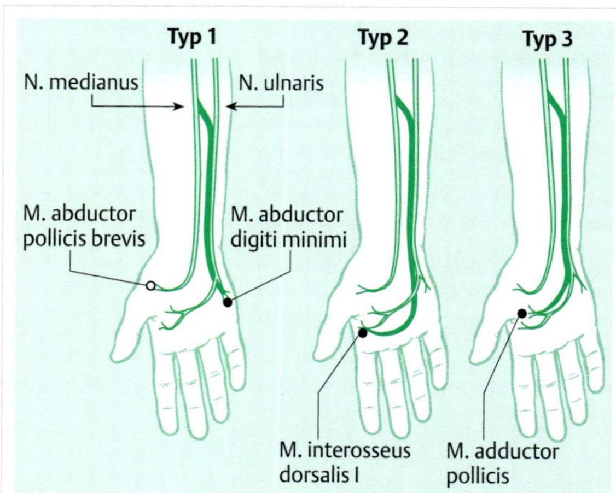


**Abb. 1.13** Schematische Darstellung der 3 Typen der Martin-Gruber-Anastomose.

> **Merke**
>
> **Martin-Gruber-Anastomose**
>
> Deren Kenntnis ist aus folgenden Gründen wichtig:
>
> - Hierdurch kann eine Kompression (Leitungsblock) des N. ulnaris am Ellbogen vorgetäuscht werden. Bei Stimulation des N. ulnaris distal am Handgelenk ist die Amplitude größer als bei der proximalen Stimulation, da sich distal des Ellbogens die über den N. medianus laufenden Fasern dem N. ulnaris anschließen.
> - Bei einem Karpaltunnelsyndrom kann eine zu schnelle NLG des N. medianus gemessen werden. Bei proximaler Stimulation des N. medianus treffen die Impulse erst am N. ulnaris innervierten M. adductor pollicis ein und werden bei der Thenarableitung früher erfasst als die vom M. abductor pollicis brevis erzeugte Aktivität. Erkenntlich ist dies an der unterschiedlichen Konfiguration des MSAP nach proximaler und distaler Stimulation, wobei nach proximaler Stimulation eine positive Vorwelle vorkommen kann.
> - Bei der N.-medianus-Neurografie ist das MSAP nach proximaler Stimulation größer als nach distaler Stimulation, wenn eine submaximale Stimulation distal ausgeschlossen ist.

*Differenzialdiagnostische Überlegungen* stellen sich, wenn ein MSAP des N. ulnaris bei Stimulation unterhalb des Ellbogens kleiner ist als bei Stimulation am Handgelenk:

- Stimulation des N. ulnaris am Handgelenk mit deutlich zu hohen Stromstärken und dadurch Koaktivierung des N. medianus
- submaximale Stimulation des N. ulnaris am Ellbogen
- Leitungsblock, z. B. Kubitaltunnelsyndrom oder eine seltene Läsion des N. ulnaris am Unterarm,
- Martin-Gruber-Anastomose

> **Merke**
>
> **Martin-Gruber-Anastomose**
>
> Der Nachweis einer Martin-Gruber-Anastomose erfolgt mit einer Ableitung vom M. abductor digiti V (N.-ulnaris-versorgt) bei Stimulation des N. medianus und N. ulnaris proximal und distal.

Anastomosen zwischen N. ulnaris und N. medianus sind selten. Es kommen auch rein sensible Anastomosen vor.

► **„Nur ulnare Hand" (all ulnar hand).** Dies ist eine seltene Anomalie bei der alle Handmuskeln vom N. ulnaris versorgt werden. Sie ist öfter mit einer Dysmelie verbunden. Vom M. abductor pollicis wird bei Stimulation des N. medianus kein MSAP erhalten, jedoch bei Reizung des N. ulnaris. *Cave:* Ein ähnlicher Befund kommt auch bei hochgradiger Thenaratrophie vor, hier stamm das MSAP jedoch vom N. ulnaris versorgten M. adductor pollicis, der ebenfalls den Thenar bildet.

► **Riche-Cannieu-Anastomose.** Alle Thenarmuskeln, auch die Mm. opponens pollicis, adductor pollicis und flexor pollicis brevis, werden vom N. medianus versorgt, wobei bei einigen Varianten auch nur einzelne dieser Thenarmuskeln vom N. medianus versorgt werden. Der M. opponens pollicis weist die größte Variabilität auf und wird mitunter von beiden Nerven versorgt.

► **N. peronaeus accessorius (sive tertius).** Bei dieser Anomalie erfolgt die Versorgung des M. extensor digitorum brevis ausschließlich oder teilweise von einem Ast des N. peronaeus superficialis (► Abb. 1.14). Eine familiäre Häufung kommt vor, ein autosomal-dominanter Erbgang wird diskutiert. Eine solche Anomalie muss immer vermutet werden, wenn – nach Ausschluss eines technischen Problems, z. B. einer submaximalen Stimulation, die bei distaler Stimulation neben dem Schienbein öfter vorkommen kann – die Amplitude des MSAP nach distaler Stimulation des N. peronaeus kleiner ist als nach Stimulation am Fibulaköpfchen. In diesen Fällen sollte eine Stimulation immer auch am Malleolus lateralis erfolgen.

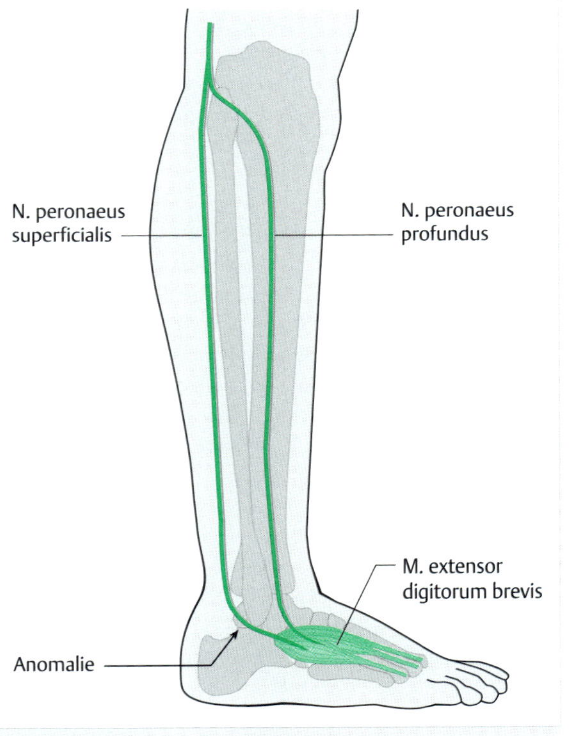


**Abb. 1.14** Schematische Darstellung des N. peronaeus tertius sive accessorius.

### Fallstricke

**Motorische Neurografie**

- Bei Ableitung mit Blockelektroden mit fixem Interelektrodenabstand ist keine sichere Amplitudenbestimmung möglich, da beide Elektroden über aktivem Muskelgewebe sitzen und es damit zu einer Auslöschung einzelner Potenzialanteile und so zu kleinen und deformierten MSAP kommt.
- Bei falsch eingestellter Zeitachse kann bei sehr langsamer NLG ein MSAP nicht zur Darstellung kommen; zur Kontrolle immer Untersuchung mit akustischer Kontrolle, ggf. Zeitachse anpassen.
- Kein Potenzial – Ursachen sind: falscher Kanal, Kanal nicht freigeschaltet, Elektrodendefekt, Stimulator nicht aktiv, Stimulationsintensität zu niedrig.
- Plötzliche Konfigurationsänderung des MSAP: bei Erhöhung der Stimulationsintensität durch simultane Erregung eines benachbarten Nervs bei zu hoher Stimulationsintensität (▸ Abb. 1.3d) oder Verrutschen der Stimulationselektrode; daher immer Beobachtung der MSAP-Konfiguration bei Erhöhung der Stromstärke.
- Potenzial bei distaler Stimulation niedriger als bei proximaler Stimulation: Innervationsanomalie, meist aber submaximale Stimulation.
- Potenzial sehr aufgesplittert – Ursachen sind: temporale Dispersion bei langsamer NLG (Demyelinisierung), häufiger falsche Position der Elektroden (beide Elektroden zu nahe beieinander, Ableitelektrode zwischen zwei Muskeln), Koaktivierung benachbarter Nerven bei zu hoher Stimulusintensität → *Abhilfe* durch Versetzen der Elektroden oder Untersuchung mit geringerer Intensität.
- Bei hoher Verstärkung wird mitunter das sensible (negative) Vorpotenzial des Hautnervs erkennbar, das bei der Bestimmung der motorischen Latenz nicht berücksichtigt werden darf (▸ Abb. 1.15).
- Fehlerhafte Bestimmung der Latenz bei Wechsel der Verstärkung; je höher die Verstärkung, desto kürzer wird die Latenz → *Abhilfe:* Korrektur der Latenzmarker immer bei gleicher (hoher) Verstärkung (200 µV/Div) und Zeitachse.
- Submaximale Amplituden trotz maximaler Reizstärke bei tiefliegenden Nerven, z. B. N. tibialis in der Kniekehle, oder bei erheblicher Demyelinisierung → *Abhilfe:* Verlängerung der Reizdauer auf 0,5 bis 1,0 ms oder Stimulation mit Nadelelektroden.
- Heraufsetzen der unteren Grenzfrequenz führt zu einer Amplitudenabnahme → *Abhilfe:* Kontrolle der Filtereinstellung.
- Bei hochgradig atrophiertem Muskel und/oder dicker subkutaner Fettschicht kann ein MSAP bei Ableitung mit Oberflächenelektroden fehlen → *Abhilfe:* ggf. Ableitung mit Nadelelektroden.
- Da das registrierte Potenzial nichts über den stimulierten Nerv aussagt, muss während der Stimulation der Bewegungseffekt beobachtet werden!

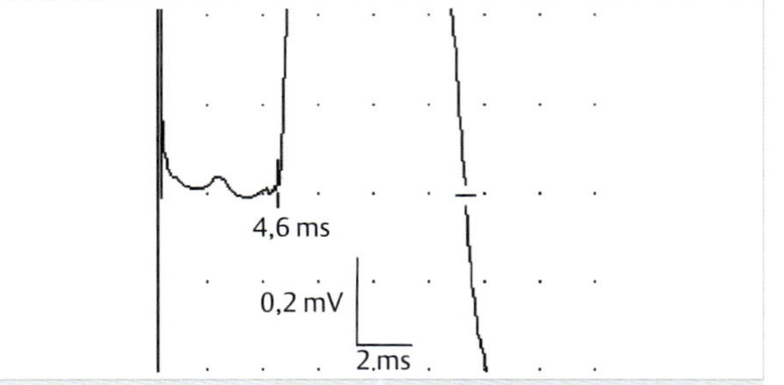


**Abb. 1.15** MSAP mit sensiblem Vorpotenzial, erkennbar an der negativen Vorwelle bei hoher Verstärkung. Latenzmessung bis zum eigentlichen (negativen) Potenzialabgang.

## 1.2.2 Indikationen zur Durchführung

Indikationen zur motorischen Neurografie sind:

- Lokalisation traumatischer Nervenläsionen
- Erfassung von Engpasssyndromen
- Beurteilung von Polyneuropathien:
    - Art der Schädigung
    - befallener Fasertyp
- Differenzialdiagnose von Plexusläsionen, Radikulopathien und Mononeuropathien

## 1.2.3 Untersuchung verschiedener Nerven

### N. facialis

**Anatomie:** *Austritt durch das Foramen* stylomastoideum
**Stimulation:** vor, unter oder hinter dem Ohr
**Ableitung:** von allen Gesichtsmuskeln möglich, besonders geeignet sind M. nasalis, M. orbicularis oculi und M. mentalis
**Referenzelektrode:** über dem Nasenrücken
**Anmerkungen:**

- nur DML bestimmbar (ggf. Kombination mit zisternaler Magnetstimulation)
- bei Ableitung vom M. orbicularis oculi oft Artefakte
- bei Ableitung vom M. orbicularis oculi mitunter positiver MSAP-Abgang
- Unterschiede der MSAP-Amplituden im Seitenvergleich bis 30 % auch bei Gesunden

### N. accessorius

Die motorische Neurografie des N. accessorius zeigt ▸ Abb. 1.16.

**Anatomie:** C 1–C 5
**Stimulation:** hinteres Halsdreieck, hinter dem M. sternocleidomastoideus
**Ableitung:** oberer Anteil des M. trapezius 9 cm lateral des Processus spinosus vert. VII
**Referenzelektrode:** lateral oder über der Klavikula

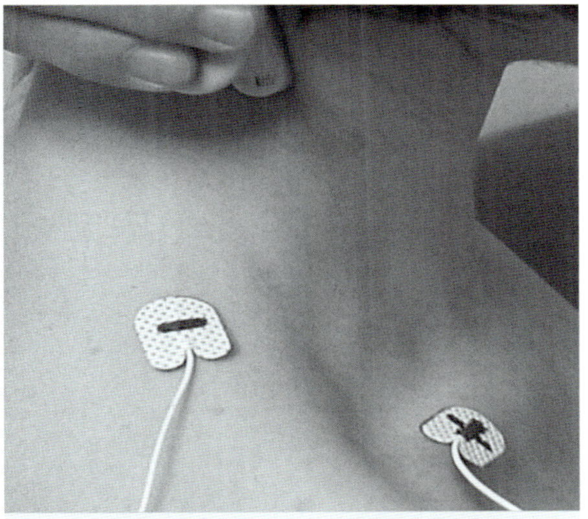

Abb. 1.16 Motorische Neurografie des N. accessorius.

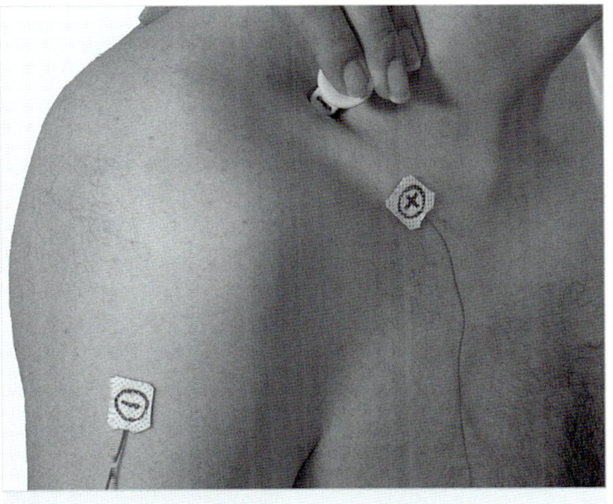

Abb. 1.17 Motorische Neurografie des N. axillaris.

**Anmerkungen:**
- nur DML bestimmbar
- geeignet für repetitive Stimulation

## N. suprascapularis

**Anatomie:** C 5, C 6; Truncus superior
**Stimulation:** Fossa supraclavicularis (Erb-Punkt)
**Ableitung:** M. supraspinatus, M. infraspinatus
**Referenzelektrode:** lateral der Ableitelektrode
**Anmerkungen:**
- Ableitung mit Nadelelektroden vom M. infraspinatus empfehlenswert
- nur DML bestimmbar

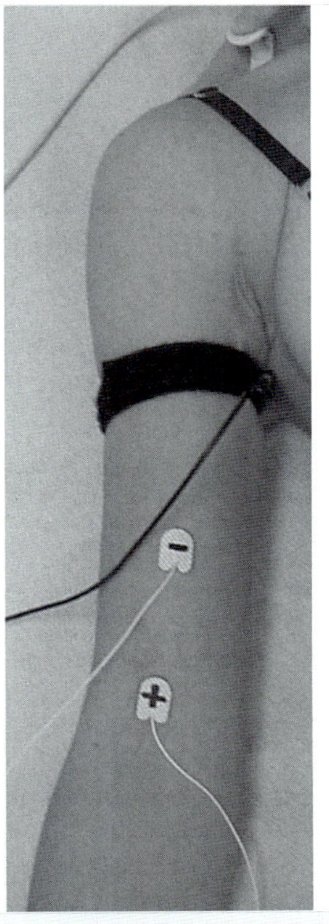

Abb. 1.18 Motorische Neurografie des N. musculocutaneus.

## N. axillaris

Die motorische Neurografie des N. axillaris zeigt ▸ Abb. 1.17.
**Anatomie:** C 5, C 6; Fasciculus posterior
**Stimulation:** Fossa supraclavicularis (Erb-Punkt)
**Ableitung:** M. deltoideus (Muskelmitte über der Schulterwölbung)
**Referenzelektrode:** Muskelansatz oder Klavikula
**Anmerkung:** nur DML bestimmbar

## N. musculocutaneus

Die motorische Neurografie des N. musculocutaneus zeigt ▸ Abb. 1.18.
**Anatomie:** C 5, C 6, C 7; Fasciculus lateralis
**Stimulation:** Fossa supraclavicularis (Erb-Punkt)
**Ableitung:** M. biceps brachii
**Referenzelektrode:** Muskelansatz in der Ellenbeuge
**Anmerkung:** nur DML bestimmbar

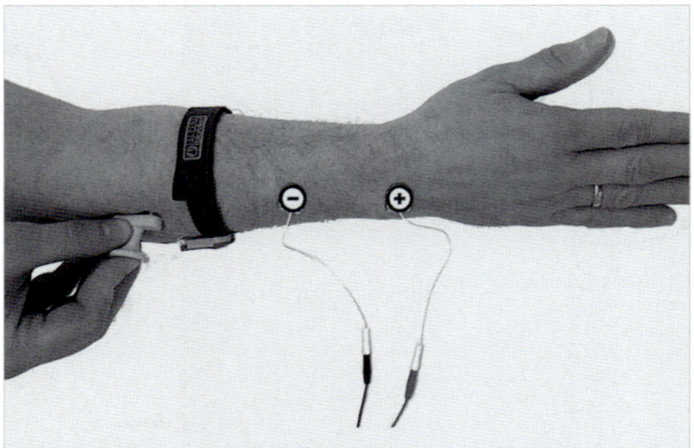

**Abb. 1.19** Motorische Neurografie des N. radialis. Stimulation distal am Ellbogen (S 1).

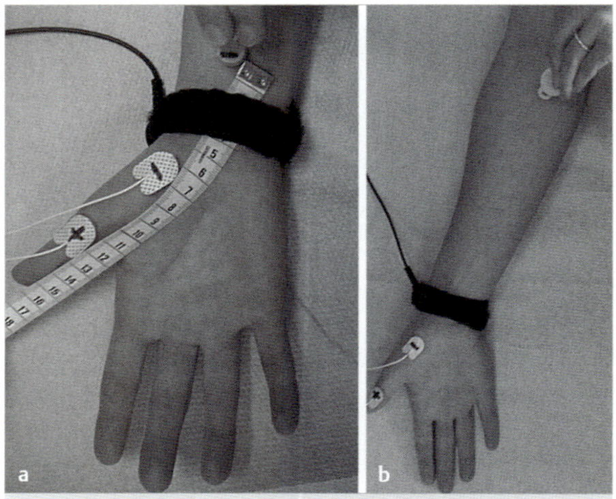

**Abb. 1.20** Motorische Neurografie des N. medianus.
**a** Distale Stimulation proximal des Handgelenks (Distanz: 7 cm!).
**b** Proximale Stimulation in der Fossa cubitalis.

## N. radialis

Die motorische Neurografie des N. radialis zeigt ▸ Abb. 1.19.

**Anatomie:** (C 5), C 6, C 7, C 8

**Stimulation:**

- S 1: Unterarm: über der Ulna, 8 cm proximal der Ableitelektrode
- S 2: Oberarm: 6–8 cm proximal des Epicondylus lateralis zwischen M. biceps brachii und M. brachioradialis
- S 3: Oberarm, Axilla oder Erb-Punkt

**Ableitung:**

- M. extensor digitorum: 8–10 cm distal des Epicondylus lateralis
- M. extensor pollicis longus: handbreit über dem Processus styloideus radii
- M. brachioradialis: in Höhe der Ellenbeuge

**Referenzelektrode:** über Knochenvorsprung (Epicondylus oder Processus styloideus radii)

**Anmerkungen:**

- distaler Stimulationspunkt oft schwer zu lokalisieren
- MSAP meist aufgesplittert mit initialer Positivität
- Arm am besten in pronierter und gestreckter Position

## N. medianus

Die motorische Neurografie des N. medianus zeigt ▸ Abb. 1.20.

**Anatomie:** (C 5), C 6, C 7, C 8, Th 1; Fasciculus lateralis und medialis

**Stimulation:**

- S 1: Handgelenk zwischen den Sehnen des M. flexor carpi radialis und M. palmaris longus 7 cm proximal der Ableitelektrode (oder Abstand gemäß benutzter Normwerttabelle)
- S 2: Ellenbeuge medial der Bizepssehne
- S 3: Axilla
- S 4: Erb-Punkt

**Ableitung:** M. abductor pollicis brevis zwischen Handgelenk und Daumengrundgelenk

**Referenzelektrode:** distaler Daumen

**Anmerkungen:**

- Ableitelektrode zu weit medial, dabei Ableitung vom M. flexor pollicis
- bei Stimulation proximal der Ellenbeuge Koaktivierung des N. ulnaris; ggf. Kollisionstechnik benutzen
- bei hoher Stromstärke Koaktivierung des N. ulnaris, daher immer Bewegungseffekt und MSAP-Konfiguration beobachten
- MSAP-Amplitude bei proximaler Stimulation größer als bei distaler: immer Martin-Gruber-Anastomose oder technisches Problem ausschließen
- bei distal niedriger MSAP-Amplitude: Ausschluss eines distalen Blocks mit zusätzlicher Stimulation in der Palma manus

## N. ulnaris

Die motorische Neurografie des N. ulnaris zeigt ▸ Abb. 1.21.

**Anatomie:** C 6, C 7, C 8, Th 1; Fasciculus medialis

**Stimulation:**

- S 1: Handgelenk neben der Sehne des M. flexor carpi ulnaris 7 cm proximal der Ableitelektrode
- S 2: unterhalb des Ellbogens, 3–4 cm distal des Epicondylus lateralis
- S 3: oberhalb des Ellbogens, 10 cm proximal von S 2
- S 4: Erb-Punkt

**Ableitung:**

- M. abductor digiti minimi
- M. interosseus dorsalis manus I

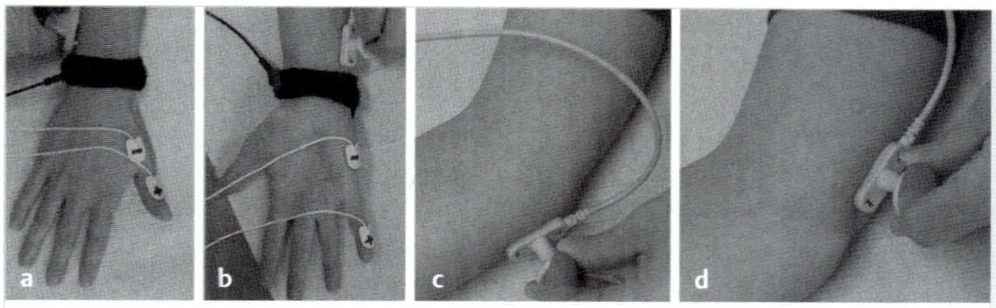


**Abb. 1.21** Motorische Neurografie des N. ulnaris.
**a** Ableitung vom M. interosseus dorsalis manus I.
**b** Ableitung vom M. abductor digiti quinti mit Stimulationselektrode distal im Bereich des Handgelenks.
**c** Stimulation distal des Sulcus n. ulnaris.
**d** Stimulation proximal des Sulcus n. ulnaris.

**Referenzelektrode:** distal am kleinen Finger bzw. über dem Daumen
**Anmerkungen:**
- bei der proximalen Stimulation (S 2, S 3) Winkel im Ellbogen etwa 130 Grad; diese Position auch zur Distanzmessung beibehalten
- Ableitung auch vom M. interosseus manus dorsalis I (bei Kompression am Ellbogen oft eher pathologische Befunde als zum M. interossus dorsalis manus I; bei Verdacht auf Loge-de-Guyon-Syndrom Vergleich der DML zum M. interosseus dorsalis manus I)
- bei Stimulation in der Hohlhand auf Miterregung des N. medianus achten
- MSAP-Amplitude unterhalb des Ellbogens kleiner als distal: bei Martin-Gruber-Anastomose, submaximaler Stimulation (Cave: Stimulusintensität distal des Ellbogens muss meist höher sein als bei Stimulation am Handgelenk) oder Kubitaltunnelsyndrom
- bei Ableitung vom M. flexor carpi ulnaris DML und MSAP-Amplitude immer im Seitenvergleich beurteilen

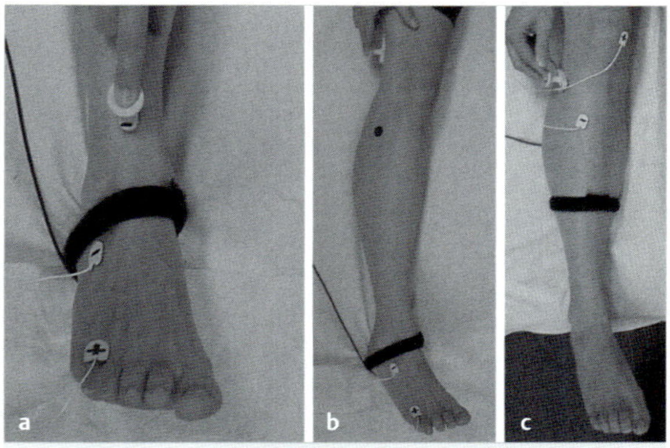


**Abb. 1.22** Motorische Neurografie des N. peronaeus (fibularis).
**a** Stimulation distal oberhalb des Sprunggelenks mit Ableitung vom M. extensor digitorum brevis.
**b** Stimulation proximal und distal (schwarzer Punkt) des Fibulaköpfchens.
**c** Ableitung vom M. tibialis anterior und Stimulation am Fibulaköpfchen.

## N. femoralis

**Anatomie:** L 2, L 3, L 4; Plexus lumbalis
**Stimulation:** Leistenband
**Ableitung:** M. rectus femoris, 10–16 cm distal der Stimulationselektrode
**Referenzelektrode:** Patella
**Anmerkungen:**
- nur Bestimmung der DML möglich
- häufig initial positiver Abgang des MSAP
- Oberflächenstimulation nur bei schlanken Patienten möglich, ansonsten Stimulation mit Nadelelektrode
- DML – und MSAP – Beurteilung immer im Seitenvergleich

## N. peronaeus (sive fibularis)

Die motorische Neurografie des N. peronaeus zeigt ▶ Abb. 1.22.
**Anatomie:** L 4, L 5, S 1; Plexus sacralis; Teil des N. ischiadicus
**Stimulation:**
- S 1: oberhalb des Sprunggelenks, lateral der Sehne des M. tibialis anterior, 8 cm proximal der Ableitelektrode
- S 2: unterhalb des Fibulaköpfchens, 1–2 cm lateral der Wade
- S 3: oberhalb des Fibulaköpfchens, in der lateralen Fossa poplitea mindestens 10 cm proximal von S 2

**Ableitung:**
- M. extensor digitorum brevis am dorsolateralen Fußrücken
- M. tibialis anterior

**Referenzelektrode:** über dem Metatarsophalangealgelenk bzw. der Patella oder der Tibiavorderkante bei M. tibialis-anterior-Ableitung
**Anmerkungen:**
- bei Stimulation proximal in der Fossa poplitea oft Stimulation des N. tibialis, daher immer Bewegungseffekt (Fuß- und Zehenhebung) und Konfiguration des MSAP beachten
- Differenzialdiagnose bei distal niedrigerem MSAP als bei proximaler Stimulation: N. peronaeus accessorius oder distal zu niedrige Stimulationsintensität
- bei hochgradiger Atrophie des M. extensor digitorum brevis und Ausfall des MSAP vom M. extensor digitorum brevis Ableitung vom M. tibialis anterior

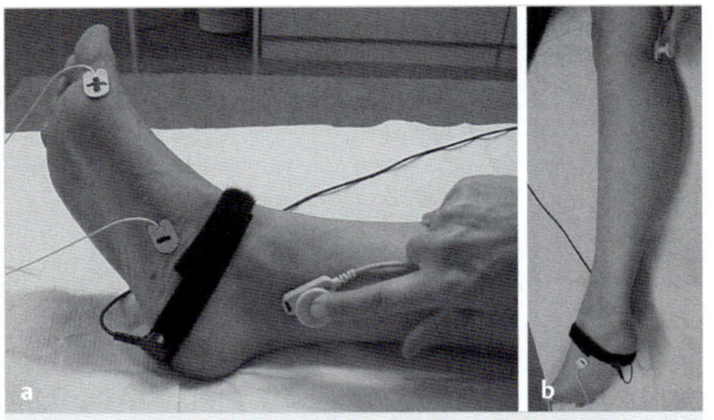


**Abb. 1.23** Motorische Neurografie des N. tibialis mit Ableitung vom M. abductor hallucis brevis.
**a** Distale Stimulation.
**b** Stimulation in der Fossa poplitea.

## N. tibialis

Die motorische Neurografie des N. tibialis zeigt ▸ Abb. 1.23.

**Anatomie:** L 5, S 1, S 2; Plexus sacralis; Teil des N. ischiadicus

**Stimulation:**
- S 1: am Sprunggelenk, seitlich und oberhalb des Malleolus medialis, 9 cm proximal der Ableitelektrode
- S 2: Fossa poplitea, etwa in der Mitte der Kniekehle

**Ableitung:**
- M. abductor hallucis brevis im Fußgewölbe
- M. flexor hallucis brevis

**Referenzelektrode:** Großzehengrundgelenk

**Anmerkungen:**
- bei Stimulation proximal in der Fossa poplitea MSAP häufig kleiner als bei Stimulation distal wegen – besonders bei Adipösen – oft nur submaximaler Stimulation; Abhilfe: Reizbreite auf 0,5–1 ms
- bei hohen Stromstärken Koaktivierung des N. peronaeus, daher immer Bewegungseffekt (Fußsenkung) und Potenzialkonfiguration beobachten
- bei Verdacht auf ein Tarsaltunnelsyndrom zusätzlich weiter distale Stimulation unterhalb des Malleolus medialis

## 1.2.4 Referenzwerte

Referenzwerte der motorischen Neurografie sind in ▸ Tab. 1.2 enthalten.

## 1.2.5 Fortlaufende Oberflächen-Elektromyografie

▸ **Indikationen, Ableitbedingungen.** Indikationen zur Oberflächen-Elektromyografie sind:
- Tremoranalyse
- dystone Störungen
- Bewegungsanalysen

Dabei ist es notwendig, die EMG-Aktivität fortlaufend zu registrieren. Dies geschieht ohne ein Auslösesignal, d. h. ohne einen elektrischen Stimulus. Die Elektrodenpositionen entsprechen denen der motorischen Neurografie. Wesentliche Unterschiede sind dabei die *Ableitbedingungen*, da auf dem Bildschirm ein Zeitraum von 0,5 bis zu mehreren Sekunden dargestellt werden muss (▸ Tab. 1.3).

**Tab. 1.2** Referenzwerte der motorischen Neurografie.

| Nerv | DML: Ableitdistanz [cm] | DML: obere Normgrenze [ms] | MSAP-Amplitude: untere Normgrenze [mV] | NLG: untere Normgrenze [m/s] |
|---|---|---|---|---|
| Schulter-Arm-Nerven | | | | |
| N. axillaris | 14–20 | 5,0 | 10 | n. b. |
| N. thoracicus longus | 20–25 | 5,3 | 2,5 | n. b. |
| N. musculocutaneus | 25 | 5,9 | 5 | n. b. |
| N. medianus | 7 | 4,2 | 8 | Unterarm: 48<br>proximal: 55 |
| N. ulnaris | 7 | 3,5 | 8 | Unterarm: 50<br>proximal: 55 |
| N. radialis | 10 | 3,4 | 8 | 50 |
| Beinnerven | | | | |
| N. femoralis | 16 | 5,6 | 4 | n. b. |
| N. peronaeus | 8 | 5,6 | 5 | 42 |
| N. tibialis | 8–10 | 6,0 | 8 | 40 |
| Gesichtsnerven | | | | |
| N. facialis | 5 | 4,1 | | |

Werte nicht größen- und alterskorrigiert, Ableittemperatur: mindestens 32 °C
n. b.: nicht bestimmbar

**Tab. 1.3** Ableitbedingungen bei fortlaufenden (Oberflächen-) EMG-Studien.

| Parameter | Beschreibung |
|---|---|
| Verstärkung | 0,1–2 mV/Div (in Abhängigkeit von der Potenzialamplitude) |
| Ablenkgeschwindigkeit | 50, 100 oder 200 ms/Div oder noch langsamer bei fortlaufender Registrierung |
| Filter | 20 Hz–5 kHz |
| Stimulation | Keine |
| Ableitung | simultane Mehrkanalregistrierung |

## 1.2.6 Tremoranalyse

Bei Tremorableitungen (S. 59) und den meisten Bewegungsanalysen interessiert das Zusammenspiel verschiedener Muskeln, sodass eine *simultane* Ableitung mehrerer Muskeln erfolgen muss, d. h., eine Grundvoraussetzung ist ein Mehrkanal-EMG-Gerät. Die Auswahl der Muskeln hängt von der Fragestellung ab. Wichtig ist, dass sich keine der jeweils zwei Elektroden eines Kanals über oder in der Nähe von Muskeln befindet, von denen gleichzeitig mit einem anderen Elektrodenpaar abgeleitet wird. Mit dieser Anordnung kann die gleichzeitige (agonistische) oder abwechselnde (antagonistische) Aktivierung von Muskeln erfasst werden sowie das Aktivierungsmuster: kontinuierlich, rhythmisch (mit Angabe der Frequenz) oder irregulär (Beispiel einer Tremoranalyse in (▶ Abb. 1.24). Bei tiefliegenden oder nahe aneinander liegenden Muskeln ist mitunter eine Ableitung mit Nadelelektroden erforderlich.

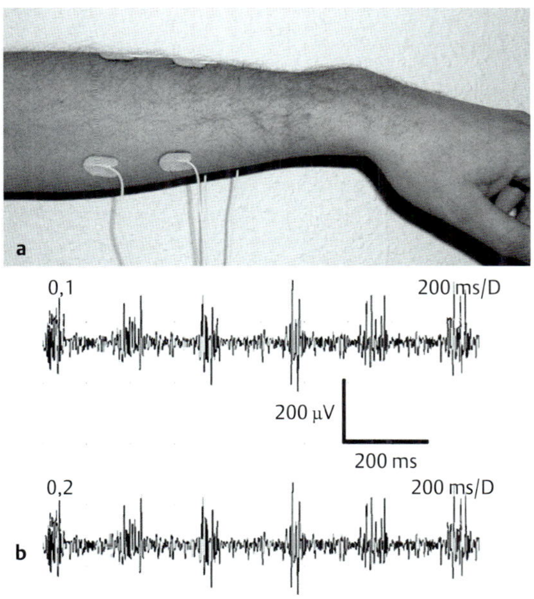


**Abb. 1.24** Beispiel einer Tremoranalyse mit Oberflächen-EMG-Ableitung.

**a** Elektrodenanordnung bei der Ableitung von den Unterarmmuskeln.

**b** Beispiel einer Zweikanal-Oberflächen-EMG-Registrierung von Agonist und Antagonist mit Koaktivierung.

### Fallstricke

**Motorische Neurografie: kontinuierliche Oberflächenableitung**

- Referenzelektrode nie über oder nahe an anderen Muskeln, vor allem nicht über antagonistisch wirkende Muskeln plazieren (Gefahr der Potenzialeinstreuung)
- untere Grenzfrequenz zu tief eingestellt: führt zu erheblichen Bewegungsartefakten
- zur Verminderung der Bewegungsartefakte auf festen Elektrodensitz achten und Kabel fixieren
- mitunter unterschiedliche Verstärkung der Kanäle notwendig
- bei Ableitung mit Nadelelektroden Verstärkung anpassen

## 1.2.7 Literatur

[1] **Amoridis** G. Median-ulnar nerve communications and anomalous innervation of the intrinsic hand muscles. Muscle Nerve 1992; 15: 576–579

[2] **Bolton** CF, Sawa GM, Carter K. The effects of temperatur on human compound action potentials. J Neurol Neurosurg Psychiatry 1981; 44: 407–413

[3] **Jonas** D, Bischoff C, Conrad B. Influence of different types of surface electrodes on amplitude, area and duration of the compound muscle action potential. Clin Neurophysiol 1999; 110: 2171–2175

[4] **Falck** B, Stålberg E. Motor nerve conduction studies: measurement principles and interpretation of findings. J Clin Neurophysiol 1993; 12: 254–279

[5] **Hopf** HC, Hense W. Anomalien der motorischen Innervation an der Hand. EEG EMG 1975; 5: 220–224

[6] **Hopf** HC. Forearm ulnar-to-median nerve anastomosis of sensory axons. Muscle Nerve 1990; 13: 654–656

[7] **Neundörfer** B, Seiberth R. The Accessory Deep Peroneal Nerve. J Neurol 1975; 209: 125–129

[8] **Stålberg** E, Falck B, Gilai A et al. Standards for quantification of EMG and neurography. Electroencephal Clin Neurophysiol 1999; Suppl. 52: 213–220

## Weiterführende Monografien

[9] **Bischoff** C, Schulte-Mattler W, Conrad C. Das EMG Buch. Stuttgart: Thieme; 2011

[10] **Brown** WF. The physiological basis of electromyography. Oxford: Butterworth; 1984

[11] **Hopf** HC, Dengler R, Röder R. Elektromyografie-Atlas. Stuttgart: Thieme; 1996

[12] **Kimura** J. Electrodiagnosis in Diseases of Nerve and Muscle. Philadelphia: Davis; 1989

[13] **Livson** JA, Ma DM. Laboratory reference for clinical neurophysiology. Philadelphia: Davis; 1992

[14] **Ludin** HP, ed. Handbook of Electroencephalography and clinical Neurophysiology. Vol. 5. Electromyography. Amsterdam: Elsevier; 1995

[15] **Oh** SJ. Clinical Electromyography. Nerve Conduction Studies. 2nd ed. Baltimore: Williams & Wilkins; 1993

[16] **Preston** DC, Shapiro BE. Electromyography and neuromuscular disorders. Boston: Butterworth-Heinemann; 1997

[17] **Stöhr** M, Bluthard M. Atlas der klinischen Elektromyografie. 3. Aufl. Stuttgart: Kohlhammer; 1993

[18] **Sunderland** S. Nerves and Nerve Injuries. Edinburgh: Churchill-Livingston; 1978

# 1.3 Sensible Neurografie

*C. Bischoff*

## 1.3.1 Technik und Standard der Durchführung

### Prinzip

#### Orthodrome und antidrome Technik

Die sensible Neurographie ist die Registrierung sensibler Nervenaktionspotenziale (SNAP) in orthodromer oder antidromer Technik nach Stimulation des Nervs oder der Haut (▸ Abb. 1.25).

Unter *orthodromer* Technik versteht man eine Reizung der Haut im Versorgungsgebiet eines Nervs und die Ableitung des SNAP proximal über dem zugehörigen gemischten oder sensiblen Nerven mit Oberflächen- oder Nadelelektroden.

Die *antidrome* Technik basiert auf der elektrischen Reizung des Nervs in seinem proximalen Abschnitt und der Ableitung des SNAP in seinem distalen Abschnitt oder aus dem von dem Nerven versorgten Hautareal.

#### Technikvergleich

Zwischen orthodromer und antidromer Technik bestehen hinsichtlich Latenz und NLG keine Unterschiede (▸ Tab. 1.4) Die Amplitude des SNAP ist die Summe der elektrischen Aktivität aller erregten sensiblen Nervenfasern und damit ein Maß für die Zahl der erregten Nervenfasern. Bei der orthodromen Ableitung mit Oberflächenelektroden ist die Amplitude kleiner als bei der antidromen Technik. Die sensible NLG kann sowohl bei Stimulation des Nervs an 2 unterschiedlichen Punkten als auch – anders als die motorische NLG – zwischen Stimulations- und Ableitort bestimmt werden, da zwischen Nerv und Endorgan keine Endplatte zwischengeschaltet ist.

> **Merke** (M!)
>
> Der mit der herkömmlichen Methode gemessene Wert gibt nur die Nervenleitgeschwindigkeit der am schnellsten leitenden sensiblen Nervenfasern wieder.

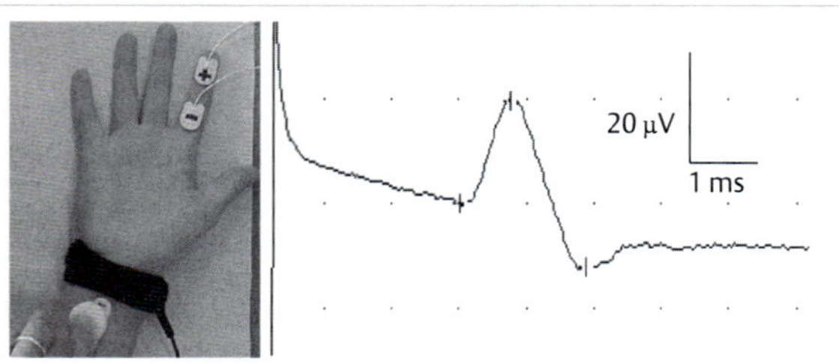


**Abb. 1.25** Prinzip der sensiblen Neurografie mit antidromer Stimulation des N. medianus mit Ableitung eines SNAP (rechts).

**Tab. 1.4** Vergleich der orthodromen und antidromen sensiblen NLG-Messung.

| | antidrome Technik | orthodrome Technik |
|---|---|---|
| Vorteile | höhere Amplituden (▸ Abb. 1.26) | weniger Artefakte |
| | technisch einfach | Spätpotenzialanteile erfassbar |
| Nachteile | Muskelartefakte | Amplituden nicht verlässlich |

**Tab. 1.5** Geräteeinstellung bei der sensiblen Neurografie.

| Parameter | Beschreibung |
|---|---|
| Verstärkung | 1, 2, 5 oder 10 µV/Div (abhängig von der Amplitude) |
| Zeitachse (Kippgeschwindigkeit) | 1 oder 2 ms/Div |
| Filtereinstellung | 100 Hz–10 kHz |
| Mittelwertbildung | mitunter erforderlich |
| Stimulationsparameter<br>• Reizbreite<br>• Reizintensität | <br>0,1 oder 0,2 ms (mitunter 1 ms)<br>Supramaximal |

#### Geräteeinstellung

Ableitung und Stimulation sollten immer unter standardisierten Bedingungen durchgeführt werden. Folgende Parameter müssen standardisiert werden:

- Geräteeinstellung (▸ Tab. 1.5)
- Elektrodenauswahl
- Position der Ableit- und Referenzelektroden
- Hauttemperatur

### Ableitung

▸ **Orthodrome Technik** (▸ **Abb. 1.26**). Sie erfolgt entweder mit Oberflächenelektroden, die über dem Nerv platziert werden, oder mit Nadelelektroden, wobei die Kathode nervennah eingestochen wird; als Referenzelektrode kann hierbei auch eine Oberflächenelektrode genommen werden.

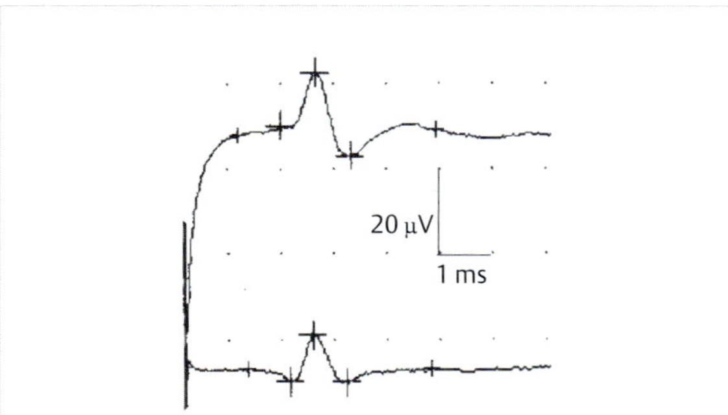


**Abb. 1.26** Vergleich der SNAP nach antidromer (oben) und orthodromer (unten) sensibler Neurografie des N. medianus.

► **Antidrome Technik** (► Abb. 1.26). Die Ableitung wird meist mit Oberflächenelektroden (Block- oder Plättchenelektroden) im sensiblen Versorgungsgebiet des Nervs durchgeführt. An Fingern und Zehen erfolgt sie auch mit Ringelektroden.

Bei niedrigen Amplituden wird vor allem bei schlechtem Signal-Rausch-Verhältnis und/oder unruhiger Grundlinie eine Mittelwertbildung durchgeführt (► Abb. 1.27). Meist werden 10–20 Antworten aufsummiert, mitunter sind aber mehrere Hundert Mittelungsschritte erforderlich.

### Merke

M!

Bei Ableitung mit Oberflächenelektroden ist ein Reizblock mit fixer Interelektrodendistanz einem frei plazierbaren Elektrodenpaar vorzuziehen, da die SNAP-Amplitude mit zunehmender Distanz zwischen den Elektroden zunimmt. Da diese Distanz bei der Blockelektrode unveränderlich ist, sind die Werte besser reproduzierbar.
Bei antidromer Technik kommt es bei höheren Reizstärken zu einem Muskelartefakt, der die Abgrenzung und vor allem die Bestimmung der Amplitude des SNAP erschwert oder mitunter unmöglich macht (► Abb. 1.28a).
Bei antidromer Technik kommen die Potenzialanteile der langsam leitenden Fasern nicht so gut zur Darstellung wie bei der orthodromen.
Ein großes Reizartefakt macht die Bestimmung des Potenzialbeginns mitunter schwierig (► Abb. 1.28b); Abhilfe: Änderung der Position der Erdelektrode oder Verbesserung des Hautkontakts der Elektroden.
Konfiguration des SNAP:

- orthodrome Technik: immer triphasisch mit initialer Positivität
- antidrome Technik: mitunter biphasisch mit negativem Abgang

Bei orthodromer Stimulation sind die SNAP-Amplituden schlechter reproduzierbar als bei antidromer Technik. Die Amplituden der SNAP bei Nadelableitung variieren stark, da sie von der Distanz zwischen Nerv und Elektrode abhängen.

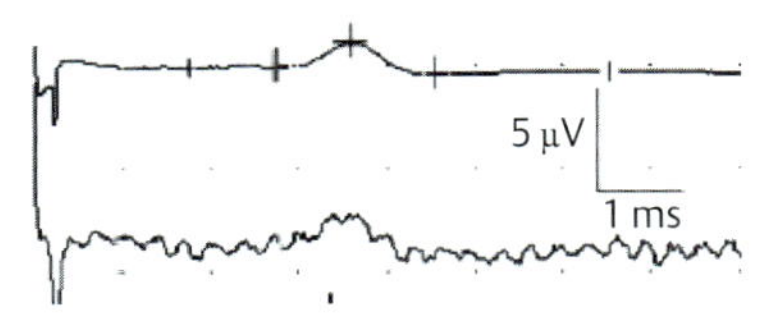


**Abb. 1.27** Beispiel einer Mittelwertbildung. Obere Spur: Mittelwert aus 10 aufeinander folgenden SNAP mit niedriger Amplitude bei schlechter Grundlinie. Untere Spur: eines der aufsummierten Einzelpotenziale, das nur schlecht von der Grundlinie abgrenzbar ist.

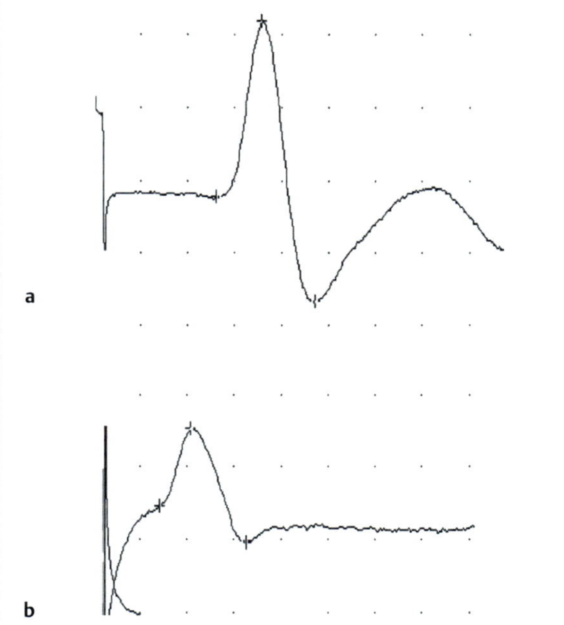


**Abb. 1.28** Artefakte bei der antidromen sensiblen Neurografie.
**a** Durch das gleichzeitig ausgelöste MSAP im Endteil deformiertes SNAP, bei dem die Amplitude nur schlecht bestimmt werden kann.
**b** Aus dem Stimulationsartefakt abgehendes SNAP, bei dem die Bestimmung des Anfangspunkts schwierig ist.

## Erdelektrode

Die Erdelektrode ist bei der sensiblen Neurografie aufgrund der im Vergleich zur motorischen Neurografie 1000fach kleineren Amplitude wichtig. Zu achten ist auf einen guten Kontakt mit der Haut: Elektrodengel bei Metallelektroden, Stoffbänder anfeuchten, keine Brückenbildung zwischen Erd- und Ableitelektrode. Bei Defekten oder schlechtem Sitz treten erhebliche 50-Hz-Artefakte auf. Günstig ist meist eine Position zwischen Stimulations- und Ableitelektrode.

## Stimulation

Bei beiden Techniken erfolgt in der Regel eine Stimulation mit Oberflächenelektroden: bei *orthodromer* Technik mit einem Reizblock oder Oberflächenelektroden im sensiblen Versorgungsgebiet des Nervs, an Fingern und Zehen auch mit Ringelektroden. Bei *antidromer* Technik wird der Nerv wie bei der motorischen Stimulation erregt. Je näher die Kathode *am* bzw. *über* dem Nerven platziert wird, desto geringer ist der Strom, der zur Depolarisierung des Nervs benötigt wird.

Die Schwellenintensität zur Erregung sensibler Nerven liegt niedriger als die zur Reizung motorischer Fasern, bei Gesunden etwa bei 3–4 mA. Die Stimulationsdauer sollte 0,2 ms nicht überschreiten. Die Intensität wird schrittweise auf Werte gesteigert, bei denen ein maximal großes SNAP ausgelöst wird. Bei zu hohen Intensitäten kommt es zur Aktivierung motorischer Fasern, so dass das SNAP schlecht abgrenzbar ist (▶ Abb. 1.28a). Ist die Intensität zu niedrig, wird die SNAP-Amplitude zu klein und täuscht so eine axonale Schädigung vor.

**Fallstricke**

**Sensible Neurografie: Probleme bei der Stimulation**

- Vertauschen von Kathode und Anode → Zunahme der Latenz um 0,2–0,5 ms
- zu hohe Stimulationsintensität → Koaktivierung motorischer Fasern mit erheblicher Deformierung des SNAP bis hin zur Nichtauswertbarkeit
- große Stimulusartefakte → Schwierigkeiten der Abgrenzung des SNAP, Abhilfe durch
  - Erdelektrode zwischen Stimulations- und Ableitelektrode,
  - Erhöhung der Zahl der Mittelungsschritte
  - Vergrößerung des Abstands zwischen Reiz- und Ableitelektrode
  - Anode um 45 Grad abwinkeln in Bezug zum Nervenverlauf

## Inching-Technik und fraktionierte Stimulation

Wie bei der motorischen Neurografie ist ein Inching eines Nervs, z. B. des N. medianus, im Bereich des Karpalkanals möglich (▶ Abb. 1.7). Der Nerv wird jeweils in Abständen von 1 cm stimuliert und das SNAP abgeleitet. Amplitudensprünge als Zeichen eines Leitungsblocks oder von Latenzsprüngen bei einer Remyelinisierung lokalisieren den Schädigungsort. Alle Stimulationsstellen müssen vorher auf der Haut gekennzeichnet werden.

Einfacher ist eine fraktionierte Messung über der erwarteten Schädigungsstelle, z. B. eine fraktionierte Ableitung des SNAP nach Stimulation des N. medianus in der Palma manus und am Handgelenk (▶ Abb. 1.29).

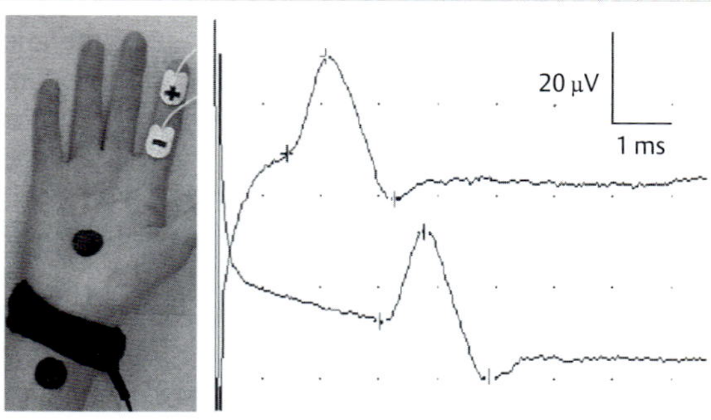


**Abb. 1.29** Fraktionierte sensible Neurografie des N. medianus mit Stimulation in der Palma manus (obere Spur) und proximal des Handgelenks (untere Spur).

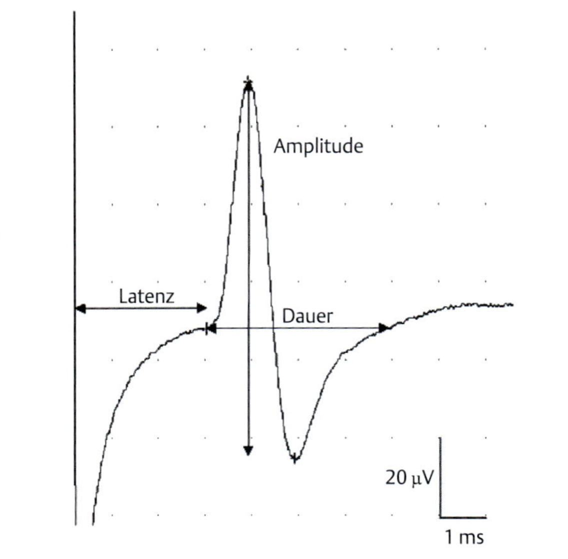


**Abb. 1.30** Normales SNAP mit den SNAP-Messwerten.

## Messwerte der sensiblen Neurografie

Die Messwerte der sensiblen Neurografie zeigt ▶ Abb. 1.30.

▶ **Latenz.** *Orthodrome Technik:* Zeit vom Beginn des Reizes bis zur ersten positiven Auslenkung des SNAP, die in etwa der Depolarisation der am schnellsten leitenden Nervenfaser entspricht. Sollte dieser Punkt schlecht abgrenzbar sein, kann ausnahmsweise auch eine Messung bis zur negativen Spitze erfolgen. Die so ermittelte Latenz ist aber länger.

*Antidrome Technik bei Ableitung mit Ringelektroden vom Finger:* Zeit vom Beginn des Reizes bis zum negativen Abgang des SNAP von der Grundlinie.

**Merke**

**Latenz**

Sie ist abhängig von der Distanz zwischen Stimulations- und Ableitort und nimmt proportional damit zu; daher ist die Bestimmung der NLG vorteilhafter.

▶ **Amplitude.** Üblicherweise erfolgt die Messung zwischen der größten positiven und der größten negativen Auslenkung (Peak-to-Peak-Amplitude).

Antidrom bestimmte SNAP-Amplituden sind in der Regel größer als orthodrom bestimmte (▶ Abb. 1.26). Mit zunehmendem Abstand zwischen Stimulations- und Ableitort nimmt die Amplitude der SNAP deutlich ab – nahezu proportional – infolge der temporalen Dispersion und der damit verbundenen Auslöschung einiger Potenzialanteile (▶ Abb. 1.31). Diese Amplitudenabnahme ist ausgeprägter als bei der motorischen Neurografie, da die

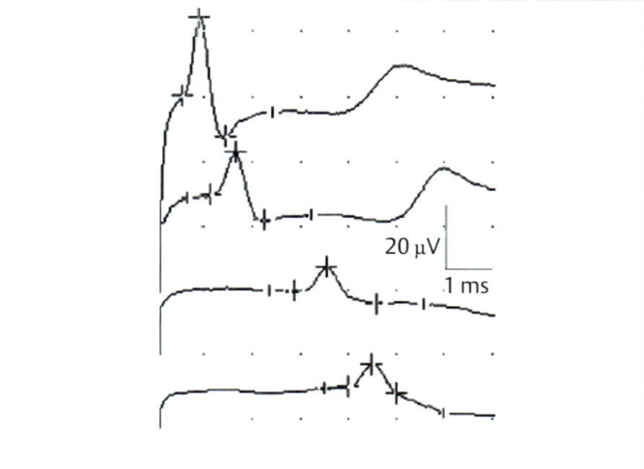


**Abb. 1.31** Physiologische Abnahme der Amplitude des SNAP mit zunehmender Distanz zwischen Stimulations- und Ableitort (Stimulationsort oben distal, d. h. nahe der Ableitelektrode, unten weit proximal).

sensiblen Einzelpotenziale erheblich kürzer sind als die motorischen.

> **Merke**
>
> **Amplitude**
> Die Variation der SNAP-Amplituden ist deutlich größer als die der MSAP-Amplituden; die Reproduzierbarkeit ist daher schlechter.

Ursachen niedriger SNAP-Amplituden sind:

- Verlust von Axonen (Neuropathien)
- Verlust sensibler Ganglienzellen (Ganglionitis)
- niedrige Stimulationsintensität
- zu großer Abstand zwischen Nerv und Elektrode
- ausgeprägte temporale Dispersion bei Demyelinisierung
- lokale Hautveränderungen (Ödem, dicke Hornhautschicht, Fettpolster)

Bei ausgeprägter temporaler Dispersion im Rahmen von Myelinisierungsstörungen kann trotz erhaltener Oberflächensensibilität das SNAP bei antidromer Technik fehlen.

> **Merke**
>
> **Amplitude**
> Bei antidromer Stimulation und großen Muskelartefakten kann die Amplitude fälschlicherweise zu groß gemessen werden (▶ Abb. 1.28).

▶ **Dauer.** Sie ist die Zeit zwischen Potenzialbeginn, in der Regel der ersten positiven Potenzialauslenkung, bis zur Rückkehr des SNAP zur Grundlinie. Sie spiegelt die Streuung wieder, d. h. das Spektrum der sensiblen Nervenleitgeschwindigkeiten, und ist mit Nadelelektroden besser abzugrenzen als mit Oberflächenelektroden.

▶ **Konfiguration.** Das normale mit Oberflächenelektroden abgeleitete SNAP ist triphasisch. Bei einer hohen Mittelungszahl und bei Ableitung mit Nadelelektroden kann die Zahl der Komponenten erheblich zunehmen und frühzeitig eine Polyneuropathie anzeigen.

▶ **Sensible Nervenleitgeschwindigkeit.** Sie wird berechnet, indem man die Strecke zwischen den Kathoden der Reiz- und Ableitelektrode durch die Zeitspanne zwischen Reiz und Potenzialbeginn dividiert. Diese Berechnung ist im Unterschied zur motorischen NLG möglich, da keine neuromuskuläre Übertragung oder intramuskuläre Erregungsausbreitung als unbekannter Verzögerungseinfluss zwischengeschaltet ist. Daneben ist auch die Bestimmung zwischen zwei Stimulationsorten möglich. Die Distanzmessung erfolgt zwischen Reiz- und Ableitkathode.

> **Merke**
>
> **Sensible Nervenleitgeschwindigkeit**
> Sie sagt nur etwas über die Leitungsgeschwindigkeit der am schnellsten leitenden Nervenfasern aus.

## Einflussfaktoren auf die sensible Neurografie

Einflussfaktoren auf die sensible Neurografie sind:

- *Temperatur:* Pro °C Temperaturabnahme nimmt die NLG um 1,1–2,25 m/s ab bzw. die Latenz um 0,2–0,4 ms zu. Bei pathologischen Befunden muss im Bereich der Messung auf mindestens 34 °C aufgewärmt werden. Die Verwendung einer Korrekturformel ist nicht zulässig, da diese – wenn überhaupt - nur für gesunde Nerven gilt.
- *Alter:* Ab dem 60. Lebensjahr kommt es zu einer merklichen Abnahme der NLG bzw. einer Zunahme der Latenz.
- *Distanz:* Mit zunehmender Distanz zwischen Stimulations- und Ableitort erfolgt eine Abnahme der SNAP-Amplitude aufgrund der Phasenauslöschung (▶ Abb. 1.31).

> **Fallstricke**
>
> **Sensible Neurografie**
> - kein Potenzial:
>   falscher Kanal, Kanal nicht freigeschaltet, Elektrodendefekt, Stimulator nicht aktiv, Stimulationsintensität zu niedrig, axonale Schädigung, schwere Demyelinisierung (temporale Dispersion)
> - Konfigurationsänderung durch Muskelartefakteinstreuung
> - Amplitudenabnahme bei zunehmender Distanz

## 1.3.2 Indikationen zur Durchführung

Indikationen zur sensiblen Neurografie sind:
- Lokalisation traumatischer Nervenläsionen
- Erfassung von Engpasssyndromen
- Beurteilung von Polyneuropathien:
    - Art der Schädigung
    - befallener Fasertyp
- Differenzialdiagnose Plexusläsionen versus Radikulopathien

## 1.3.3 Untersuchung verschiedener Nerven

### R. superficialis n. radialis

Die sensibleNeurografie des R. superficialis n. radialis zeigt ▶ Abb. 1.32.

**Stimulation:** über der Kante des Radius etwa 10 cm proximal der Ableitstelle

**Ableitelektrode:** radialer Handrücken etwas unterhalb des Processus styloideus radii

**Referenzelektrode:** Dorsalseite des Zeigefingers oder Daumens

**Anmerkungen:**
- leicht durchführbar
- je proximaler die Ableitelektrode, desto größer die SNAP-Amplitude

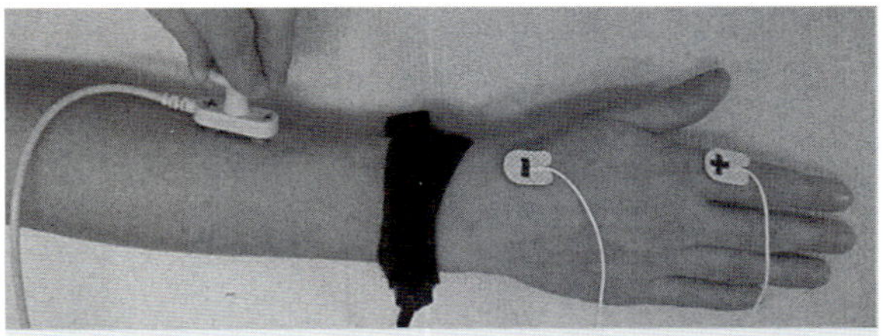

**Abb. 1.32** Sensible Neurografie des R. superficialis n. radialis (antidrome Technik).

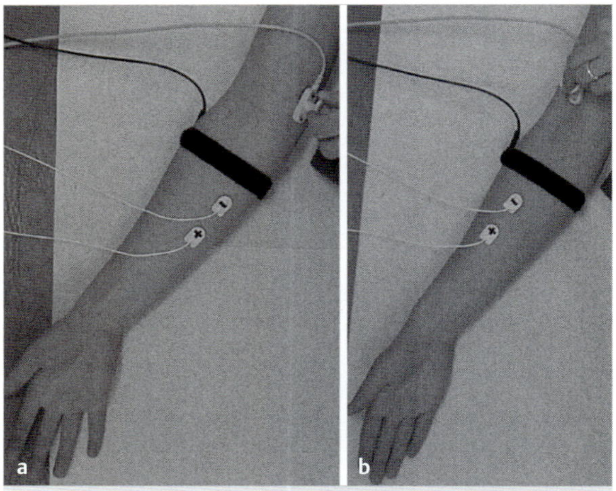

**Abb. 1.33** Sensible Neurografie in antidromer Technik.
**a** N. cutaneus antebrachii medialis.
**b** N. cutaneus antebrachii lateralis.

### N. cutaneus antebrachii medialis

Die sensible Neurografie des N. cutaneus antebrachii medialis zeigt ▶ Abb. 1.33a

**Stimulation:** neben der Sehne des M. biceps brachii oder etwa 4 cm proximal des Epicondylus medialis

**Ableitelektrode:** entlang einer Linie, die von der Mitte der Verbindung zwischen Epicondylus medialis und Bizepssehne in der Ellenbeuge zum Processus styloideus ulnae gezogen wird, etwa 7 cm distal des Epicondylus medialis

**Referenzelektrode:** 4 cm distal der Ableitelektrode

**Anmerkungen:**
- leicht durchführbar
- wichtig zur Differenzierung untere Plexusaffektion versus Ulnarisschädigung
- Amplitude immer im Seitenvergleich bestimmen
- möglichst niedrige Stimulationsintensität, ansonsten Mitaktivierung motorischer Nerven und damit Potenzialdeformierung

### N. cutaneus antebrachii lateralis

Die sensible Neurografie des N. cutaneus antebrachii lateralis zeigt ▶ Abb. 1.33b.

**Stimulation:** am Ellbogen lateral der Sehne des M. biceps brachii

**Ableitelektrode:** entlang einer Linie vom Stimulationspunkt zum Processus styloideus radii, etwa 12 cm distal des Stimulationsorts

**Referenzelektrode:** 4 cm distal der Ableitelektrode

**Anmerkungen:**
- bei Affektionen des mittleren Plexusanteils
- Amplitude immer im Seitenvergleich bestimmen
- möglichst niedrige Stimulationsintensität, ansonsten Mitaktivierung motorischer Nerven und damit Potenzialdeformierung

### N. medianus

Die sensible Neurografie des N. medianus in antidromer Technik zeigt ▶ Abb. 1.34.

**Stimulation:** Handgelenk zwischen den Sehnen des M. flexor carpi radialis und M. palmaris longus, proximal der Handgelenksfalte

**Ableitelektrode:** Oberflächen- oder Ringelektroden über dem am meisten betroffenen Finger im Abschnitt des Fingergrundgelenks

**Referenzelektrode:** 3–4 cm distal der Ableitelektrode

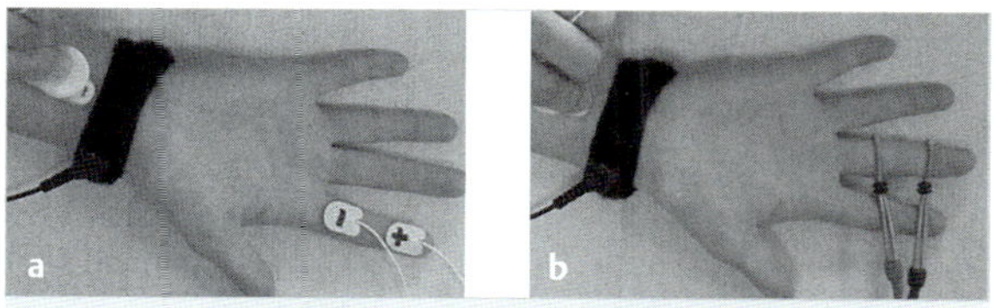


Abb. 1.34 Sensible Neurografie des N. medianus in antidromer Technik.
**a** Ableitung mit Oberflächenelektroden vom Finger 2.
**b** Ableitung mit Ringelektroden vom Finger 3.

**Anmerkungen:**
- Stimulation auch in der Palma manus möglich (Achtung auf Artefakt) zur Bestimmung der fraktionierten sensiblen NLG über dem Karpalabschnitt (▸ Abb. 1.29)
- zur orthodromen Stimulation Vertauschen der Ableit- und Stimulationselektroden
- bei Störung durch volumengeleitetes motorisches Potenzial orthodrome Stimulation
- im Bedarfsfall von mehreren Fingern nacheinander ableiten
- bei Ableitung vom Ringfinger ist zu beachten, dass der Ringfinger zu 80 % radial vom N. medianus und ulnar vom N. ulnaris versorgt wird, in 20 % aber ausschließlich vom N. ulnaris

## N. ulnaris

Die sensible Neurografie des N. ulnaris zeigt ▸ Abb. 1.35.
**Stimulation:** am Handgelenk neben der Sehne des M. flexor carpi ulnaris
**Ableitelektrode:** Finger 5 ▸ Abb. 1.35
**Referenzelektrode:** 3–4 cm distal der Ableitelektrode
**Anmerkungen:**
- Stimulation auch in der Palma manus möglich (Achtung auf Artefakt) zur Bestimmung der fraktionierten sensiblen NLG über dem distalen Nervenabschnitt
- zur orthodromen Stimulation Vertauschen der Ableit- und Stimulationselektroden ▸ Abb. 1.35
- bei Störung durch volumengeleitetes motorisches Potenzial orthodrome Stimulation

## R. dorsalis n. ulnaris

Die Untersuchung des R. dorsalis n. ulnaris zeigt ▸ Abb. 1.35c.
**Stimulation:** 5–8 cm oberhalb des Processus styloideus ulnae bei supiniertem Arm zwischen der Sehne des M. flexor carpi ulnaris und der Ulna
**Ableitelektrode:** Handrücken zwischen dem 4. und 5. Metakarpale
**Referenzelektrode:** distal der Ableitelektrode an der Basis des 5. Fingers
**Anmerkungen:**
- bei Loge-de-Guyon-Syndrom ist der R. dorsalis immer ausgespart
- mitunter schwierig zu stimulieren

## N. cutaneus femoris lateralis

**Stimulation:** am Leistenband lateral der Spina iliaca
**Ableitelektrode:** in der Mitte der lateralen Oberschenkelvorderseite, etwa in der Mitte des Versorgungsgebiets
**Referenzelektrode:** 3–4 cm distal der Ableitelektrode
**Anmerkungen:**
- In der Praxis selten durchgeführt
- Stimulation oft schwierig, mitunter Nadelelektroden zur antidromen Stimulation erforderlich, besonders bei adipösen Patienten
- orthodrome Ableitung mit Nadelelektroden am Leistenband oft besser durchführbar
- SNAP-Amplituden immer im Seitenvergleich beurteilen
- Alternative: Ableitung somatosensibel evozierter Potenziale aus dem entsprechenden Areal

## R. superficialis n. peronaei

Die sensible Neurografie des N. peronaeus in antidromer Technik zeigt ▸ Abb. 1.36.
**Stimulation:** 10–15 cm proximal des Oberrands des Malleolus lateralis, vor dem M. peronaeus longus
**Ableitelektrode:** Fußrücken am Übergang des lateralen zum mittleren Drittel der Verbindungslinie der Malleoli
**Referenzelektrode:** 3 cm distal der Ableitelektrode

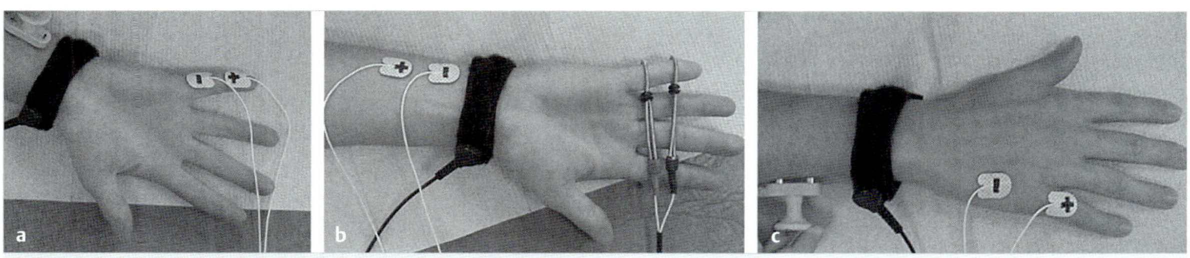


Abb. 1.35 Sensible Neurografie des N. ulnaris.
**a** Antidrome Ableitung vom Finger 5 mit Oberflächenelektroden.
**b** Orthodrome Ableitung vom Nerven proximal des Handgelenks bei Stimulation mit Ringelektroden am Finger 5.
**c** Untersuchung des R. dorsalis n. ulnaris.

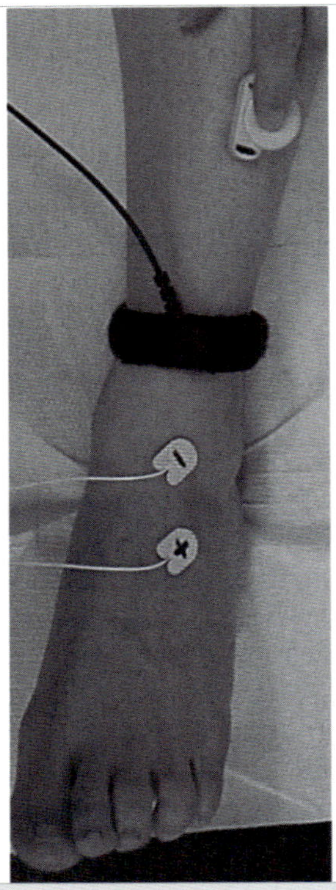

**Abb. 1.36** Sensible Neurografie des N. peronaeus in antidromer Technik (Stimulation und Ableitung vom R. superficialis).

**Anmerkungen:**

- Differenzierung zwischen N.-peronaeus-Läsion und L5-Radikulopathie
- oberflächennahe Lage des Nervs, daher niedrige Stimulationsintensität

## N. suralis

Die sensible Neurografie des N. suralis in antidromer Technik zeigt ▸ Abb. 1.37a.

**Stimulation:** distal der Sehne des M. gastrocnemius im unteren Drittel des Unterschenkels, 14 cm proximal der Ableitelektrode

**Ableitelektrode:** zwischen dem Malleolus lateralis und der Achillessehne

**Referenzelektrode:** 3–4 cm distal der Ableitelektrode

**Anmerkungen:**

- Stimulation eher lateral als medial
- beste Entspannung meist in Bauchlage
- Patient spürt Ausbreitung des Reizes
- bei orthodromer Stimulation Vertauschen von Ableit- und Stimulationselektroden (▸ Abb. 1.37b)

## N. saphenus

Die sensible Neurografie des N. saphenus in antidromer Technik zeigt ▸ Abb. 1.38.

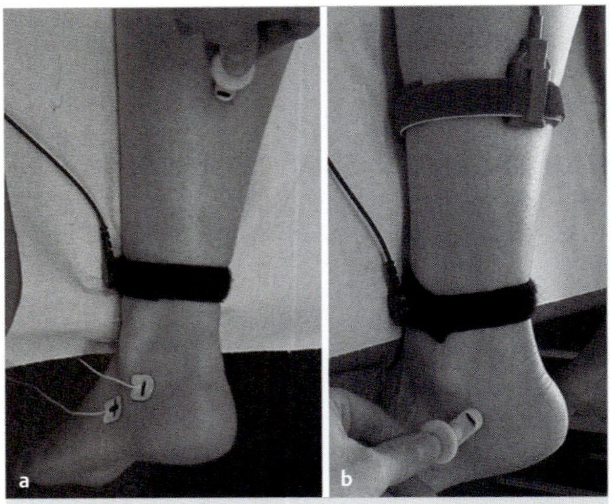

**Abb. 1.37** Sensible Neurografie des N. suralis.
**a** Antidrome Technik: Ableitung mit flexiblen Oberflächenelektroden.
**b** Orthodrome Technik: Ableitung mit Blockelektrode.

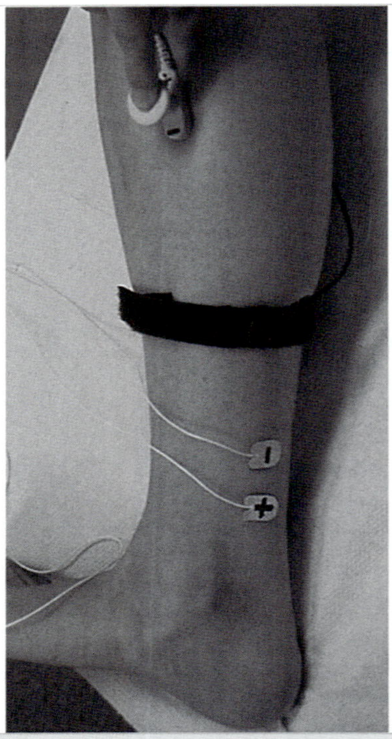

**Abb. 1.38** Sensible Neurografie des N. saphenus in antidromer Technik.

**Stimulation:** medialer Kniebereich zwischen den Sehnen des M. sartorius und M. gracilis, bei leicht gebeugtem Knie

**Ableitelektrode:** auf einer Linie vom Stimulationspunkt zum medialen Tibiarand etwa 15 cm distal des Stimulationspunkts

**Referenzelektrode:** 3–4 cm distal der Ableitelektrode

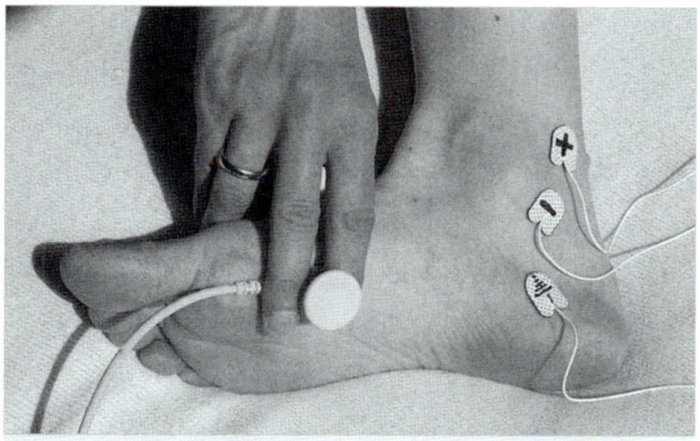

**Abb. 1.39** Sensible Neurografie des N. plantaris medialis (N. tibialis) in orthodromer Technik.

### N. plantaris medialis (N. tibialis)

Die sensible Neurografie des N. plantaris medialis (N. tibialis) in orthodromer Technik zeigt ▶ Abb. 1.39.
**Stimulation:** orthodrom in der Fußsohle, medialer Rand proximal des Ballens
**Ableitung:** N. tibialis auf Höhe des medialen Knöchels (motorische Stimulationsstelle)
**Referenzelektrode:** 3–4 cm proximal (Verlaufsrichtung des Nervs)

## 1.3.4 Referenzwerte

Referenzwerte der sensiblen Neurografie enthält ▶ Tab. 1.6.

**Tab. 1.6** Referenzwerte der sensiblen Neurografie (Werte nicht alterskorrigiert, Ableittemperatur > 32 °C).

| Nerv | Ableitdistanz [cm] | NLG: untere Normgrenze [m/s] | SNAP-Amplitude: untere Normgrenze [µV] |
|---|---|---|---|
| **Armnerven** | | | |
| • N. medianus | 7/14 | 45 | 12 |
| • N. ulnaris | 7/14 | 50 | 15 |
| • R. superficialis n. radialis | 10 | 55 | 16 |
| • N. cutaneus antebrachii | 12 | 57 | 12 |
| **Beinnerven** | | | |
| • N. cutaneus femoris lateralis | 17–20 | 43 | 4 |
| • N. saphenus | 15 | 46 | 12 |
| • N. peronaeus superficialis | 12–15 | 40 | 10 |
| • N. suralis | 14 | 42 | 10 |

## 1.3.5 Literatur

Siehe auch Literatur zum Kapitel *Motorische Neurografie* (S. 27).


[1] **Andersen** K. Surface recording of orthodromic sensory nerve action potentials in median and ulnar nerves in normal subjects. Muscle Nerve 1985; 8: 402–408

[2] **Falck** B, Stålberg E, Bischoff C. Sensory nerve conduction studies with surface electrodes. Methods Clin Neurophysiol 1994; 5: 1–20


# 1.4 F-Wellen

*C. Bischoff*

## 1.4.1 Definition und Grundlagen

**Definition**

**F-Wellen**

F-Wellensind inkonstant auftretende Spätantworten nach peripherer Stimulation eines gemischten oder motorischen Nervs. Der Name basiert auf der der M-Antwort folgenden Welle (following wave).

### Physiologische Grundlagen

Nach peripherer Stimulation eines motorischen oder gemischten Nervs kommt es zu einer ortho- *und* antidromen Erregungsfortleitung. Der retrograd, in Richtung Rückenmark fortgeleitete Erregungsimpuls trifft am Axonhügel auf die Alphamotoneurone, von denen ein Teil durch den Impuls erregt werden kann. Dort wird die Erregung ohne synaptische Umschaltung „gespiegelt" und vom gleichen Axon nach distal zurückgeleitet (▶ Abb. 1.40). Über dem Muskel kann neben der orthodrom fortgeleiteten M-Antwort, dem Muskelsummenaktionspotenzial mit kurzer Latenz, die F-Welle – eine Spätantwort – abgeleitet werden. Die Amplitude der F-Welle beträgt maximal 5 % der M-Antwort, da sich nur ein Teil der Alphamotoneurone in einem erregbaren Zustand befindet.

### Kennzeichen

Kennzeichen der F-Welle sind (▶ Abb. 1.40):

- Latenz länger als die der M-Antwort
- Latenzen der F-Wellen eines Nervs nach mehreren Stimulationsdurchgängen variieren zwischen 5 und 10 ms
- Amplitude der F-Welle 2–5 % der MSAP-Amplitude
- Konfiguration monomorph bis komplex
- Auslösbarkeit (Persistenz) je nach Nerv 60–100 % (S. 38)
- Latenz, Amplitude und Konfiguration variieren von Stimulus zu Stimulus

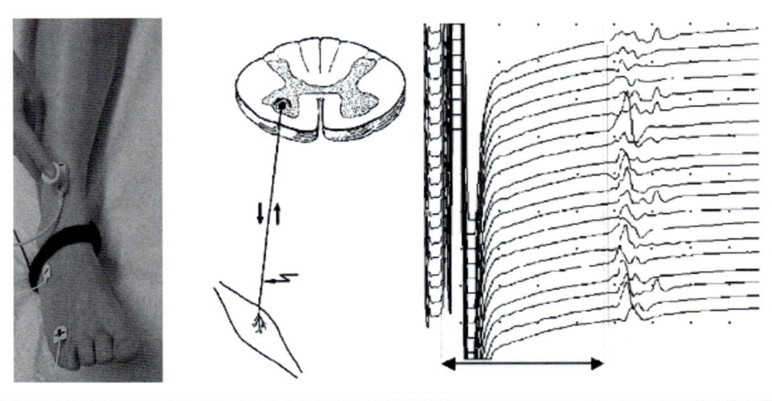

**Abb. 1.40** Ableitung der F-Welle vom M. extensor digitorum brevis bei Stimulation des N. peronaeus (beachte: Kathode proximal) mit Schema der Erregungsleitung und einem Ableitungsbeispiel bei einem Gesunden.

## 1.4.2 Technik und Standard der Durchführung

Die F-Wellen-Untersuchung kann an die motorische Neurografie angeschlossen werden. Die Anordnung der Elektroden sowie die Stimulations- und Ableitorte entsprechen denen der motorischen Neurografie (S. 13). Die Ableitung erfolgt wie bei der motorischen Neurografie mit Oberflächenelektroden. Da die Antworten später kommen, muss die Zeitachse angepasst werden (5 oder 10 ms/Div).

Der einzige Unterschied ist die Ausrichtung der Stimulationselektrode mit der *Kathode proximal* über dem Nerv. Aufgrund der langen Leitungsstrecken ist dies jedoch nicht zwingend erforderlich und beeinflusst das Messergebnis kaum. Schwierig ist die F-Wellen-Ableitung bei proximaler Stimulation, da hier die F-Wellen aufgrund der Leitungszeit in der M-Antwort untergehen können. Da die Amplitude viel kleiner als die der M-Antwort sind, sollten M-Antwort und zugehörige F-Wellen am Bildschirm mit unterschiedlichen Verstärkungen dargestellt werden (sog. split screen).

### Geräteeinstellung

► Tab. 1.7 beinhaltet die Geräteeinstellung bei der F-Wellen-Untersuchung.

> **Merke** M!
>
> **Reizzahl**
>
> Die Zahl der Durchgänge (Reizzahl) sollte nicht unter 10 liegen, um die Persistenz beurteilen zu können.

### Messwerte

Für die F-Welle sind folgende Parameter relevant (► Abb. 1.41):

- kürzeste Latenz zwischen Stimulus und Beginn der F-Welle: Leitungszeit der am schnellsten leitenden motorischen Faser
- F-minus-M-Latenz: Differenz zwischen F-Wellen-Latenz und DML; Vorteil ist, dass distale Schädigungen, z. B. DML-Verlängerungen bei einem Karpaltunnelsyndrom, nicht in die Latenz eingehen
- Persistenz: Zahl der ausgelösten F-Wellen bezogen auf die Zahl der Gesamtstimuli
- Chronodispersion: zeitliche Differenz zwischen der kürzesten und der längsten F-Latenz (bzw. F-minus-M-Latenz) als Hinweis auf die Spanne der motorischen NLG
- Dauer der einzelnen F-Wellen
- Amplitude in Bezug auf die M-Antwort
- F-Wellen-NLG: wegen der Schwierigkeiten bei der Bestimmung der Distanz zwischen dem Stimulationsort und dem Alphamotoneuron höhere Messungenauigkeit und damit selten benutzt

**Tab. 1.7** Geräteeinstellung bei der F-Wellen-Untersuchung.

| Parameter | Beschreibung |
|---|---|
| Verstärkung | 0,1, 0,2, 0,5 mV/Div (abhängig von der Amplitude, so dass das gesamte Potenzial dargestellt ist); aufgrund der im Vergleich zur M-Antwort geringen Amplitude empfiehlt sich ein split screen |
| Zeitachse | • Arme: 5 ms/Div<br>• Beine: 10 ms/Div<br>• (bei spätem Auftreten 20 ms/Div) |
| Filtereinstellung | 100 Hz–10 kHz |
| Mittelwertbildung | nie |
| Darstellung | mehrere Spuren untereinander |
| Stimulationsparameter | Kathode proximal |
| • Reizbreite<br>• Reizintensität<br>• Stimulationsfrequenz<br>• Zahl der Stimuli (Durchgänge) | 0,1 oder 0,2 ms (mitunter 1 ms)<br>supramaximal<br>etwa alle 2 s (<0,5 Hz)<br>10–20 |

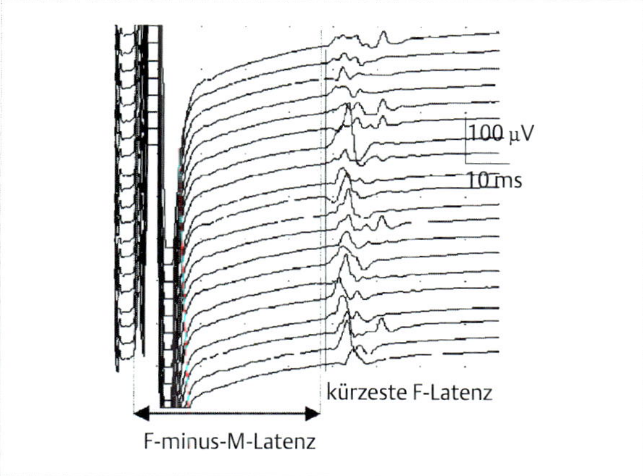


**Abb. 1.41** Beispiel einer F-Welle mit Bestimmung der F-minus-M-Latenz.

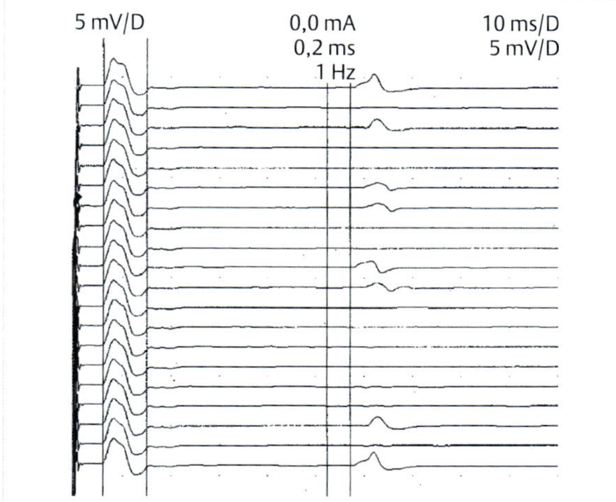


**Abb. 1.42** F-Wellen-Ableitung bei einem Patienten mit einem Zustand nach Poliomyelitis vor 20 Jahren. Auffallend hochamplitudige F-Wellen (50-%-Amplitude der M-Antwort, kein Split Screen, gleiche Verstärkung für M-Antwort und F-Wellen) bei verminderter Persistenz.

### Einflussfaktoren

Einflussfaktoren auf die F-Welle sind:

- Länge der Extremität: daher immer größenadaptierte Referenzwerte verwenden
- motorische NLG des untersuchten Nervs
- Alter des Patienten
- Temperatur der Extremitäten (gering)
- Ableitort
- Erregbarkeit des Alphamotoneurons: Steigerung der Erregbarkeit durch Fazilitierungsmanöver, z. B. Jendrassik-Handgriff bzw. supraspinale Einflüsse oder Schädigungen

## 1.4.3 Pathologische Befunde

Folgende Befunde sind pathologisch:

- Zunahme der F-Latenz bzw. der F-Wellen-NLG: bei Demyelinisierung im Verlauf der Leitungsstrecke, z. B. bei Polyneuropathien, längerstreckiger Demyelinisierung (Kompressions- oder Zerrungsschädigungen)
- Abnahme der Persistenz: Leitungsblockierungen an einer beliebigen Stelle im Nervenverlauf proximal der Stimulationsstelle
- Zunahme der Amplitude: Hinweis auf zentrale Prozesse (z. B. spastische Parese), hochgradiger Verlust von Motoneuronen (myatrophe Lateralsklerose, spinale Muskelatrophie, Postpoliosyndrom (▸ Abb. 1.42) oder im Rahmen eines Tetanus
- Zunahme der Chronodispersion: Hinweis auf eine Polyneuropathie

## 1.4.4 Indikationen zur Durchführung

Indikationen zur Durchführung einer F-Wellen-Untersuchung sind:

- demyelinisierende Polyneuropathien: F-Wellen sind bezüglich der Verlangsamung der NLG sensitiver als die Bestimmung der DML oder der distalen motorischen NLG, besonders bei Verdacht auf ein Guillain-Barré-Syndrom oder eine chronisch inflammatorisch demyelinisiernde Polyneuropathie (CIDP)
- Verdacht auf einen proximalen Leitungsblock (Persistenz vermindert) z. B. im Rahmen einer multifokalen motorischen Neuropathie oder einer Nervendruckschädigung, z. B. bei Thoracic-Outlet-Syndrom
- Diagnostik von Plexusaffektionen
- bei Radikulopathien weniger hilfreich, da das betroffene Segment im Vergleich zur Gesamtstrecke sehr kurz ist, die meisten Nerven polyradikulär versorgt werden und die F-Wellen-Latenz daher wenig aussagekräftig ist

▸ Tab. 1.8 enthält F-Wellen-Befunde bei verschiedenen Erkrankungen.

**Tab. 1.8** F-Wellen-Befunde bei verschiedenen Erkrankungen.

| Art der Erkrankung | kürzeste Latenz | Persistenz | Dauer | Chronodispersion | Sonstiges |
|---|---|---|---|---|---|
| Polyneuropathie, demyelinisierend | ↑ | (↓) | ↑ | ↑ | |
| Polyneuropathie, axonal | (↑) | ↓ | | | |
| Plexusläsion | ↑ | ↓ | | (↑) | |
| proximaler Leitungsblock | | ↓ | | | |
| Radikulopathie | (↑) | (↓) | | (↑) | |
| zentrale Störung, akut | | ↓ | | | |
| zentrale Störung, chronisch | ↑ | | ↑ | | Amplitude ↑ |

**Tab. 1.9** Referenzwerte der F-Wellen. Angegeben sind die Obergrenzen für die minimale Latenz, die Seitendifferenz, die Chronodispersion sowie die minimale Zahl der auslösbaren Antworten. Ableitbedingung: supramaximale Stimulation, entspannter Patient, 10 bzw. 20 Stimuli, Oberflächenableitung. Diese Werte stellen nur grobe Anhaltswerte dar, da weder das Alter noch die Körpergröße berücksichtigt sind.

| Nerv | Stimulationsort | minimale F-Latenz: oberer Grenzwert [ms] | maximale Seitendifferenz der F-Latenz [ms] | Chronodispersion: oberer Grenzwert [ms] | Auslösbarkeit (> n/20 Stimuli) |
|---|---|---|---|---|---|
| N. medianus | Handgelenk | 30,8 | 2,5 | 13,2 | 12/20 |
| N. ulnaris | Handgelenk | 29,8 | 2,5 | 10,8 | 11/20 |
| N. peronaeus | Sprunggelenk | 53,1 | 4,2 | 15,8 | 12/20 |
| N. tibialis | Sprunggelenk | 58,0 | 4,5 | 19,5 | 16/20 |

## Fallstricke

**F-Wellen-Untersuchung**

- fehlende F-Wellen: Patient müde, zu sehr entspannt
- bei MSAP-Amplituden < 1 mV meist keine F-Wellen erhältlich
- falsche Zeitachse (zu schnelle Kippgeschwindigkeit), daher immer akustische Kontrolle notwendig
- Verwechslung mit A-Wellen: monomorph, konstante Latenz (s. unten)
- Verwechselung mit Spätkomponenten der M-Antwort: Diese haben im Gegensatz zu F-Wellen eine konstante Konfiguration und bei proximaler Stimulation den gleichen Abstand zur Hauptkomponente wie bei distaler Stimulation; bei den F-Wellen wird der Abstand kürzer
- mitunter auch bei Gesunden keine F-Welle, vor allem bei Untersuchung des N. peronaeus
- pathologische Befunde sind lokalisatorisch unspezifisch, da sie an jeder Stelle der Leitungsbahn proximal des Stimulationsortes verursacht werden können und keinesfalls spezifisch für wurzelnahe Läsionen sind

## 1.4.5 Referenzwerte

Referenzwerte zur Beurteilung der F-Wellen enthält ▶ Tab. 1.9.

## 1.4.6 A-Wellen

### Definition

**A-Wellen**

A-Wellen sind monomorphe motorische Spätantworten, die meist zwischen M-Antwort und F-Welle auftreten, selten aber auch einmal nach oder anstelle der F-Wellen vorkommen können. Die genauen Entstehungs- und Auslösemechanismen sind nicht bekannt.

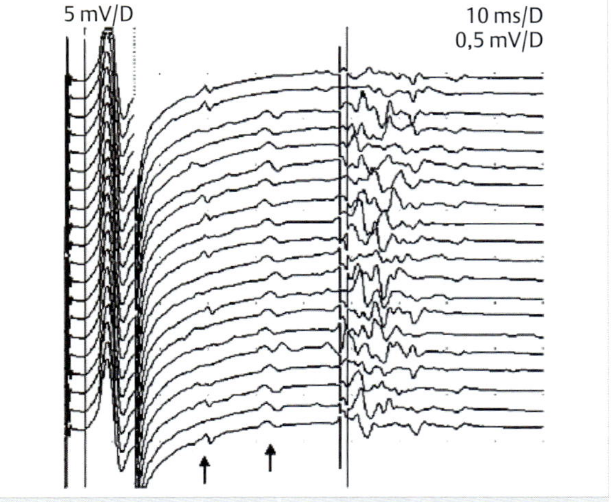


**Abb. 1.43** Zwei monomorphe A-Wellen vor der F-Antwort bei Untersuchung des N. tibialis, die Persistenz der frühen A-Welle ist niedriger als die der späteren.

### Kennzeichen

A-Wellen weisen folgende Kennzeichen auf (▶ Abb. 1.43):

- monomorph bezüglich
  - Amplitude
  - Konfiguration
- Amplitude niedrig (meist 50–100 µV, selten größer)
- Latenz weitgehend konstant (Variation < 2 ms)
- Persistenz zwischen 30 und 100 % der Stimuli

### Untersuchungstechnik

A-Wellen werden bei der F-Wellen-Ableitung mitregistriert. Die monomorphe Konfiguration und die konstante Latenz können nur in Rasterdarstellung oder besonders gut bei der Superposition der F-Wellen erkannt werden. Wegen der niedrigen Amplituden der A-Wellen empfiehlt es sich, zur Darstellung eine ausreichend große Verstärkung (100 µV/Div) zu benutzen.

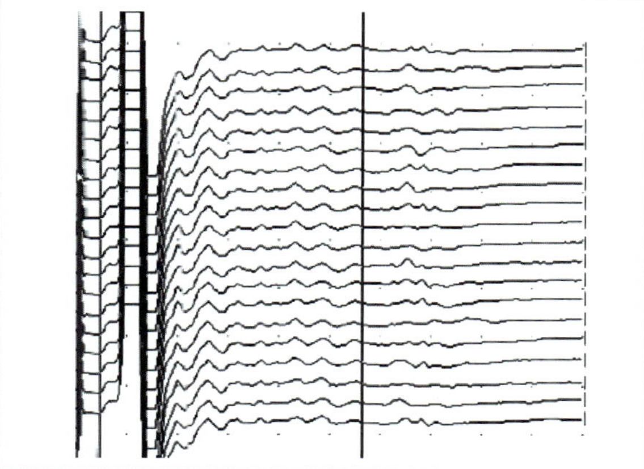

**Abb. 1.44** Multiple A-Wellen bei Untersuchung des N. tibialis bei einem Patienten mit einem akuten Guillain-Barré-Syndrom innerhalb der ersten 4 Tage.

Vorkommen von A-Wellen in absteigender Häufigkeit:

- Polyneuropathie:
  - akutes Guillain-Barré-Syndrom (multiple A-Wellen relativ typisch; ▶ Abb. 1.44)
  - chronisch inflammatorische demyelinisierende Polyneuropathie (CIDP)
  - andere demyelinisierende Polyneuropathien
- Plexusläsionen
- Radikulopathien
- Motoneuronerkrankungen
- periphere Nervenläsionen (selten)
- vom N. tibialis gelegentlich auch bei Gesunden

## 1.4.7 Literatur


[1] **Andersen** H, Stålberg E, Falck B. F-wave latency, the most sensitive nerve conduction parameter in patients with diabetes mellitus. Muscle Nerve 1997; 20: 1296–1302

[2] **Bischoff** C, Schönle PW, Conrad B. Increased F-wave duration in patients with spasticity. Electromyogr Clin Neurophysiol 1992; 32: 449–453

[3] **Bischoff** C, Stålberg E, Falck B et al. Significance of A-waves recorded in routine motor nerve conduction studies. Electroencephal Clin Neurophysiol 1996; 101: 528–533

[4] **Bischoff** C. Neurography: late responses. Muscle Nerve 2002; Suppl. 11: S 59–S 65

[5] **Burk** D, Hallett M, Fuhr P et al. H reflexes from tibial and median nerves. Electroenecephal Clin Neurophysiol 1999; Suppl. 52: 259–262

[6] **Eisen** A, Schomer D, Melmed C. The application of F-wave measurements in the differentiation of proximal and distal upper limb entrapments. Neurology 1977; 27: 662–668

[7] **Eisen** A, Odusote K. Amplitude of F-wave: a potential means of documenting spasticity. Neurology 1979; 29: 1306–1309

[8] **Fisher** MA, Shahani BT, Young RR. Assessing segmental excitability after acute rostral lesions. I: The F-response. Neurology 1978; 28: 1265–1271

[9] **Fisher** MA. AAEM minimonograph #13: H reflexes and F waves: physiology and clinical applications. Muscle Nerve 1992; 15: 1223–1233

[10] **Fisher** MA, Hoffen B, Hultman C. Normative F wave values and the number of recorded F waves. Muscle Nerve 1994; 17: 1185–1189

[11] **Fisher** MA. F-wave studies: clinical utility. Muscle Nerve 1998; 21: 1098–1101

[12] **Fraser** JL, Olney RK. The relative diagnostic sensitivity of different F-wave parameters in various polyneuropathies. Muscle Nerve 1992; 15: 912–918

[13] **Jabre** JF. Surface recording of the H reflex of the flexor carpi radialis. Muscle Nerve 1981; 4: 435–438

[14] **Johnson** EW, Radecki PL, Paulson GW. Huntington disease: early identification by H reflex testing. Arch Phys Med Rehab 1977; 58: 162–166

[15] **Kimura** J, Butzer JF. F-wave conduction velocity in Guillain Barré syndrome. Assessment of nerve segment between axilla and spinal cord. Arch Neurol 1975; 32: 524–529

[16] **Kornhuber** M, Bischoff C, Mentrup H et al. Multiple A-waves in Guillain-Barre-syndrome. Muscle Nerve 1999; 22: 394–399

[17] **Ongerboer de Visser** BW, Schimsheimer RJ, Hart AAM. The H-reflex of the carpi radialis muscle; a study in controls and radiation induced brachial plexus lesion. J Neurol Neurosurg Psychiatry 1984; 47: 1098–1101

[18] **Panayotopoulos** CP. Chronodispersion: a new electrophysiological method. Muscle Nerve 1979; 2: 68–72

[19] **Panayotopoulos** CP, Chroni E. F-waves in clinical neurophysiology: a review, methodological issues and overall value in peripheral neuropathies. Electroencephal Clin Neurophysiol 1996; 101: 365–374

[20] **Roth** G. Myo-axonal ephaptic response and their F-waves in cases of chronic denervation. Electroencephal Clin Neurophysiol 1993; 89: 252–260

[21] **Schimsheimer** RJ, Ongerboer de Visser BW, Kemp B et al. The flexor carpi radialis H-reflex in polyneuropathy: relations to conduction velocities of the median nerve and the soleus H-reflex latency. J Neurol Neurosurg Psychiatry 1987; 50: 447–452


# 1.5 H-Reflex

*C. Bischoff*

## 1.5.1 Grundlagen

**Definition**

**H-Reflex**

Der H-Reflex ist eine konstant auftretende motorische Spätantwort nach submaximaler peripherer Stimulation eines gemischten oder motorischen Nervs. Die Benennung erfolgte nach dem Erstbeschreiber Hofmann.

### Physiologische Grundlagen

Der H-Reflex ist das elektrische Korrelat des Muskeleigenreflexes. Nach submaximaler peripherer Stimulation eines motorischen oder gemischten Nervs kommt es zu einer Erregung der Spindelafferenzen und nach oligo- bzw. polysynaptischer Umschaltung im Rückenmark auf die Alphamotoneurone zu einer muskulären Spätantwort. Diese kann über dem Muskel abgeleitet werden (▶ Abb. 1.45).

**Merke**

Üblicherweise wird der H-Reflex nur vom M. soleus und vom M. flexor carpi radialis abgeleitet.

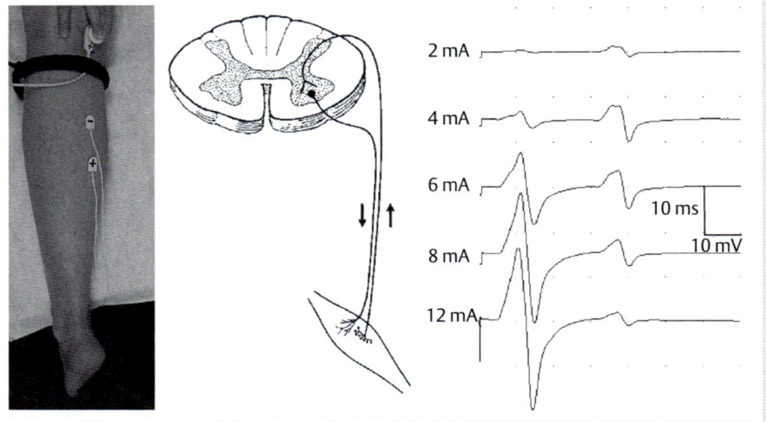


**Abb. 1.45** Ableitung des H-Reflexes vom M. soleus: Schema der Erregungsleitung und Beispiel der Reflexantwort bei einem Gesunden.

► **Kennzeichen des H-Reflexes sind (► Abb. 1.45):**

- Latenz länger als die der M-Antwort
- bei Auslösbarkeit und konstanter Stimulationsintensität bei jedem Reiz vorhanden ohne Variation der Amplitude, Latenz und Konfiguration
- erstes Auftreten bei Stimulusintensitäten, bei denen noch keine M-Antwort auftritt
- zunächst Zunahme der Amplitude mit zunehmender Stimulationsintensität
- bei weiter zunehmender Stimulationsintensität, d. h. bei zunehmender Amplitude der M-Antwort, wieder Abnahme der Amplitude des H-Reflexes, der bei höheren Stimulationsintensitäten verschwindet

## 1.5.2 Technik und Standard der Durchführung

Wie bei der F-Wellen-Untersuchungen wird die Stimulationselektrode mit der Kathode nach proximal über dem Nerven aufgesetzt. Die Stimulationsintensität wird in kleinen Schritten von Werten, bei denen noch keine M-Antwort erhältlich ist, gesteigert. Bei steigender Intensität werden die Antworten untereinander dargestellt, bis der H-Reflex wieder verschwindet bzw. die fast zeitgleichen (aber variablen) F-Wellen erscheinen.

Routinemäßig wird nur vom M. soleus bei Stimulation des N. tibialis in der Kniekehle abgeleitet (► Abb. 1.45).

### Geräteeinstellung

► Tab. 1.10 beinhaltet die Geräteeinstellung bei der H-Reflex-Untersuchung.

### Messwerte

Messwerte des H-Reflexes sind:

- kürzeste Latenz zwischen Stimulus und Beginn des H-Reflexes
- Amplitude in Bezug auf die maximale M-Antwort (von untergeordneter Bedeutung)

**Tab. 1.10** Geräteeinstellung bei der H-Reflex-Untersuchung.

| Parameter | Beschreibung |
|---|---|
| Verstärkung | 0,2 oder 0,5 mV/Div (abhängig von der Amplitude, sodass das gesamte Potenzial dargestellt ist) |
| Zeitachse | 5 oder 10 ms/Div |
| Filtereinstellung | 20 Hz–10 kHz |
| Mittelwertbildung | Nie |
| Darstellung | mehrere Spuren untereinander |
| Stimulationsparameter | Kathode proximal |
| • Reizbreite<br>• Reizintensität<br>• Stimulationsfrequenz | 0,5 oder 1,0 ms<br>von 0 bis zur maximalen M-Antwort langsam steigern<br>etwa alle 2 s (<0,5 Hz) |

### Einflussfaktoren

Einflussfaktoren auf den H-Reflex sind:

- Länge der Extremität: daher immer größenadaptierte Referenzwerte verwenden
- motorische Nervenleitgeschwindigkeit des untersuchten Nervs
- Alter des Patienten
- Temperatur der Extremitäten

## 1.5.3 Indikationen zur Durchführung

Indikationen zur Durchführung einer H-Reflex-Untersuchung sind:

- demyelinisierende Polyneuropathie: Der H-Reflex ist bezüglich der Verlangsamung der NLG sensitiver als die DML oder die distale motorische NLG
- Bestimmung von proximalen Leitungsblöcken (Persistenz vermindert), z. B. im Rahmen einer multifokalen motorischen Neuropathie oder einer Nervendruckschädigung
- Diagnostik von Plexusaffektionen
- bei Radikulopathien S 1 (M. soleus) bzw. C 7 (M. flexor carpi radialis), besonders bei rein sensiblen Störungen

**Fallstricke**

**H-Reflex**

- außer beim M. soleus und M. flexor carpi radialis nur nach Vorinnervation des Muskels und mit Mittelwertbildung abgrenzbar
- beidseitiges Fehlen auch physiologisch, besonders bei älteren Personen
- nach einer abgelaufenen Schädigung (z. B. Radikulopathie S 1) keine Normalisierung, sodass die Untersuchung nur bei der Erstdiagnose hilfreich ist
- pathologische Befunde sind lokalisatorisch unspezifisch, da sie an jeder Stelle der Leitungsbahn proximal des Stimulationsortes verursacht werden können
- Gefahr der Verwechselung mit F-Wellen, die etwa zeitgleich auftreten, vor allem wenn die Untersuchung nicht mit einer geringen Stimulationsintensität (unterhalb der Schwelle für die M-Antwort) begonnen wird und keine Rasterdarstellung erfolgt

## 1.5.4 Pathologische Befunde

Pathologische Befunde sind:

- Auslösbarkeit in anderen als den oben beschriebenen Muskeln: Hinweis auf zentrale Prozesse (z. B. Chorea Huntington, Spastik)
- Verlängerung der Latenz: Demyelinisierung im Verlauf der Leitungsstrecke (Polyneuropathie), längerstreckige Demyelinisierung (Kompressions- oder Zerrungsschädigungen), Radikulopathie
- einseitiger Verlust: Leitungsblockierung (proximaler Leitungsblock z. B. bei multifokaler motorischer Neuropathie, Plexusläsion oder Radikulopathie)

## 1.5.5 Referenzwerte

Referenzwerte des H-Reflexes enthält ▶ Tab. 1.11.

## 1.5.6 Literatur

Siehe Literatur zum Kapitel *F-Wellen* (S. 39).

**Tab. 1.11** Referenzwerte des H-Reflexes.

| Muskel | minimale Latenz [ms] | maximaler Seitenunterschied [ms] |
|---|---|---|
| M. soleus | 30,0 | 1,2 |
| M. flexor carpi radialis | 18,9 | 1,0 |

# 1.6 Hirnstammreflexe

*P. Urban*

## 1.6.1 Einleitung

Unter den Hirnstammreflexen werden hier nur die trigeminofazialen Reflexe, wie der polysynaptische Blinkreflex, der monosynaptische Masseterreflex und die polysynaptischen Masseterhemmreflexe als die klinisch wichtigsten besprochen. Die neuronalen Strukturen dieser Reflexe sind weitgehend bekannt. Unter den Reflexantworten gibt es stabile (Blinkreflex R1, Masseterreflex, Masseterhemmreflex [masseter exteroceptive suppression reflex, MESR1]) und instabile (Blinkreflex R2 und R2c, Masseterhemmreflexe [MESR2 und MESR2c]) Komponenten. Veränderungen der stabileren Komponenten weisen auf direkte Schädigungen der Reflexbahnen im Hirnstamm hin und sind in der Aussage verlässlicher. Veränderungen der instabilen Komponenten können auch durch höher gelegene, z. B. supratentorielle Läsionen bedingt sein.

## 1.6.2 Indikationen zur Untersuchung, Wertigkeit der Hirnstammreflexe

Indikationen für eine Untersuchung der Hirnstammreflexe sind [12]:

- Lokalisation peripherer Läsionen der Hirnnerven V und VII [4]
- Nachweis von klinisch stummen oder anders nicht genau lokalisierbaren Läsionen
- Nachweis polytoper Läsionen im Zentralnervensystem (z. B. bei multipler Sklerose; ▶ Tab. 1.12)
- Bestimmung der Akuität einer Läsion (wenn sich aktuell abnorme Befunde im Verlauf normalisieren [22])
- Lokalisation der Ursache isolierter Hirnnervenlähmungen: entgegen der Lehrbuchmeinung sind sie häufig Folge einer vaskulären Hirnstammschädigung, speziell der Nn. oculomotorius, abducens oder vestibularis bei alten Patienten und Diabetikern [26], [28].

Die Wertigkeit in der Aussage der einzelnen Komponenten ist unterschiedlich. Die eindeutigste Differenzierung zwischen normalem und abnormem Befund zeigen BlinkR R1 und MESR 1. Die häufigsten abnormen Befunde ergaben sich in einem Kollektiv vaskulärer Hirnstammläsionen für MESR 1 (34 %), BlinkR R2 (32 %) und BlinkR R1 (28 %). Die Befunde für MESR 2 (22 %) und MassR (15 %) waren am häufigsten „fraglich abnorm" [5]. Die elektrophysiologischen Untersuchungen (54 %) erbrachten häufiger den Nachweis einer aktuellen Schädigung (mit Besserung des Befundes im Verlauf) als das MRT (39 %). Der MassR-Befund war darunter mit 36 % am häufigsten abnorm [22].

**Tab. 1.12** Elektrophysiologische Kriterien für polytope Läsionen im Hirnstamm.

| abnormer klinischer und Reflexbefund | abnormer Hirnstammreflexbefund |
|---|---|
| **abnormer klinischer Befund (einseitig)** | |
| Pyramidenbahnzeichen | Masseterreflex ipsilateral |
| | Blinkreflex R1 ipsilateral |
| internukleäre Ophthalmoplegie | Blinkreflex R1 kontralateral |
| Okulomotoriusparese | Blinkreflex R1 ipsi- und kontralateral |
| | Masseterhemmreflex MESR 1 |
| Abduzensparese | Masseterreflex kontralateral |
| | Blinkreflex R1 kontralateral |
| **abnormer Reflexbefund (einseitig)** | |
| Masseterreflex | Blinkreflex R1 kontralateral |
| | Masseterhemmreflex kontralateral |

## 1.6.3 Blinkreflex (M.-orbicularis-oculi-Reflex)

### Definition und Reflexbahnen

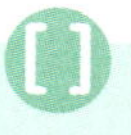

#### Definition

**Blinkreflex**

Mit dem Blinkreflex (BlinkR) wird die Funktion des Schutzreflexes für das Auge (Lidschlussreflex) geprüft.

Afferenz ist der N. supraorbitalis (Aβ-Fasern), Efferenz der N. facialis. Die zentrale Verschaltung erfolgt für die R1-Komponente im mittleren Pons über den Nucleus principalis trigemini (NPT) bzw. an ihm vorbei [21], zum Nucleus facialis (subnucleus intermedius) mit ipsilateralem Verlauf im dorsomedialen Pons [5].

Die Verschaltung für die R2- und R2c-Komponenten verläuft medullär absteigend über den Tractus spinalis (TST) bis in die Höhe des kaudalen Pols des Hypoglossuskerns kranial der Pyramidenbahnkreuzung und den Nucleus spinalis trigemini (NST) oberhalb des Subnucleus caudalis und von dort, nach teilweiser Kreuzung auf die Gegenseite, aufsteigend zum Fazialiskern beider Seiten (▶ Abb. 1.46) [5], [11]. Dass diese aufsteigenden Fasern im kaudalen Niveau kreuzen und dann auf der Gegenseite verlaufen (Läsionsmuster „PM“ und „BPM“ in ▶ Abb. 1.46) ist nur von wenigen Beobachtungen abgeleitet [1]. Die kontralateralen Verbindungen liegen vermutlich medialer als die ipsilateralen.

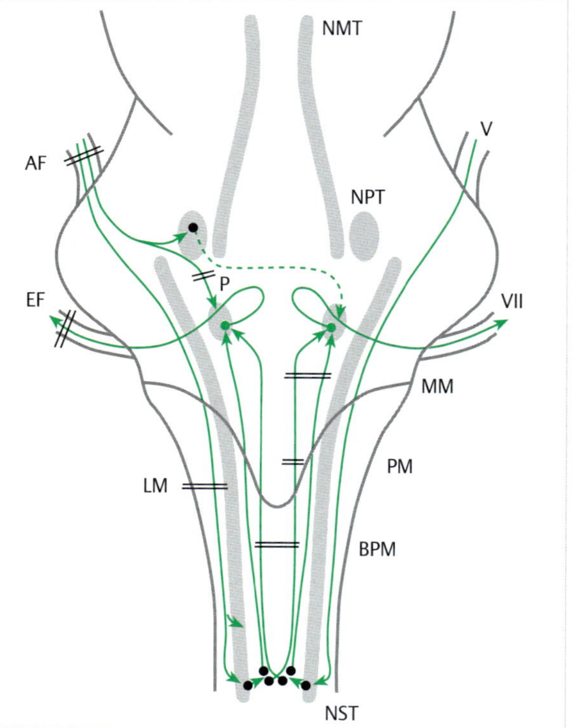


**Abb. 1.46** Verschaltungsschema des Blinkreflexes. Eingezeichnet sind der mesenzephale (NMT), spinale (NST) und Hauptkern (NPT) des Trigeminus sowie der Fazialiskern (Grauton). Farbige Linien kennzeichnen die konstanten, gestrichelte die inkonstanten Verbindungen. Doppelstriche markieren verschiedene Schädigungstypen mit lokalisatorischer Bedeutung. AF: Afferenzstörung (betrifft alle von der Reizseite auslösbare Komponenten), EF: Efferenzstörung (betrifft alle Komponenten auf der Lähmungsseite), P: pontine Schädigung (betrifft nur die R1), LM: laterale medulläre Schädigung (betrifft R2 und R2c nach Reiz auf der Schädigungsseite), MM: mesiale medulläre Schädigung links (betrifft R2 bei Reiz links und R2c bei Reiz rechts), PM: paramediane medulläre Schädigung links (betrifft nur R2c bei Reiz rechts), BPM: bilaterale mediane Schädigung (betrifft R2c bei Reiz links wie rechts).

### Spezielle Indikation

Der BlinkR wird bei Schädigungen des 1. Trigeminusasts, des N. facialis und bei pontomedullären Hirnstammschädigungen eingesetzt.

### Technik und Standard der Durchführung

(siehe auch ▶ Video 1.1)

▶ **Reizung.** Die Auslösung erfolgt in der klinischen Routine elektrisch mit Oberflächenelektroden nacheinander rechts und links am Foramen supraorbitale (infraorbitale Reizung ist auch möglich, führt ebenfalls zu einer R2- und R2c-, aber nur bei 50 % zu einer R1-Antwort). Die Reizung soll zeitlich unregelmäßig erfolgen, um eine Habituation der R2- und R2c-Komponenten zu vermeiden [4].

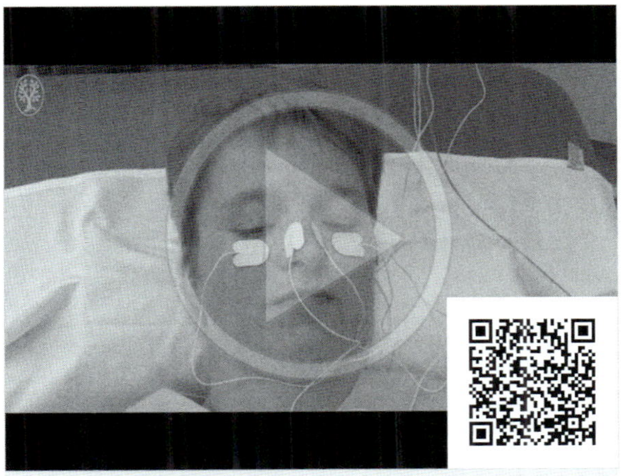

Video 1.1 Durchführung Blinkreflex.

▶ **Ableitung.** Die Reflexantworten werden perkutan abgeleitet mit der Ableitelektrode direkt unterhalb des Unterlids in der Mitte zwischen Nase und äußerem Orbitarand und der Referenzelektrode über Nasenflügel oder Schläfe. Die Erdelektrode kann auf Nase oder Jochbein gesetzt werden (▶ Abb. 1.50). Es sollten 5 artefaktfreie Antworten aufgezeichnet werden.

▶ **Auswertung.** Die Latenz wird vom Triggersignal zur ersten EMG-Aktivität jeder Komponente gemessen und der Mittelwert aus den 5 Antworten errechnet.

## Geräteeinstellung

▶ Tab. 1.13 vermittelt die Geräteeinstellung beim Blinkreflex.

**Tab. 1.13** Geräteeinstellung beim Blinkreflex.

| Parameter | Beschreibung |
|---|---|
| Verstärkung | 0,1 mV/Div |
| Filter | 300 Hz–2500 Hz |
| Ablenkgeschwindigkeit | 10 ms/Div |
| • Reizdauer<br>• Reizintensität<br>• Reizfolge | 0,1 ms<br>3–25 mA<br>unregelmäßig, Pausen von 10–15 s |

## Parameter

Bei Gesunden hat die Reflexantwort immer 2 Komponenten:

- Die frühe R1 ist oligosynaptisch verschaltet, habituiert nicht, findet sich vornehmlich auf der Seite der Reizung und nur selten bilateral [32].
- Die späte R2 ist polysynaptisch verschaltet, wird durch hemisphärische und mesenzephale Prozesse wie Veränderungen von Wachheit und Bewusstsein beeinflusst [10], habituiert und tritt bilateral auf. Die Antwort kontralateral zum Reizort wird als R2c bezeichnet.

Die noch spätere 3. Komponente (R3 und R3c) ist inkonstant und gleicht in ihrer Aussagekraft neueren Befunden zufolge der zweiten [6].

### Fallstricke

**Blinkreflex**

- Spontane Blinzelreaktionen oder pathologische Aktivität (z. B. Spasmus hemifacialis) können Reflexantworten vortäuschen.
- Eine zu geringe Reizstärke, Müdigkeit, Tranquilizer und Schlafmittel vermindern Amplitude und Dauer der Antworten und verlängern deren Latenz, vor allem die der R2- und R2c-Komponenten.
- Bei zu rascher Reizwiederholung habituieren R2 und R2c mit der Folge zu kurzer, niedriger Reflexaktivitäten mit zu langer Latenz.
- Ängstliche Patienten weisen oft spontan eine leichte Daueraktivierung des M. orbicularis oculi auf, was den Beginn der Reflexantwort bis zur Unauswertbarkeit verwischen kann.
- R2 und R2c reagieren stark auf Vigilanzänderungen und andere suprasegmentale Einflüsse und können bei Großhirnläsionen einseitig ausfallen oder latenzverzögert sein (▶ Abb. 1.47) [15].

## Referenzwerte

Referenzwerte beim Blinkreflex enthält ▶ Tab. 1.14. Die Amplituden variieren stärker und werden in der Routine nicht bewertet.

**Tab. 1.14** Referenzwerte beim Blinkreflex.

| Reflex | Dauer [ms] | Konfiguration | Latenz[1] [ms] | obere Grenze[2] [ms] | Seitendifferenz [ms] | obere Grenze SD[b] [ms] |
|---|---|---|---|---|---|---|
| R1 | 4–7 | tri- bis polyphasisch | 10,5 ± 0,6 | 12,4 | 0,5 ± 0,35 | 1,4 |
| R2 | ca. 40 | polyphasisch | 32 ± 2,8 | 40 | 1,4 ± 1,15 | 4,3 |
| R2c | ca. 40 | polyphasisch | 33 ± 3,3 | 41,5 | 1,8 ± 1,25 | 4,9 |

[1] Mittelwerte aus 5 Antworten
[2] obere Grenze = Mittelwert + 2,5 SD

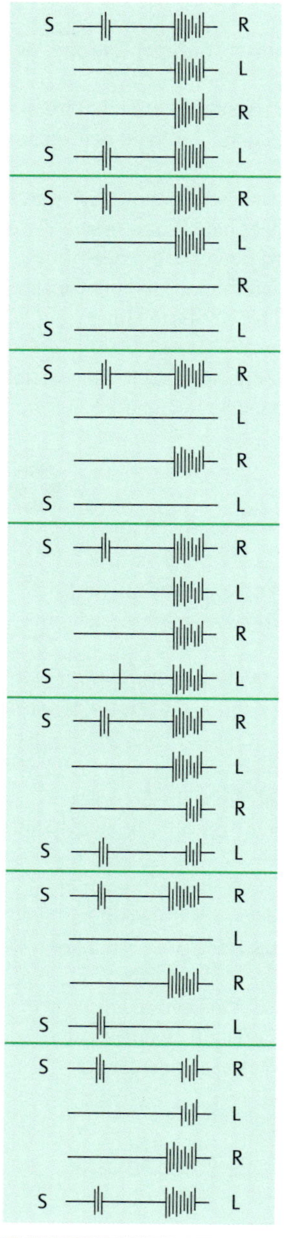


**Abb. 1.47** Normales und pathologische Muster des Blinkreflexes als Schema. Ableitung vom rechten (R) und linken (L) M. orbicularis oculi nach Reizung (S) des rechten (oberes Kurvenpaar) und linken (unteres Kurvenpaar) N. supraorbitalis.

## Blinkreflexe bei verschiedenen Krankheiten

In ▸ Abb. 1.47 sind typische Ausfallsmuster schematisch dargestellt. Auf eine zentrale Läsion darf nur geschlossen werden, wenn eine periphere ausgeschlossen ist.

▸ **N.-facialis-Parese.** Die R1-Antwort fehlt auf der betroffenen Seite oft, ist aber aufgrund des intakten zentralen Reflexbogens mitunter auf der gesunden Gegenseite erkennbar. Ein Erhaltenbleiben von R1 oder R2 auf der Seite der Lähmung oder ihr Wiederauftreten nach wenigen Wochen sprechen für eine gute Prognose. Ein Fehlen von R1 und R2 über mehrere Monate bedeuten eine schlechte Prognose und die Ausbildung von pathologischen Mitbewegungen im Zuge der Reinnervation [2]. Das Auftreten einer R1 in Kinn-, Mund- oder Stirnmuskeln beweist eine aberrierende Regeneration nach axonaler Schädigung. Der Blinkreflex wird auch zum Monitoring bei vaskulärer Dekompression im Kleinhirn-Brückenwinkel eingesetzt [14].

▸ **N.-trigeminus-Affektionen.** R1 und R2 zeichnen sich durch beiderseitiges Fehlen aus, wenn auf der betroffenen Seite gereizt wird. Bei Reizung der gesunden Seite sind die Antworten beiderseitig normal. Bei idiopathischer Trigeminusneuralgie überwiegen normale Befunde, bei symptomatischer Trigeminusneuralgie, insbesondere bei Patienten mit Dauerschmerz, abnorme Befunde [4].

▸ **GBS, AIDP, Borreliose-Radikulitis und demyelinisierende Formen der HMSN.** Eine Verzögerung der R1 ist wegen der geringen Latenzstreuung hier eher pathologisch als die der R2/R2c.

▸ **Dorsolaterales Oblongata-Syndrom.** R2 und R2c sind häufig verzögert oder ausgefallen [7], abnorme Werte für R1 weisen auf eine pontine Ausdehnung der Läsion hin. Patienten mit normaler R2 und R2c scheinen keinen chronischen Schmerz nach dem Insult zu entwickeln [8].

▸ **Chiari-II-Fehlbildung.** Im Kindesalter kann der BlinkR prognostisch eingesetzt werden [17].

▸ **Pontine Schädigung.** Fast immer ist bei Veränderungen der R1 die R2 erhalten. In Verbindung von ▸ Abb. 1.46 mit ▸ Abb. 1.48 ist zu ersehen, dass in Höhe des kaudalen Endes des Nucleus mesencephalicus trigemini der Fasciculus longitudinalis medialis liegt. Weiter liegen dort der Nucleus motorius trigemini, der Abduzenskern und der intrapontine Verlauf des N. facialis. Läsionen, die diese Strukturen betreffen, können daher leicht auch die R1-Komponente verändern.

▸ **Supratentorielle Schädigungen und Funktionsstörungen.** Bei solchen Krankheitsprozessen ist der BlinkR nicht aussagekräftig. Neuerdings werden Veränderungen des Habituationsverhaltens bei Clusterkopfschmerz [10] und essenziellem Tremor eingesetzt [23].

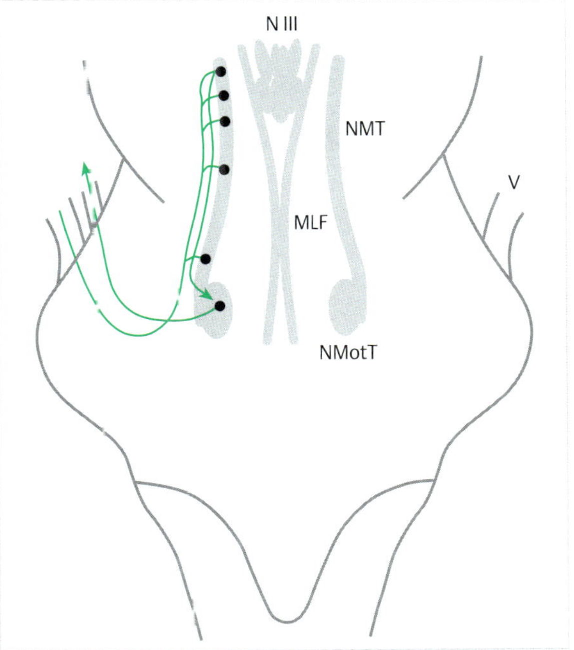


**Abb. 1.48** Verschaltungsschema des Masseterreflexes. Eingezeichnet sind der mesenzephale (NMT) und motorische (NMotT) Trigeminuskern, der Fasciculus longitudinalis medialis (MLF) und der Okulomotoriuskern (III) (Grauton). Die farbigen Linien kennzeichnen die Verbindungen.

## 1.6.4 Masseterreflex

### Definition und Reflexbahn

**Definition**

**Masseterreflex**

Der Masseterreflex (MassR) ist der monosynaptische Dehnungsreflex (phasischer Eigenreflex) des M. masseter.

Nach Reizung der Muskelspindeln läuft die Afferenz (Ia-Fasern) über die Nn. masticatorius und mandibularis, dann vermutlich über die sensible Trigeminuswurzel, um in den mittleren Pons einzutreten. Die zentrale Verschaltung erfolgt über den Tractus und Nucleus mesencephalicus trigemini (TMT, NMT) zum Nucleus motorius trigemini (NMotT) jeweils unilateral auf der Seite des Reizes. Die Efferenz läuft über den N. masticatorius (▶ Abb. 1.48) [5], [30].

### Spezielle Indikation

Der MassR wird bei pontomesenzephalen Hirnstammschädigungen, isolierten Erkrankungen der Nn. oculomotorius und vestibularis sowie Läsionen des 3. Trigeminusasts eingesetzt.

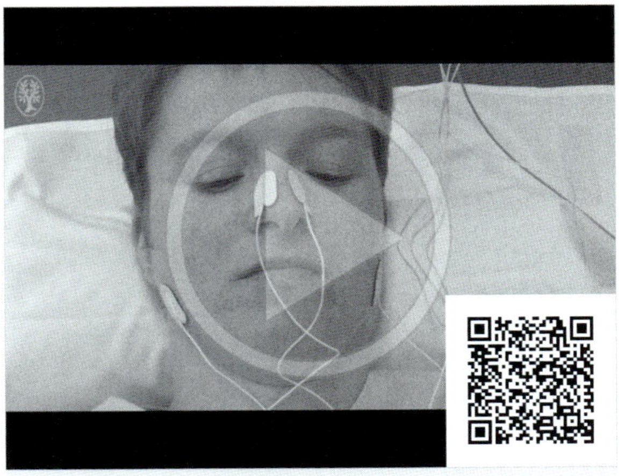

Video 1.2 Durchführung Masseterreflex.

### Technik und Standard der Durchführung

(siehe auch ▶ Video 1.2)

▶ **Reizung.** Der MassR wird mit einem Reflexhammer mit eingebautem Triggerelement ausgelöst. Sinnvoll ist es, den eigenen Zeigefinger auf das Kinn des Patienten zu legen und auf den Finger zu schlagen. Der Schlag wird möglichst von kranial auf die Mitte des Unterkiefers geführt. Der Patient soll die Augen schließen (um optisch getriggerte Reaktionen zu vermeiden) und die Kaumuskeln leicht aktivieren (das Kinn etwas nach vorne schieben).

▶ **Ableitung.** Die Ableitung der Reflexantwort erfolgt perkutan mit der Ableitelektrode rechts und links über dem Muskelbauch etwa 2,5 cm oberhalb des Unterkieferrands, der Referenzelektrode über dem gleichseitigen Jochbogen nahe dem Orbitarand (▶ Abb. 1.50b). Die Erdung kann dazwischen liegen. Es sollen 10 artefaktfreie Reflexantworten aufgezeichnet werden.

▶ **Auswertung.** Ausgewertet wird die Latenz vom Triggersignal zum negativen Abgang der Reizantwort; Mittelwert aus 10 Antworten.

### Geräteeinstellung

Die Geräteeinstellung beim Masseterreflex zeigt ▶ Tab. 1.15.

**Tab. 1.15** Geräteeinstellung beim Masseterreflex.

| Parameter | Beschreibung |
|---|---|
| Verstärkung | 1 mV/Div |
| Filter | 10 Hz–2500 Hz |
| Ablenkgeschwindigkeit | 5 oder 10 ms/Div |
| Reiz | Muskeldehnung durch Hammerschlag |
| Reizfolge | beliebig |

Tab. 1.16 Referenzwerte des Masseterreflexes.

| Latenz [ms] < 40 Jahre | Obergrenze [ms] | Latenz [ms] > 40 Jahre | Obergrenze [ms] | Seitendifferenz [ms] | Obergrenze [ms] | Amplitude [mV] | Seitendifferenz (%) | Obergrenze (%) |
|---|---|---|---|---|---|---|---|---|
| 7,8 + 0,3 | 8,6 | 8,5 + 0,3 | 9,8 | 0,15 + 0,13 | 0,5 | 0,4–6,0 | 25 | 50 |

Angaben betreffen Mittelwerte aus jeweils 10 Antworten.

## Referenzwerte

Die normale Reflexantwort ist ein biphasisches, selten triphasisches Potenzial. Die Latenz variiert gering (▶ Tab. 1.16), die Amplitude stärker. Bei Kindern verkürzen sich die Latenzen vom 2. bis zum 8. Lebensjahr und die Amplituden nehmen zu [16]. Der MassR habituiert nicht. Er wird auch nicht durch zerebelläre Läsionen verändert, sofern diese den mesenzephalen Trigeminuskern nicht indirekt tangieren, etwa durch Druckwirkung oder Ödem [12]. Auch supratentorielle Einflüsse kommen kaum vor, scheinen jedoch möglich durch Schädigung einer Verbindung vom Mandelkern zum spinalen Trigeminuskern [29].

### Fallstricke

**Masseterreflex**

- Bei Gesunden meist auslösbar, kann aber bei alten Menschen fehlen; deswegen wird ein beidseitiger Ausfall bei alten Menschen nicht bewertet.
- Der Masseterreflex bedarf der Mitarbeit des Patienten, so dass er nicht bei Komatösen eingesetzt wird.
- Homolaterale Verschaltung. Der Schlag auf den Unterkiefer löst eine Antwort auf beiden Seiten aus, weil der M. masseter durch die Unterkieferbewegung zugleich rechts und links gedehnt wird.
- Manche Patienten reagieren mit einem kurzen Kieferschluss, wenn sie den Hammerschlag sehen oder erwarten; deshalb ist es vorteilhaft, die Augen schließen zu lassen. Oft lässt sich durch leichtes Vorspannen der Kaumuskeln oder den Jendrassik-Handgriff eine größere und besser auswertbare Antwort erreichen [12].
- Müdigkeit hat wenig Einfluss.
- Tranquilizer können die Antwort reduzieren.
- Es gibt Hinweise auf eine exzitatorische Verbindung zwischen Mandelkern und kontralateralem spinalem und weiter zum gleichseitigen motorischen Trigeminuskern, die bei Schädigung pathologische Befunde hervorruft [29].

## Masseterreflexe bei verschiedenen Krankheiten

Abnormitäten (Reflexausfall, Latenzverlängerung, Seitendifferenz von Latenz/Amplitude) weisen auf eine Schädigung des Reflexbogens hin. Wenn eine Parese des M. masseter (Schädigung des NMotT oder des N. masticatorius) und eine sensible Störung (Schädigung des N. mandibularis) ausgeschlossen sind, spricht eine MassR-Veränderung für eine Läsion im Hirnstamm. Typische Beispiele sind die N. oculomotorius-Lähmung beim Diabetiker, bei dem eine Hirnstammischämie oft den kranialen Abschnitt des NMT mit erfasst [28] oder der akute Schwindel vom peripher vestibulären Typ infolge Insult im Bereich des lateralen Vestibulariskerns [27].

Normalisiert sich ein pathologischer Befund im Verlauf (Wiederauftreten, Latenzverkürzung), ist ein akutes Geschehen gesichert. Bei der Chiari-II-Fehlbildung kann der MassR als Prognosekriterium eingesetzt werden [17]. Unter den spinozerebellären Ataxien zeigt Typ 2 oft abnorme Werte, Typ 3 normale [9].

Die seitenlokalisatorische Aussagekraft des MassR ist verlässlich, die zur Läsionshöhe geringer. Der Reflex ist bei vertebrobasilärer Ischämie häufig abnorm [22], ebenso bei MS und Okulomotoriusparese [27]. Bildgebend nachweisbare (MRT) Läsionen müssen nicht unbedingt funktionelle Auswirkungen haben und funktionelle Störungen nicht im MRT fassbar sein [22].

# 1.6.5 Masseterhemmreflexe

## Definition und Reflexbahn

### Definition

**Masseterhemmreflex**

Mit dem Masseterhemmreflex (masseter exteroceptive suppression reflex, MESR) werden die sensible und die motorische Funktion des N. mandibularis geprüft.

Afferenz ist der N. mentalis oder der N. supraorbitalis (vermutlich Aβ-Fasern [18]), Efferenz der N. masticatorius. Die zentrale Verschaltung für die MESR1-Komponente erfolgt vermutlich im unteren Pons über den kranialen Nucleus spinalis trigemini (NST) zum Nucleus motorius trigemini (NMotT) beider Seiten und für die MESR2-Komponente über den TST und NST in Höhe des pontomedullären Übergangs und über das mediale propriobulbäre System der lateralen Formatio reticularis ebenfalls zum NMotT beider Seiten (▶ Abb. 1.49) [24], [31].

## Spezielle Indikation

Der MESR wird bei Erkrankungen des 2. und 3. Trigeminusasts und bei pontomedullären Hirnstammschädigungen eingesetzt.

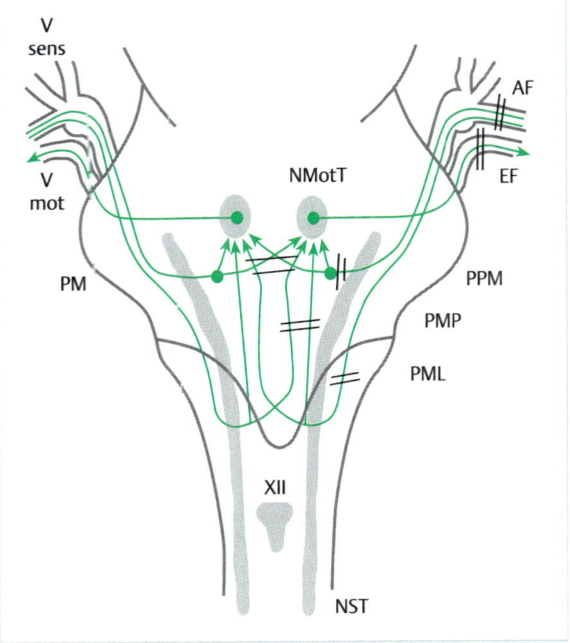


**Abb. 1.49** Verschaltungsschema der Masseterhemmreflexe. Eingezeichnet sind motorischer (NMotT) und spinaler (NST) Trigeminuskern, Hypoglossuskern (XII) (Grauton) und die sensible (Vsens) und motorische (Vmot) Trigeminuswurzel. Farbige Linien kennzeichnen die konstanten Verbindungen. Doppelstriche markieren verschiedene Schädigungstypen mit lokalisatorischer Bedeutung. AF: Afferenzstörung (betrifft alle von der Reizseite auslösbaren Komponenten), EF: Efferenzstörung (lässt alle Masseteraktivität auf der betroffenen Seite ausfallen), PM: pontine mediane Schädigung (betrifft MESR2 jeweils auf der Gegenseite), PPM: paramediane pontine Schädigung (betrifft MESR1 und MESR1c bei Reiz auf der Schädigungsseite), PMP: paramediane pontomedulläre Schädigung links (betrifft MESR2 bei Reiz links und MESR2c bei Reiz rechts), PML: laterale pontomedulläre Schädigung links (betrifft MESR2 und MESR2c bei Reiz links).

## Technik und Standards der Durchführung

(siehe auch ▶ Video 1.3)

▶ **Reizung.** Sie erfolgt elektrisch über Oberflächenelektroden nacheinander rechts und links am Foramen mentale. Die Reizung soll unregelmäßig erfolgen, um eine Habituation vor allem der MESR2- und MESR2c-Komponenten zu vermeiden.

▶ **Ableitung.** Sie erfolgt mit Oberflächenelektroden über dem Muskelbauch, die Referenzelektrode über Nasenflügel oder Schläfe (▶ Abb. 1.50c). Auf symmetrische Elektrodenlage auf beiden Seiten ist zu achten. Die Erdelektrode kann auf der Stirn platziert werden. Der Patient wird aufgefordert, die Zähne 3 Sekunden lang mit etwa 75 % maximaler Kraft zusammenzubeißen. In diese Phase wird der Reiz gesetzt.

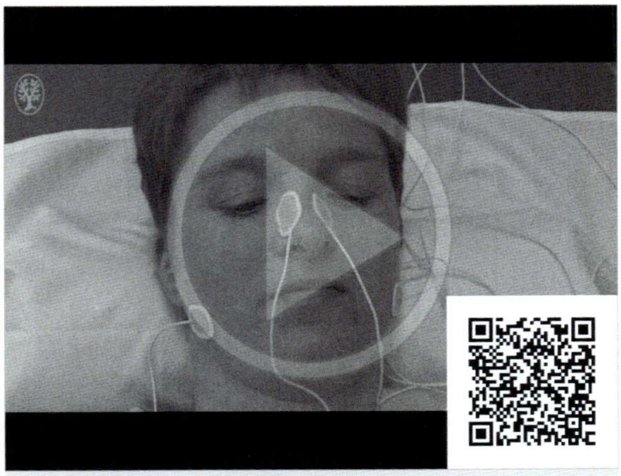

**Video 1.3** **Durchführung Masseterhemmreflex.**

**Tab. 1.17** Geräteeinstellung beim Masseterhemmreflex.

| Parameter | Beschreibung |
|---|---|
| Verstärkung | 0,1 mV/Div |
| Filter | 20 Hz – 2500 Hz |
| Ablenkgeschwindigkeit | 10– 20 ms/Div |
| Reiz | |
| • Reizdauer<br>• Reizintensität<br>• Reizfolge | 0,1 ms<br>20 mA<br>unregelmäßig mit Pausen von 10–15 s |

▶ **Auswertung.** Ausgewertet wird die Latenz vom Triggersignal bis zur Aktivitätsabsenkung jeder Komponente; Mittelwert von 5 Antworten. Einige Untersucher favorisieren es, 5 Durchgänge übereinander zu schreiben, um die Aktivitätshemmung (Absenkung des EMG-Signals) deutlicher kenntlich zu machen.

## Geräteeinstellung

▶ Tab. 1.17 enthält die Geräteeinstellung beim Masseterhemmreflex.

## Parameter

Der MESR besteht aus einer Hemmung der willkürlichen Aktivität der Mm. masseter und temporalis und zeigt bei Gesunden immer 2 Komponenten:

- Frühe MESR1-Komponente: vermutlich disynaptisch verschaltet, tritt beidseitig auf, habituiert kaum oder nicht
- späte MESR2-Komponente: polysynaptisch verschaltet, bilateral, habituiert
- MESR1c und MESR2c: Antworten kontralateral zum Reizort, polysynaptisch verschaltet, habituieren

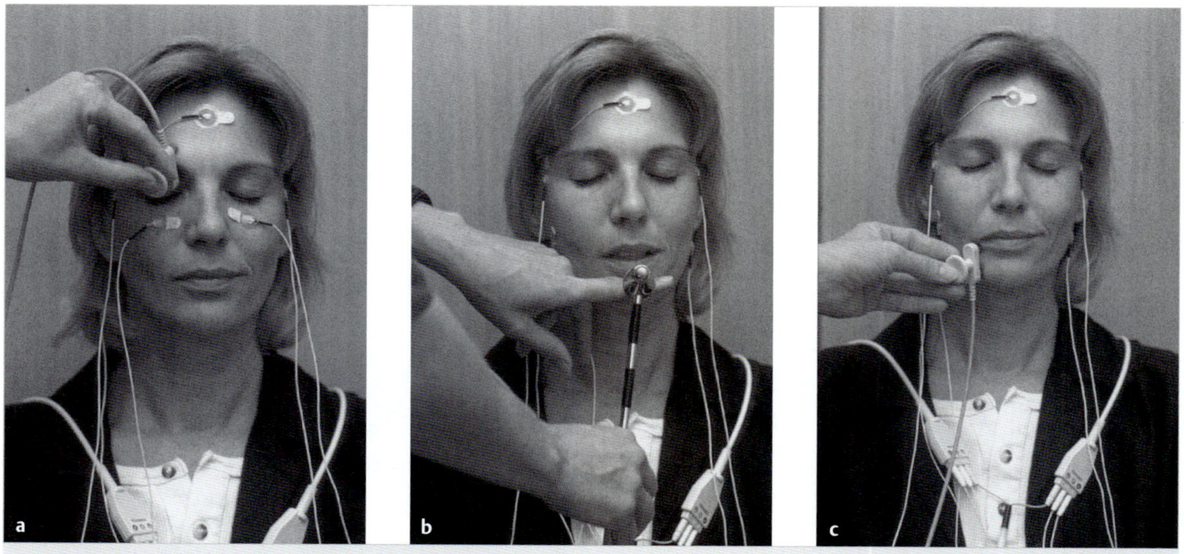


Abb. 1.50 Position der Reiz- und Ableitelektroden.
a Blinkreflex.
b Masseterreflex.
c Masseter-Hemmreflex.

## Fallstricke

### Masseterhemmreflex

- Zu geringe Reizstärke, Müdigkeit, Tranquilizer und Schlafmittel vermindern Ausprägung und Dauer der Antworten und verlängern deren Latenzen, vor allem der MESR2- und MESR2c-Komponenten.
- Bei zu rascher Reizfolge habituieren MESR2 und MESR2c mit wenig ausgeprägten und kurzen Antworten mit zu langer Latenz [4].
- Die Untersuchung ist mehr als die zuvor besprochenen Untersuchungen auf die Mitarbeit des Patienten angewiesen, weil der Kieferschluss vor der Reflexauslösung aktiv erfolgen muss.
- Schmerzhafte Reizung führt zum Wegzucken des Patienten, sodass die Reizstärke langsam an den optimalen Wert adaptiert werden muss.
- Bei supratentoriellen Läsionen sind MESR2- und MESR2c-Veränderungen möglich [20].

## Referenzwerte

In ▶ Tab. 1.18 sind Referenzwerte des Masseterhemmreflexes aufgelistet [3]. Bei Magnetreizung verlängert sich die MESR1-Latenz parallel zu Alter und sensibler Schwelle [19].

## Masseterhemmreflexe bei verschiedenen Krankheiten

In ▶ Abb. 1.51 sind typische Ausfallsmuster schematisch dargestellt. Weitere Originalkurven sind bei Urban abgebildet [31]. Auf eine Schädigung im Hirnstamm darf nur geschlossen werden, wenn eine periphere Schädigung ausgeschlossen ist.

▶ **N.-trigeminus-Affektionen.** Um eine Schädigung des peripheren Nervs festzustellen und zu lokalisieren, sollten Reflexantworten von allen 3 Trigeminusästen untersucht werden [25]. Zum N. supraorbitalis wird auf den Blinkreflex R1 verwiesen (S. 42). Abnorme Befunde von zugleich BlinkR R1, MESR1 und MassR auf einer Seite sprechen für intrakranielle Läsionen (Ganglion Gasseri, Nervenhauptstamm). Bei symptomatischer Trigeminusneuralgie sind gewöhnlich MESR1 und MESR2 ipsilateral betroffen, bei idiopathischer Trigeminusneuralgie jedoch meist unauffällig [4].

▶ **Intrakranielle pontine Schädigung.** Lakunäre vaskuläre sowie kleine demyelinisierende Herde können einzelne Reflexkomponenten ausfallen lassen oder ihre Latenz verlängern, so auch isoliert von BlinkR R1 und MESR1. Die topografische Zuordnung ergibt sich aus ▶ Abb. 1.51.

Tab. 1.18 Referenzwerte des Masseterhemmreflexes.

| Reflex | Dauer [ms] | Latenz[a] [ms] | obere Grenze der Latenz [ms] | Seitendifferenz [ms] | obere Grenze der Seitendifferenz [ms] |
|---|---|---|---|---|---|
| MESR1 | 10–15 | 14,7 ± 1,0 | 17,2 | 2,3 ± 1,9 | 7,1 |
| MESR2 | 20–30 | 49,0 ± 3,5 | 57,8 | | |

[a] Mittelwert aus 5 Antworten, obere Grenze = Mittelwert + 2,5 SD

Sind nur die gekreuzten Antworten verändert, kann eine intraaxiale Schädigung als gesichert gelten. Schädigungen des dorsalen pontinen Tegmentums wirken sich auf MESR1 und MESR2 aus, solche des pontomedullären Übergangs nur auf MESR2.

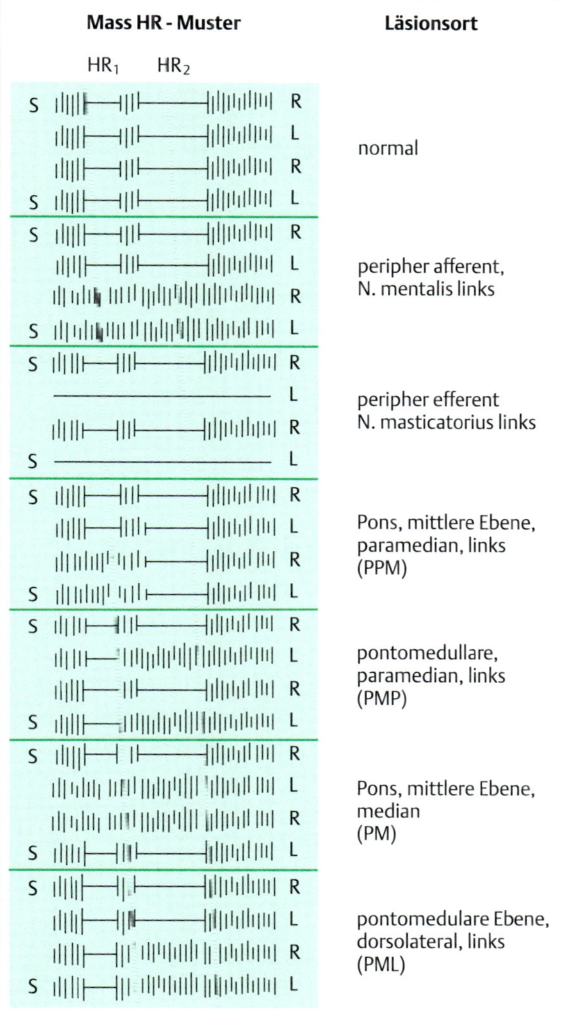


**Abb. 1.51** Normales und pathologische Muster der Masseterhemmreflexe. Ableitung vom rechten (R) und linken (L) M. masseter nach Reizung (S) des rechten (oberes Kurvenpaar) und linken (unteres Kurvenpaar) N. mentalis.

## 1.6.6 Wichtige Hirnstammreflexbefunde

► Tab. 1.19 gibt eine Übersicht über einige wichtige Befundkonstellationen bei Läsionen verschiedener Strukturen [4].

## 1.6.7 Literatur


[1] **Aramideh** M, Ongerboer de Visser BW, Koelmann JH et al. The late blink reflex response abnormality due to lesions of the lateral tegmental field. Brain 1997; 120: 1685–1692

[2] **Aramideh** M, Ongerboer de Visser BW. Brainstem reflexes: electrodiagnostic techniques, physiology, normative data, and clinical applications. Muscle Nerve 2002; 26: 14–30

[3] **Connemann** BJ, Urban PP, Lüttkopf V et al. A fully automated system for the evaluation of masseter silent periods. Electroencephal Clin Neurophysiol 1997; 105: 53–57

[4] **Cruccu** G, Deuschl G. The clinical use of brainstem reflexes and hand-muscle reflexes. Clin Neurophysiol 2000; 111: 371–387

[5] **Cruccu** G, Ianetti GD, Marx JJ et al. Brainstem reflex circuits revisited. Brain 2005; 128: 386–394

[6] **Ellrich** J, Hopf HC. The R3 component of the blink reflex: normative data and application in spinal lesions. Electroencephalogr Clin Neurophysiol 1996; 101: 349–354

[7] **Fitzek** C, Fitzek C, Marx J et al. Blinkreflex R2 changes and localization of lesions in the lower brainstem (Wallenberg's syndrome): an electrophysiological and MRI study. J Neurol Neurosurg Psychiatry 1999; 67: 630–636

[8] **Fitzek** S, Baumgaertner U, Fitzek C et al. Mechanisms and predictors of chronic facial pain in lateral medullary infarction. Ann Neurol 2001; 49: 493–500

[9] **Garcia** A, Alvarez S, Infante J et al. Masseterreflex in the study of spinocerebellar ataxia type 2 and 3. Muscle Nerve 2000; 40, 640–642

[10] **Holle** D, Zillessen S, Gaul C et al. Habituation of the nociceptive blink reflex in episodic and chronic cluster headache. Cephalalgia 2012; 32: 998–1004

[11] **Hopf** HC. Topodiagnostic value of brain stem reflexes. Muscle Nerve 1994; 17: 475–484

[12] **Hopf** HC, Deuschl G. Diagnostische Aussagekraft der Hirnstammreflexe. Akt Neurol 1998; 25: 127–132

[13] **Hopf** HC, Hinrichs C, Stoeter P et al. Masseter reflex latencies and amplitudes are not influenced by supratentorial and cerebellar lesions. Muscle Nerve 2000; 23: 86–89

[14] **Jamshidi** FA, Dalvandi M, Mohammadi A. The use of bilateral blink reflexes in intraoperative monitoring of the facial – trigeminal nerves in cerebellopontine angle operations. J Inj Violence Res 2012; 4 (3 Suppl. 1)

[15] **Kimura** J, Wilkinson JT, Damasio H et al. Blink reflex in patients with hemispheric cerebrovascular accident. J Neurol Sci 1985; 67: 15–28

[16] **Koehler** J, Hölker L. Masseter reflex in childhood and adolescence. Pediatr Neurol 2004; 30: 320–323


**Tab. 1.19** Überblick über „typische“ Befundkonstellationen.

| Schädigung | abnormer Befund bei ipsilateraler Reizung | abnormer Befund bei kontralateraler Reizung |
|---|---|---|
| N. facialis | BlinkR R1 und R2 | BlinkR R2c (bei ipsilateraler Ableitung) |
| einzelner Trigeminusast | BlinkR R1 oder MESR 1 oder MESR 1 oder MassR | normal |
| Trigeminushauptstamm | BlinkR R1 und MESR 1 und MassR | normal |
| dorsales Mittelhirn | MassR | eventuell bilateral |
| Pons | BlinkR R1 und gekreuzter MESR 1 | gekreuzter MESR 1 |
| medullär lateral | BlinkR R2 und R2c, MESR 2 und 2c | normal |
| medullär medial | BlinkR R2c uni- oder bilateral | BlinkR R2c uni- oder bilateral |

[17] **Koehler** J, Eggers J, Schwarz M et al. Chiari II: supportive and predictive value of brainstem reflex and EAEP recordings. Nervenarzt 2010; 81: 212–217
[18] **Komiyama** O, Wang K, Svensson P et al. Magnetic and electric stimulation to elicit the masseteric exteroceptive suppression period. Clin Neurophysiol 2010; 121: 79–799
[19] **Komiyama** O, Obara R, Lida T et al. Influence of age and gender on trigeminal sensory function and magnetically evoked masseteric exteroceptive suppression reflex. Arch Oral Biol 2012; 57: 995–1002
[20] **Liepert** J, Tegenthoff M, Malin P. Die exterozeptive Suppression der Aktivität des M. temporalis bei Hemiparesen nach akuten vaskulären Insulten. Z EEG-EMG 1993; 24: 174–177
[21] **Marx** J, Thömke F, Fitzek S et al. Topodiagnostic value of blink reflex R1 changes: a digital postprocessing MRI correlation study. Muscle Nerve 2001; 24: 1327–1331
[22] **Marx** JJ, Mika-Gruettner A, Thoemke F et al. Electrophysiological brainstem testing in the diagnosis of reversible brainstem ischemia. J Neurol 2002; 249: 1041–1047
[23] **Nistico** R, Rirritano D, Novellino E et al. Blink reflex recovery cycle in patients with essential tremor associated with resting tremor. Neurology 2012; 79: 1490–1495
[24] **Ongerboer** de Visser BW, Cruccu G, Manfredi M et al. Effects of brainstem lesions on the masseter inhibitory reflex: functional mechanisms of reflex pathway. Brain 1990; 113: 781–792
[25] **Renton** T, Thexton A, Mc Gurk M. Objective evaluation of iatrogenic lingual nerve injuries using the yaw opening reflex. Br J Oral Maxillofac Surg 2005; 43: 232–237
[26] **Thömke** F, Lensch E, Ringel K et al. Isolated cranial nerve palsies in multiple sclerosis. J Neurol Neurosurg Psychiatry 1997; 64: 682–685
[27] **Thömke** F, Hopf HC. Pontine lesions mimicking acute peripheral vestibulopathy. J Neurol Neurosurg Psychiatry 1999; 66: 340–349
[28] **Thömke** F, Gutmann L, Stoeter P et al. Cerebrovascular brainstem diseases with isolated cranial nerve palsies. Cerebrovasc Dis 2002; 13: 147–155
[29] **Thömke** F, Marx JJ, Cruccu G et al. Medullary infarcts may cause ipsilateral masseter reflex abnormalities. Muscle Nerve 2007;36:477–481
[30] **Thömke** F. Masseterreflex. In: Urban PP. Erkrankungen des Hirnstamms. Stuttgart, New York: Schattauer: 2008: 62–67
[31] **Urban** PP. Erkrankungen des Hirnstamms. Stuttgart, New York: Schattauer: 2008: 76–77
[32] **Willer** JC, Boulu P, Bratzlavsky M. Electrophysiological evidence for crossed oligosynaptic trigemino-facial connections in normal man. J Neurol Neurosurg Psychiatry 1984; 47: 87–90

# 1.7 Repetitive Nervenstimulation

*R. Dengler*

## 1.7.1 Definition

### Definition

**Repetitive Nervenstimulation**

Die repetitive Stimulation bzw. Serienreizung von Nerven wird in der Diagnostik belastungsabhängiger Muskelschwächen eingesetzt, um eine Störung der neuromuskulären Übertragung an der motorischen Endplatte zu diagnostizieren.

Präsynaptische Störungen wie das teilweise paraneoplastische (kleinzelluläre Bronchialkarzinom) Lambert-Eaton-myasthenisches-Syndrom (LEMS) oder der Botulismus gehen mit einer verminderten Freisetzung von Azetylcholin einher. Postsynaptische Störungen wie die immunogene Myasthenia gravis werden durch eine antikörpervermittelte Blockade oder eine genetische Veränderung der Azetylcholinrezeptoren und ihrer Ionenkanäle verursacht. Eine Übertragungsblockade durch Dauerdepolarisation der subsynaptischen Membran kann durch Cholinesterasehemmer herbeigeführt werden, wie sie zur Muskelrelaxation, als Insektizide und als Kampfstoffe verwendet werden.

Die Serienstimulation simuliert die physiologische Belastung der motorischen Endplatte durch standardisierte Nerv-Muskel-Reizung. Das methodische Grundprinzip besteht darin, einen motorischen Nerven repetitiv supramaxial zu stimulieren und die ausgelösten Muskelsummenaktionspotenziale (MSAP) im Zeitverlauf zu verfolgen [2]. Es kommen nieder- (< 10 Hz) und hochfrequente Stimulation (20–50 Hz) bzw. eine Kombination aus willkürlicher Muskelkontraktion und Einzel- oder repetitiver Stimulation zum Einsatz.

## 1.7.2 Technik und Standard der Durchführung

### Prinzip

Wie bei der konventionellen Neurografie wird ein motorischer oder gemischter Nerv supramaximal mit Oberflächenelektroden stimuliert. Eine Dislokation der Elektroden während der Reizserie muss unbedingt vermieden werden. Der gelegentlich für eine stabile Reizung empfohlene Einsatz nervennaher Nadelelektroden ist für die Routine jedoch nicht erforderlich. Die zugehörigen MSAP werden mit Oberflächenelektroden in Belly-Tendon-Anordnung abgeleitet. Für die MSAP Konfiguration gelten die gleichen Richtlinien wie bei der motorischen Neurographie. Die Erdelektrode wird nach Möglichkeit zwischen Reiz- und Ableitelektroden plaziert. Bei Verdacht auf eine postsynaptische Störung wird niederfrequent (< 10 Hz, in der Regel 2–3 Hz), bei Verdacht auf eine präsynaptische Störung hochfrequent (20–50 Hz) oder mit einem Einzelreiz nach tonischer Innervation (5–10 s) stimuliert. Diagnostisch von Interesse sind Veränderungen der Amplitude oder Fläche der MSAP während der Reizserie.

Die repetitive Stimulation ist fehleranfällig und erfordert eine technisch einwandfreie Durchführung. Pathologische Befunde müssen grundsätzlich auf mögliche Fehler überprüft werden.

**Fallstricke**

**Repetitive Nervenstimulation**
- submaximale Stimulation
- bewegungsbedingte Dislokationen von Reiz- und Ableitelektroden mit dadurch bedingten MSAP-Veränderungen

Die repetitive Stimulation sollte grundsätzlich, bei pathologischem Befund obligat (s. oben), einmal wiederholt werden, wobei das Intervall zwischen den beiden Reizserien nicht weniger als 2 min, besser 5 min betragen sollte. Die Wiederholung der Untersuchung ist auch nach Gabe eines intravenösen Cholinesterasehemmers möglich. Dekremente bei Myasthenia gravis werden hierdurch gebessert, bei erblichen Myasthenien meist nicht und ebenso nicht bei anderen neuromuskulären Störungen und artifiziellen Befunden.

▸ **Posttetanische Erschöpfung.** Ein pathologisches Dekrement kann durch vorhergehende Muskelarbeit (z. B. maximale Muskelkontraktion über 30 Sekunden) provoziert werden. Nach einer kurzen Phase einer posttetanischen Potenzierung des MSAP (für ca. 2 Minuten) kommt es im Zeitraum von 3–4 Minuten nach der Kontraktion zu einer Verstärkung oder erst zu einem ersten Auftreten eines Dekrements im Sinne einer posttetanischen Erschöpfung (posttetanic exhaustion) [2] (▸ Abb. 1.55). Dieser Effekt kann diagnostisch genutzt werden, wenn sich bei klinischem Verdacht auf Myasthenie in Ruhe nur normale oder grenzwertige Dekremente nachweisen lassen.

## Geeignete Nerv-Muskel-Kombinationen

Für die Routinediagnostik haben sich folgende Nerv-Muskel-Kombinationen besonders bewährt:

### N. axillaris – M. deltoideus

**Reizung:** oberhalb der mittleren Klavikula, Elektroden etwas eindrücken (▸ Abb. 1.17)
**Ableitelektrode:** über der Mitte des Muskels
**Referenzelektrode:** über dem Muskelansatz am Humerus
**Kommentar:** wegen der Abduktionsbewegung in der Schulter Fixation des Oberarms notwendig (Hilfsperson). Die Testung des M. deltoideus hat die höchste mittlere Sensitivität mit 77 % für alle Formen der Myasthenie zusammengefasst [1].

### N. accessorius – M. trapezius

**Reizung:** am Hinterrand des mittleren M. sternocleidomastoideus (▸ Abb. 1.16)
**Ableitelektrode:** am Oberrand des M. trapezius über der Muskelmitte oder über der Klavikula
**Referenzelektrode:** über dem Humeruskopf.

### N. peronaeus – M. extensor digitorum brevis

**Ableitung:** ▸ Abb. 1.22
**Kommentar:** bei Myasthenie nur sinnvoll, wenn eine Ermüdung der Beine dominiert, liefert jedoch bei Lambert-Eaton Syndrom häufig pathologische Befunde.

### N. facialis – M. frontalis, M. orbicularis oris bzw. M. mentalis

**Reizung:** vor dem Ohr
**Ableitung:** von den Gesichtsmuskeln
**Kommentar:** besonders bei okulärer Myasthenie, wenn die Testung der proximalen Armmuskeln unergiebig bleibt. Soll auch bei Patienten mit MuSK Antikörper positiver Myasthenie sehr sensitiv sein [4].

### N. ulnaris – M. abductor digiti quinti; N. medianus – M. abductor pollicis brevis

**Ableitung:** ▸ Abb. 1.20 und ▸ Abb. 1.21
**Anmerkung:** methodisch einfach durchzuführen, bei postsynaptischen Störungen aber sehr insensitiv [11]; gut für Testung bei präsynaptischen Störungen

## Geräteeinstellung

Die Geräteeinstellung für die repetitive Nervenstimulation ist in ▸ Tab. 1.20 dargestellt.

**Praktisches Vorgehen**

**Verdacht auf präsynaptische Störung**
Die hochfrequente Stimulation ist unangenehm und wird an distalen Muskeln besser toleriert als an proximalen. Sie kann durch folgendes Vorgehen ersetzt werden. Auf einen einzelnen supramaximalen Nervenreiz folgt eine maximale willkürliche Kontraktion des abhängigen Muskels für mindestens 5 Sekunden, die in ihrem biologischen Effekt weitgehend einer hochfrequenten Nervenstimulation entspricht. Unmittelbar danach wird erneut ein supramaximaler Einzelreiz appliziert und die zugehörige Muskelantwort registriert [7].

**Tab. 1.20** Geräteeinstellung bei der repetitiven Nervenstimulation.

| Parameter | Beschreibung |
|---|---|
| Verstärkung | 2,5,10 mV/Div (je nach Amplitudenhöhe) |
| Ablenkgeschwindigkeit | 2 oder 5 ms/Div |
| Filter | 10 (20) Hz–3 (5) kHz |
| Reizung | |
| • Intensität | supramaximal |
| • Reizdauer | 0,1 ms |
| Reizfrequenz | |
| • niederfrequent | 3 Hz (< 10 Hz) bis 8–10 Reize |
| • hochfrequent | 20 Hz (bis 50 Hz), für 2–4 s |

### Auswertung

Bei niederfrequenter Stimulation erfolgt ein Vergleich der Amplituden des 1. und des 5. MSAP. Eine Minderung der Amplituden (Dekrement) > 10 % gilt allgemein als pathologisch. In gesunden Muskeln kommen Dekremente > 8 % nicht vor [8]. Bei ausgeprägter Myasthenie sind Dekremente von 30–40 % keine Seltenheit.

Bei hochfrequenter Stimulation wird der Anstieg (Inkrement) des MSAP über 2 bis 3 Sekunden verfolgt. Inkremente auf mehr als das Doppelte können als diagnostisch erachtet werden. Auch bei Gesunden kommt es zu Inkrementen bis zu 200 % des Ausgangswertes im Sinne einer Pseudofazilitierung, aber kaum darüber. Zu Beginn der hochfrequenten Reizserie kann auch bei postsynaptischen Störungen ein kleines Dekrement erkennbar werden.

In der Literatur werden sowohl Peak-to-Peak Amplituden wie auch die von uns bevorzugte Amplitude der negativen Komponente des MSAP verwendet. Offen ist, ob die mit modernen EMG-Geräten mögliche Flächenmessung Vorteile bringt.

Für alle repetitiven Stimulationstests ist die Beachtung der Muskeltemperatur sehr wichtig. Bei zu niedrigen Temperaturen kommt es zu falsch-negativen Ergebnissen [10]. Es empfiehlt sich deshalb, vor den Untersuchungen die Hauttemperatur über dem Muskel zu bestimmen (mindestens 34 °C) und gegebenenfalls entsprechend aufzuwärmen. Dies ist ein zusätzliches Argument für die Untersuchung proximaler Muskeln bei der Myasthenia gravis (siehe auch weiter unten), da dort eher Körpertemperatur gewährleistet ist als an den distalen Partien.

## 1.7.3 Ziele und Aufgaben

Die repetitive Stimulation ist bei klinischem Verdacht auf eine Störung der neuromuskulären Übertragung indiziert, insbesondere bei belastungsabhängiger und tageszeitlich schwankender Muskelschwäche im Hirnnerven- und Extremitätenbereich. Sie ist insgesamt weniger sensitiv als das Einzelfaser-EMG (s. dort), aber sensitiver als die Bestimmung der Azetylcholinrezeptoren-Antikörper sowohl bei okulärer als auch bei generalisierter Myasthenie [9].

Bei gesicherten Endplattenerkrankungen ist sie wertvoll in der Verlaufskontrolle, da sie im Gegensatz zur Labordiagnostik sofortige Ergebnisse liefert.

Die repetitive Stimulation hat folgende Aufgaben:

- Objektivierung von Endplattenstörungen
- Differenzierung zwischen präsynaptischer und postsynaptischer Störung
- objektive Prüfung der Effekte von Cholinesterasehemmern

## 1.7.4 Klinische Anwendung und Wertigkeit

### Postsynaptische Störungen, Myasthenia gravis

Diagnostisch wegweisend sind pathologische Dekremente bei niederfrequenter Stimulation. Die Ausbeute ist für Untersuchungen an proximalen Muskeln deutlich höher als an den distalen [6].

▸ **Abb. 1.52a** illustriert eine Untersuchung des M. abductor digiti quinti mit stabilen MSAP über die Reizdauer von 3 Sekunden (9 Reize). Dieses Ergebnis entspräche einem Normalbefund. Die vorliegende Ableitung stammt jedoch von einem Patienten mit familiärer Myasthenie und belegt die geringe diagnostische Ausbeute an distalen Muskeln. Beim gleichen Patienten liefert die Untersuchung des proximalen M. deltoideus ein pathologisches Dekrement von 40 % (▸ Abb. 1.52b).

Die Testung sollte deswegen in der Regel proximal, z. B. am M. trapezius oder deltoideus beginnen. Bei umfassender Untersuchung unter Einbeziehung verschiedener, auch kranialer Muskeln lässt sich eine diagnostische Ausbeute bei MG von mindestens 65 % (bis 85 %) erreichen [5].

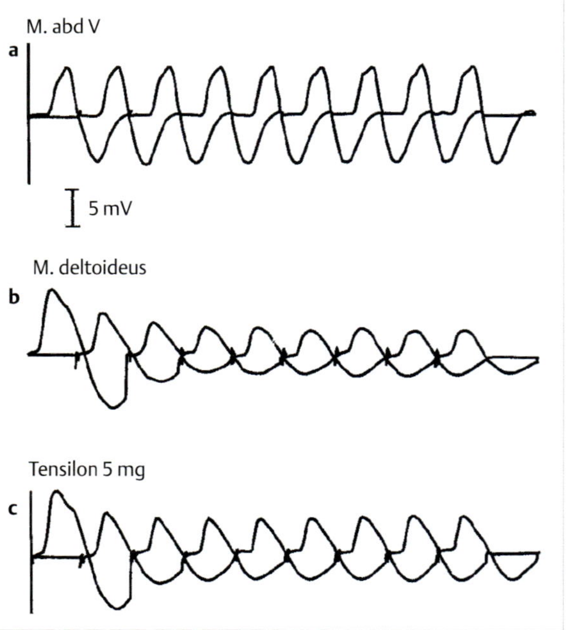


**Abb. 1.52** Niederfrequente repetitive Stimulation bei familiärer Myasthenie.

**a** Stabile Muskelantworten im distalen M. abductor digiti quinti.

**b** Ausgeprägtes Dekrement (40 %) der fünften gegenüber der ersten Antwort im proximalen M. deltoideus.

**c** Keine Besserung des pathologischen Dekrements nach Gabe des Cholinesterasehemmers Tensilon.

## Differentialdiagnose

Pathologische Dekremente sprechen zunächst für primäre Erkrankungen der neuromuskulären Synapse. Sie können, meist jedoch gering, auch bei Reinnervationsprozessen wie bei spinaler Muskelatrophie oder bei amyotropher Lateralsklerose gesehen werden sowie bei myotonen Muskelerkrankungen.

## Untersuchung nach Gabe von Cholinesterasehemmern.

▶ **Abb. 1.53a** illustriert einen Test am M. deltoideus eines Patienten mit Myasthenia gravis mit einem Dekrement von 33 %. Nach intravenöser Gabe des Cholinesterasehemmers Edrophoniumchlorid (Tensilon) ist das Dekrement aufgehoben (▶ Abb. 1.53b).

Da Dekremente bei präsynaptische Störungen wie auch bei Reinnervationsprozessen kaum auf Cholinesterasehemmer reagieren, spricht obiger Befund mit großer Wahrscheinlichkeit für eine postsynaptische Erkrankung im Sinne einer Myasthenia gravis. Das Ansprechen der sehr seltenen und pathophysiologisch heterogenen erblichen Myasthenien auf Cholinesterasehemmer ist unterschiedlich, meist negativ (▶ Abb. 1.52c).

Die Besserung eines pathologischen Dekrements durch Cholinesterasehemmer lässt nicht nur Rückschlüsse auf eine postsynaptische Störung zu, sondern schließt ein artifiziell falsch-positives, pathologisches Dekrement weitgehend aus.

## Untersuchung an Gesichtsmuskeln

▶ Abb. 1.54 illustriert die Untersuchung eines Patienten mit okulärer Myasthenie. Die Ableitung vom M. trapezius (obere Spur) zeigt relativ stabile MSAP mit einem diagnostisch nicht wertbaren Dekrement von 5 %. Die Untersuchung des M. frontalis (untere Spur) liefert dagegen ein Dekrement von 14 % und unterstützt die Diagnose einer Myasthenie. Aufgrund des primär niedrigen MSAP des M. frontalis und dem geringen Abstand zwischen Reiz- und Ableitelektroden findet sich ein großer Stimulusartefakt in Relation zum MSAP.

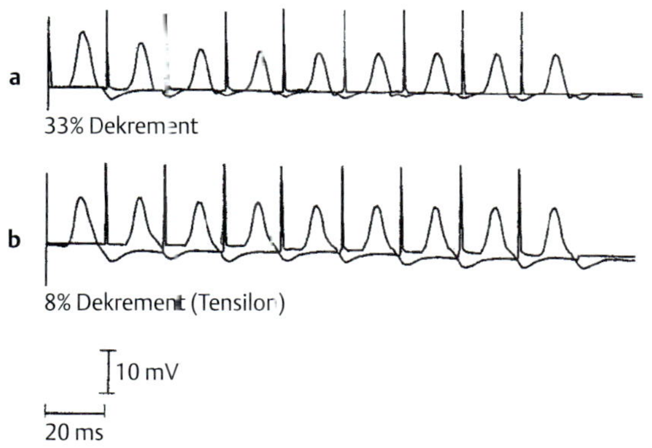


**Abb. 1.53** Niederfrequente repetitive Stimulation (3/s) bei Myasthenia gravis.
**a** Pathologisches Dekrement im M. deltoideus von 33 %.
**b** Aufhebung des Dekrements durch Tensilon.

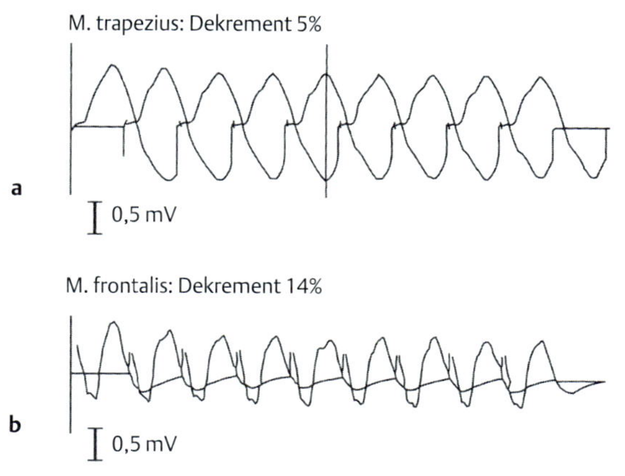


**Abb. 1.54** Niederfrequente repetitive Stimulation bei okulärer Myasthenia gravis.
**a** Am M. trapezius findet sich ein nicht diagnostisches Dekrement von 5 %.
**b** Am M. frontalis ergibt sich dagegen ein pathologisches Dekrement von 14 %. Beachte relativ großes Reizartefakt (geringer Abstand zwischen Stimulations- und Ableitelektroden; ungünstiges Verhältnis der Amplituden von Muskelantwort und Reizartefakt).

## Präsynaptische Störungen Lambert-Eaton-Myasthenisches-Syndrom (LEMS)

Präsynaptische Störungen wie das LEMS oder der Botulismus (frühe Phase) lassen sich durch die hochfrequente repetitive Stimulation diagnostisch erfassen [3]. Da die Ausbeute an proximalen und distalen Muskeln annähernd gleich gut ist, kann man mit der technisch einfacheren und besser tolerablen Untersuchung distaler Muskeln beginnen.

Die Ergebnisse eines Patienten mit nicht-paraneoplastischen LEMS sind in ▶ Abb. 1.55 dargestellt. Untersucht wurde der M. extensor digitorum brevis. Stimulation des N. peroneus mit 20 Hz führt innerhalb von 2 Sekunden zu einem Inkrement der Amplituden auf das 3,5-fache des Ausgangswertes.

Die Amplituden der MSAP nehmen auch in gesunden Muskeln unter hochfrequenter Stimulation zu, gelegentlich bis zu einer Verdoppelung. Deshalb sollte ein Testergebnis nur dann als pathologisch gewertet werden, wenn die Amplituden der MSAP auf mehr als das Doppelte des Ausgangswerts ansteigen.

Während der ersten Reize kann es zu einem Dekrement kommen, das nicht mit der Myasthenia gravis verwechselt werden darf. Ein Test an proximalen Muskeln ist

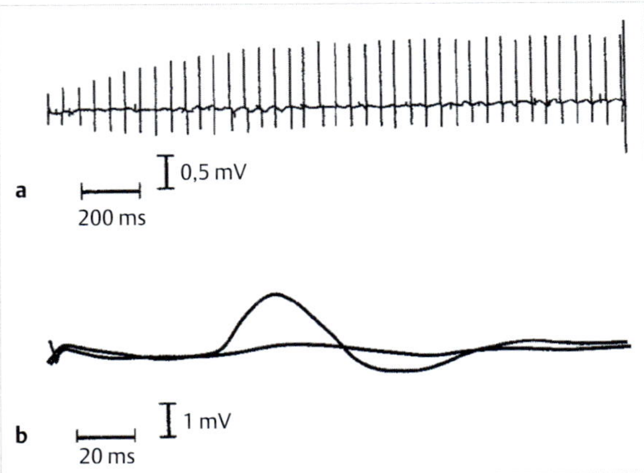


**Abb. 1.55** Hochfrequente repetitive Stimulation bei Lambert-Eaton-myasthenischem-Syndrom.
**a** Amplitudenanstieg auf etwa das 3,5-fache des Ausgangswertes innerhalb von 2 Sekunden.
**b** Stimulation vor (flaches Potenzial) und nach maximaler Kontraktion (großes Potenzial, gleicher Muskel, gleicher Patient); Amplitudenanstieg des abnorm kleinen Ausgangspotenzials auf das 5-fache.

nur notwendig, wenn an distalen Muskeln trotz klinischen Verdachts kein eindeutig pathologisches Inkrement gefunden wird. Zur Erhöhung der diagnostischen Sicherheit ist es grundsätzlich empfehlenswert, ein pathologisches Inkrement durch Untersuchung mehrerer Muskeln zu bestätigen.

Ein Beispiel für den Ersatz der hochfrequenten Stimulation durch Einzelreizung vor und nach maximaler willkürlicher Muskelkontraktion ist in ▶ Abb. 1.55b unten illustriert. Das MSAP zeigt nach maximaler Muskelanspannung ein Inkrement auf das etwa 5-fache des Ausgangswerts. Man kann diesen Test prinzipiell bei Verdacht auf LEMS empfehlen und muss die hochfrequente Stimulation nur fordern, wenn der Test trotz eines klinisch begründeten Verdachtes auf ein LEMS negativ geblieben ist [7].

### Merke

M!

**LEMS**

Charakteristisch für ein LEMS ist eine abnorm niedrige Amplitude des MSAP mit einem Wert unter 1 mV in Extremitätenmuskeln (▶ Abb. 1.55b).

Wenn in der Neurographie bei unklaren neuromuskulären Symptomen ein nicht erklärbares, abnorm kleines MSAP gefunden wird, sollte grundsätzlich ein LEMS ausgeschlossen werden. Der Autor konnte auf diese Weise in einer großen neuromuskulären Ambulanz in kurzer Zeit zwei bis dahin ungeklärte Fälle als LEMS identifizieren.

## 1.7.5 Literatur

[1] **Amandusson** A, Elf K, Grindlund ME et al. Diagnostic Utility of Repetitive Nerve Stimulation in a Large Cohort of Patients with Myasthenia Gravis. J Clin Neurophysiol. 2017;34:400–407

[2] **Desmedt**, JE: The neuromuscular disorder in myasthenia gravis. 1. Electrical and mechanical response to nerve stimulation in hand muscels. In: Desmedt, JE (ed.): New Developments in Electromyography and Clinical Neurophysiology, Vol.1, Basel. Karger; 1973, p. 241–304

[3] **Eaton**, LM, Lambert, EH: Electromyography and electric stimulation of nerves in diseases of motor unit: Observations on myasthenic syndrome associated with malignant tumors. JAMA 1957, 163: 1117–1124

[4] **Kim** SW, Sunwoo MK, Kim SM et al. Repetitive Nerve Stimulation in MuSK-Antibody-Positive Myasthenia Gravis. J Clin Neurol. 2017; 13:287–292

[5] **Oh**, SJ, Eslami, N, Nishihira, T et al. Electrophysiological and clinical correlation in myasthenia gravis. Ann Neurol 1982, 12:348–354

[6] **Özdemir**, C, Young, RR: The results to be expected from electrical testing in the diagnosis of myasthenia gravis. Ann NY Acad Sci 1976, 274: 203–225

[7] **Sieb**, JP, Dengler, R, Jerusalem, F: Das nichtparaneoplastische Lambert-Eaton-Syndrom. Eine häufig übersehene Diagnose? Nervenarzt 1992, 63: 234–239

[8] **Slomic**, A, Rosenfalck, A, Buchthal, F: Electrical and mechanical responses of normal and myasthenic muscle with particular reference to the staircase phenomenon. Brain Res 1968, 10: 1-78

[9] **Witoonpanich** R, Dejthevaporn C, Sriphrapradang A et al. Electrophysiological and immunological study in myasthenia gravis: diagnostic sensitivity and correlation. Clin Neurophysiol. 2011; 22:1873-1877

[10] **Yamamoto** D, Imai T, Tsuda E et al. Effect of local cooling on excitation-contraction coupling in myasthenic muscle: Another mechanism of ice-pack test in myasthenia gravis. Clin Neurophysiol. 2017; 128: 2309–2317

[11] **Zambelis** T1, Kokotis P, Karandreas N. Repetitive nerve stimulation of facial and hypothenar muscles: relative sensitivity in different myasthenia gravis subgroups. Eur Neurol. 2011;65:203–207

### Weiterführende Monografien und Übersichtsartikel

[12] **Chiou**-Tan FY, Gilchrist JM. Repetitive nerve stimulation and single-fiber electromyography in the evaluation of patients with suspected myasthenia gravis or Lambert-Eaton myasthenic syndrome: Review of recent literature. Muscle Nerve. 2015 ;52:455–462

[13] **Kimura** J: Electrodiagnosis in Diseases of Nerve and Muscle: Principles and Practice. 4 th Edition, Oxford University Press, 2013

# 1.8 Langlatenzige Reflexe (LLR)

*G. Deuschl*

## 1.8.1 Einleitung

Die Untersuchung der elektrisch ausgelösten langlatenzigen Reflexe gibt Auskunft über die Integrität eines peripheren und zentralen Reflexwegs der Hand. Diese Reflexe umfassen verschiedene Komponenten, die spinale und supraspinale Abschnitte testen. Besonders Patienten mit zentralmotorischen Störungen wie Spastik, Parkinson-Syndrom, Chorea, Myoklonus oder mit Schädigungen langer sensomotorischer Bahnen zeigen bei dieser Untersuchung abnorme Befunde. Die LLR können mit Routine-EMG-Geräten untersucht werden.

## 1.8.2 Physiologie der LLR, normales Reflexmuster

### Definition

**Langlatenzige Reflexe**

Die LLR sind eine Gruppe von Reflexen, die für die Integrität feinmotorischer Leistungen vorhanden sein müssen. Sie dienen wahrscheinlich der raschen automatischen Anpassung der Kraftregulation bei manipulativen Leistungen.

Dementsprechend gibt es verschiedene Möglichkeiten, um diese Reflexe auszulösen. Sie können durch plötzliche Muskeldehnung, durch Hautreizung (etwa mit einem Luftpuls) oder durch elektrische Stimulation von Nerven hervorgerufen werden. Letzterer Weg ist für klinisch-diagnostische Zwecke besonders geeignet und hat sich etabliert. Nur die Handmuskelreflexe durch elektrischen Reiz sind ausreichend standardisiert, daher werden nur diese hier beschrieben [7]. Meist werden die Reflexe durch Stimulation des N. medianus oder des N. radialis superficialis ausgelöst und die Reflexantwort vom Thenar abgeleitet. Es gibt aber auch andere Möglichkeiten wie etwa die Reizung des N. ulnaris und die Ableitung vom Hypothenar [4], [21] und [22], die Reizung der Fingernerven und die Ableitung von M. flexor digitorum [14].

▶ **N.-medianus-Stimulation.** Die LLR nach Stimulation des N. medianus bestehen aus einem *Hoffmann-Reflex* (HR, H-Reflex), dem elektrisch ausgelösten Äquivalent des Muskeldehnungsreflexes (▶ Abb. 1.56). Die Latenz liegt bei 25–32 ms je nach Armlänge. Er wird durch elektrische Stimulation der Ia-Muskelafferenzen ausgelöst und auf segmentalem Niveau monosynaptisch auf die Motoneurone umgeschaltet.

Ein weiterer Reflex ist bei jedem Menschen vorhanden, der *langlatenzige Reflex II* (LLR II). Er hat eine Latenz von 45–56 ms je nach Armlänge. Er wird transkortikal verschaltet. Sein afferenter Weg verläuft über die schnellen Haut- und Muskelafferenzen (Gruppe-I-Fasern), dann im Hinterstrang über den Nucleus cuneatus zum Thalamus und von dort zum sensomotorischen Kortex. Über den Kortikospinaltrakt steigt der Reflexweg ab zum spinalen Motoneuron. Normalpersonen weisen diese beiden Reflexe obligat auf.

Bis zu zwei weitere Reflexe kommen bei Normalpersonen fakultativ vor und haben keine pathologische Bedeutung, solange bestimmte Werte nicht überschritten werden. Es handelt sich um den *LLR I* mit einer Latenz von 37–45 ms, die meist als stark synchronisierte, spitze Reflexantwort auftritt, und den *LLR III* mit einer Latenz von 70–90 ms. Der LLR I wird über den sensomotorischen Kortex oder den Hirnstamm verschaltet und für den LLR III vermutet man einen transzerebellären Weg.

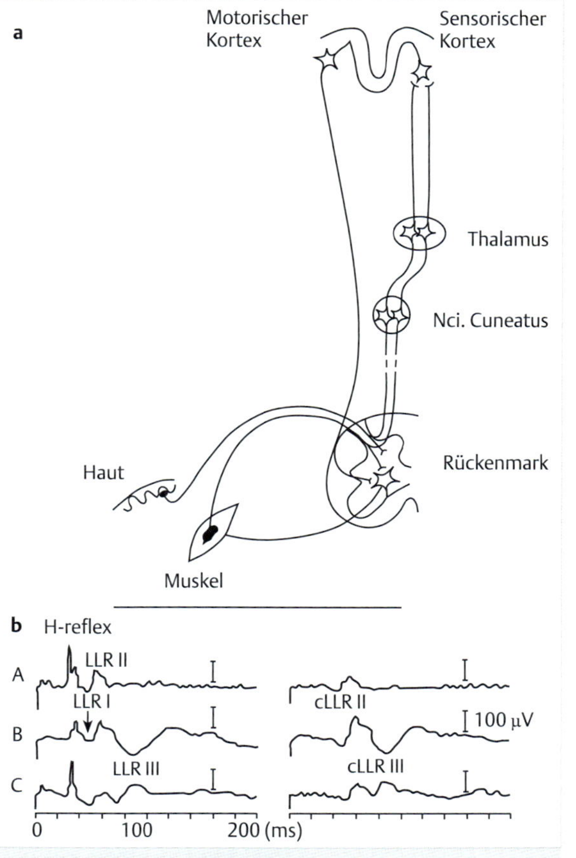


**Abb. 1.56** Langlatenzige Reflexe.
**a** Reflexwege der Handmuskelreflexe.
**b** Normale Reflexmuster nach N.-medianus-Stimulation (links) oder nach N.-radialis-superficialis-Stimulation (rechts) bei 3 verschiedenen Normalpersonen (A–C).

▶ **N.-radialis-superficialis-Stimulation.** Die LLR nach Stimulation des N. radialis superficialis werden hier als kutane LLR bezeichnet (cLLR I, II, III). Sie werden jeweils durch schnell leitende Hautafferenzen (Gruppe I) ausgelöst [6]. Ein H-Reflex wird durch Reizung der Hautafferenzen nicht ausgelöst. Bei ca. 40 ms kommt aber gelegentlich ein dem LLR I entsprechender *cLLR I* vor. Ähnlich dem LLR II nach N.-medianus-Stimulation wird der *cLLR II* ebenfalls über den Hinterstrang zum sensomotorischen Kortex und zurück über den Kortikospinaltrakt verschaltet. Für den cLLR I und den *cLLR III* sind die beteiligten Strukturen nicht eindeutig geklärt. Bei Reizung von Fingernerven wird ein ähnliches, aber stärker durch zwischengelagerte inhibitorische Komponenten gekennzeichnetes Reflexmuster ausgelöst [14].

▶ **Weitere Reflexkomponenten und Reflexe.** Neben diesen exzitatorischen Komponenten kommen auch noch *inhibitorische* Reflexkomponenten vor. Diese sind bei der Reflexauslösung durch N.-medianus- oder N. radialis-superficialis-Reizung meist nur klein und inkonstant. Daher werden sie für diagnostische Zwecke nicht genutzt.

Für die Untersuchung anderer langlatenziger Reflexe, die mit den LLR in Verbindung stehen und die hauptsächlich durch adäquate Reize ausgelöst werden, wird auf entsprechende Publikationen verwiesen: Dehnungsreflexe der Fingermuskeln [17], [21] oder der Handgelenkmuskeln [23], kutane Reflexe ausgelöst durch Luftpulse [8] oder Reflexe der Beinmuskeln nach kurzen Laufbandrucken [9].

## 1.8.3 Technik und Standard der Durchführung

Handmuskelreflexe können mit einem Routine-EMG-Gerät abgeleitet werden. Diese Reflexe sind nur dann reproduzierbar und zuverlässig auszulösen, wenn der Proband eine aktive Innervation aufbringt. Dazu sollte er am besten mit dem Daumen den kleinen Finger berühren, da dies ohne besondere Ermüdung möglich ist und zu einer halbmaximalen Kontraktion des M. abductor pollicis brevis führt.

Zur Auslösung der LLR vom *N. medianus* werden Oberflächenelektroden zur Ableitung über dem M. abductor pollicis brevis verwendet, wie für die Neurografie des N. medianus (▸ Abb. 1.20). Stimuliert wird ebenfalls mit Oberflächenelektroden, am besten sollten Napfelektroden über den Nerven am Handgelenk geklebt werden. Es werden Rechteckpulse, 200 µs Reizdauer bei 3 Hz verwendet. Die Reizstärke wird an der motorischen Schwelle oder besser knapp darunter gehalten.

Zur Auslösung der kutanen Reflexe wird der *N. radialis superficialis* am Handgelenk gereizt (er kann dort in der Tabatiere oder proximal davon getastet werden). Die Pulscharakteristika werden wie im Falle der N.-medianus-Reizung gewählt. Die Reizstärke wird beim 2- bis 4fachen der sensiblen Schwelle gewählt.

In beiden Fällen wird vom M. abductor pollicis brevis abgeleitet. Das EMG-Signal wird gefiltert (5 Hz–3 kHz), gleichgerichtet und reizgebunden summiert (128–512 Durchgänge erforderlich). Einige kommerzielle EMG-Geräte haben spezielle Filter (Integratoren), die ausgeschaltet werden müssen, da sonst reflexähnlich Artefakte auftreten können. Die Gleichrichtung ist entscheidend, da auch bei Verwendung nicht gleichgerichteter EMG-Antworten Reflexmuster entstehen, die aber andere Latenzen aufweisen können [25]. Latenzen werden als Abgangslatenzen gemessen. Wenn die Reflexmuster eine prominente inhibitorische Komponente aufweisen, wird der Beginn an der Kreuzung mit der Grundlinie festgelegt. Da die rektifizierte Grundlinie der rektifizierten Reflexgröße etwa proportional ist, haben zwei verschiedene Ableitungen in etwa gleiche Amplituden, wenn man auf die Grundlinie normiert [2], [18]. Daher kann die Reflexgröße auch als Relation der maximalen Reflexamplitude dividiert durch die Amplitude der Grundlinie ausgedrückt werden. Die Dauer der Reflexe wird vom Beginn bis zum Ende des Reflexes an der Kreuzung mit der Grundlinie gemessen.

### Geräteeinstellung

Die Geräteeinstellung bei LLR-Ableitung ist ▸ Tab. 1.21 zu entnehmen.

## 1.8.4 Referenzwerte

Die Referenzwerte der Latenz, Amplitude und Dauer der Reflexe sind in ▸ Tab. 1.22 zusammengestellt. Für eine genauere Auswertung der Reflexlatenz kann eine Größenkorrektur vorgenommen werden. Dabei kann man entweder die Differenz zwischen dem LLR II und der H-Reflex-Latenz berechnen. Dieser Wert repräsentiert quasi die zentrale Laufzeit der Reflexe und hat eine Dauer von 21,3 ms (SD: 1,8 ms; Seitendifferenz: 1,3–3,5 ms). Alternativ können auch die Regressionsgeraden zur Normierung verwendet werden:

LLR-II-Latenz = 19,3 ms + 1,07 × HR-Latenz
LLR-I-Latenz = 12,6 ms + 0,981 × HR-Latenz

## 1.8.5 Pathologische Befunde

Handmuskelreflexe können 5 verschiedene pathologische Muster aufweisen: fehlender H-Reflex, vergrößerter H-Reflex, fehlender LLR II, latenzverzögerter LLR II, vergrößerter LLR I (▸ Tab. 1.23, ▸ Abb. 1.57).

### Klinische Anwendungen

▸ **Intraaxiale fokale oder multifokale Läsionen.** Da die Verlaufsstrecke des Reflexweges über Halsmark, Hirnstamm, Dienzephalon und Kortex reicht, können fokale Läsionen auf diesem Reflexweg zu typischen Reflexstörungen führen. Ein amplitudenreduzierter oder fehlender Lemniscus medialis, dem Thalamus und der thalamokortikalen Projektion. Ein vergrößerter H-Reflex spricht für eine Läsion im Kortikospinaltrakt.

**Tab. 1.21** Geräteeinstellung bei der LLR-Ableitung.

| Parameter | Beschreibung |
|---|---|
| Verstärkung | 0,1 oder 0,2 mV/Div |
| Ablenkgeschwindigkeit | 20 ms/Div |
| Filtereinstellung | 5 Hz–3 kHz |
| Mittelwertbildung | 126–512 Durchgänge |
| Reizdauer | 0,2 ms |
| Reizfrequenz | 3 Hz |
| Reizstärke<br>• N. medianus<br>• Ramus superficialis N. radialis | <br>• an der motorischen Schwelle<br>• 2- bis 4-mal sensible Schwelle |

Praktisch alle Reflexstörungen können bei der multiplen Sklerose gefunden werden. Am häufigsten findet sich der vergrößerte H-Reflex und der ausgefallene LLR II. Am spezifischsten für die Multiple Sklerose ist der verzögerte LLR II [13], [19], [29]. Die LLR sind häufiger ausgefallen als die Medianus-SEP. Bei der Adrenomyeloneuropathie wurde ebenfalls eine Verzögerung des LLR II nachgewiesen.

► **Spastik.** Das typische Muster bei der Spastik ist der vergrößerte H-Reflex mit einer mehr als 4,5fachen Vergrößerung der relativen Amplitude und fehlendem oder amplitudenreduziertem LLR II. Manchmal ist es wegen der großen Amplitude des H-Reflexes schwierig zu entscheiden, ob noch ein LLR II vorliegt. Dann ist es besonders nützlich, den cLLR II zu testen. Wenn Letzterer noch gut abgrenzbar ist, gehen wir von einem erhaltenen LLR II aus.

**Tab. 1.22** Referenzwerte der Handmuskelreflexe nach Stimulation des N. medianus (HR, LLR) oder nach Stimulation des R. superficialis n. radialis (cLLR) bei 102 Gesunden (Alter: 18–85 Jahre).

| Reflex | Mittelwert | SD | Häufigkeit | Minimum | Maximum |
|---|---|---|---|---|---|
| **Latenz [ms]** | | | | | |
| HR | 28,9 | 2,4 | 102 | 24,1 | 35,4 |
| LLR I | 40,6 | 2,5 | 26 | 36,8 | 47,2 |
| LLR II | 50,3 | 3,2 | 102 | 43,1 | 59,3 |
| LLR III | 76,0 | 4,6 | 20 | 70,3 | 92,1 |
| cLLR I | 37,6 | 2,6 | 7 | 35,0 | 43,0 |
| cLLR II | 50,2 | 3,0 | 102 | 43,0 | 60,0 |
| cLLR III | 75,9 | 3,6 | 1 | 70,0 | 82,0 |
| **Amplitude**[1] | | | | | |
| HR | 1,9 | 1,1 | 102 | 0,3 | 4,8 |
| LLR I | 0,4 | 0,1 | 25 | 0,2 | 0,8 |
| LLR II | 1,2 | 0,6 | 102 | 0,3 | 3,0 |
| LLR III | 0,8 | 0,5 | 20 | 0,3 | 2,3 |
| cLLR I | 0,4 | 0,2 | 7 | 0,1 | 0,6 |
| cLLR II | 1,2 | 0,5 | 102 | 0,3 | 2,5 |
| cLLR III | 0,8 | 0,5 | 1 | 0,3 | 2,4 |
| **Dauer [ms]** | | | | | |
| HR | 10,4 | 2,5 | 102 | 6,0 | 17,0 |
| LLR I | 8,9 | 7,8 | 26 | 3,0 | 46,0 |
| LLR II | 22,3 | 5,4 | 102 | 12,0 | 40,0 |
| LLR III | 27,6 | 8,7 | 20 | 9,0 | 44,0 |
| cLLR I | 10,0 | 3,7 | 7 | 7,0 | 17,0 |
| cLLR II | 24,0 | 6,6 | 102 | 9,0 | 55,0 |
| cLLR III | 27,7 | 6,2 | 1 | 15,0 | 40,0 |

SD: Standardabweichung; Häufigkeit: Zahl der Probanden, bei denen der Parameter erhoben werden konnte
[1] Amplituden werden in Vielfachen der gleichgerichteten Grundlinie gemessen und sind damit dimensionslos
cLLR: kutane langlatenzige Reflexe, HR: H-Reflex

**Tab. 1.23** Typische pathologische Muster und deren topografische und ätiologische Zuordnung.

| Reflexauffälligkeit | betroffener Abschnitt des Reflexwegs | typische Läsion oder Erkrankung |
|---|---|---|
| fehlender H-Reflex | peripherer Reflexweg | Neuropathie, Radikulopathie |
| vergrößerter H-Reflex | deszendierende Projektion | Läsion im Kortikospinaltrakt oder Kortikobulbärtrakt |
| fehlender LLR II bzw. cLLR II | zentraler Reflexweg | Läsionen im afferenten Hinterstrangsystem, Kortex oder Kortikospinaltrakt; Morbus Huntington |
| verzögerter LLR II bzw. cLLR II | zentraler Reflexbogen | demyelinisierende Läsionen, meist multiple Sklerose |
| vergrößerter LLR I | unklar | kortikobasale Degeneration, Morbus Parkinson, Myoklonien, Dystonie |

cLLR: kutane langlatenzige Reflexe

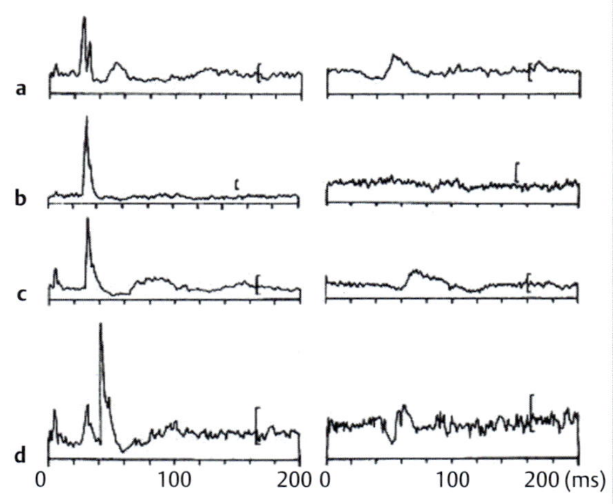


**Abb. 1.57** Pathologische Reflexmuster bei verschiedenen Erkrankungen [7]. (Deuschl u. Lücking 1990)
**a** Normales Reflexmuster mit HR und LLR II nach N.-medianus-Stimulation und cLLR II nach N.-radialis-superficialis-Stimulation.
**b** Typisches Muster bei einer Spastik mit vergrößertem HR und ausgefallenem LLR II und cLLR II.
**c** Verspäteter LLR II und cLLR II mit vergrößertem HR.
**d** Vergrößerter LLR I nach N.-medianus-Stimulation bei normalem cLLR und normalem HR.

▸ **Huntington-Krankheit.** Hierbei ist die LLR-II-Amplitude reduziert oder der LLR II (und der cLLR II) fehlt [7], [21], [27]. Im Gegensatz zur Situation bei der Spastik ist aber die H-Reflex-Amplitude nur gering erhöht. Bei symptomatischen choreatischen Syndromen fehlt der LLR II nicht.

▸ **Demenzen.** Bei der Frontotemporalen Demenz wurde ein Fehlen des LLR II im Gegensatz zu Normalbefunden bei der Alzheimer Demenz beschrieben [30].

▸ **Idiopathische und nicht idiopathische Parkinson-Syndrome.** Schon früh wurde nachgewiesen, dass die tonischen Dehnungsreflexe der Armmuskeln bei der Parkinson-Krankheit vergrößert sind [15]. Pallidotomie und Thalamotomie führen zu einer Abnahme dieser vergrößerten Muskelantworten [11]. Es wurde daher immer angenommen, dass es einen Zusammenhang zwischen der Rigorstärke und der Reflexgröße gibt [16].

Aber auch die Handmuskelreflexe sind bei der Parkinson-Krankheit verändert. Die durch Fingerreizung ausgelösten Reflexe zeigen eine reduzierte Hemmung [10]. Der LLR I nach N.-medianus-Stimulation ist bei etwa der Hälfte der Parkinson-Patienten vergrößert; der cLLR I ist dagegen nicht vergrößert. Es ist nicht klar, wie dieser Befund mit den Parkinson-Symptomen korreliert. Eine schwache Korrelation wurde lediglich mit dem Aktionstremor bei Morbus Parkinson gefunden [7]. Bei Myoklonien, die nicht zur dopaminergen Therapie assoziiert sind tritt häufig ein erhöhter LLR I auf [31].

Eindeutig pathologisch und klar zuzuordnen ist jedoch der vergrößerte LLR I und immer auch der cLLR I bei der kortikobasalen Degeneration. Dabei handelt es sich um ein akinetisch-rigides Syndrom mit Apraxie, Alien-Limb-Syndrom und oft einem Reflexmyoklonus. Hier korreliert der Befund mit dem Vorhandensein von Myoklonien, meist Reflexmyoklonien [3], [32]. In frühen Stadien kann die Reflexvergrößerung noch fehlen, dennoch ist die LLR-Untersuchung bei dieser Fragestellung besonders aussagekräftig. Offenbar ist aber der Befund nicht spezifisch für die kortikobasale Degeneration, sondern kommt auch gelegentlich bei der Multisystematrophie vor [24].

▸ **Dystonie.** Eine Vergrößerung der LLR-I-Amplitude und eine reduzierte Amplitude des LLR II wurden bei der Dystonie gefunden [20].

▸ **Zerebelläre Erkrankungen und Morbus Friedreich.** Patienten mit Friedreich-Erkrankung, die noch erhaltene HR und LLR haben, weisen oft eine LLR-II-Verzögerung auf, die mit der krankheitstypischen Leitungsverzögerung im Hinterstrang vereinbar ist. Bei vielen zerebellären Erkrankungen findet sich außerdem eine Vergrößerung des LLR-III-Reflexes [1].

▸ **Myoklonien.** Zu den wichtigsten Anwendungen der Handmuskelreflexe gehört die Diagnose und Klassifikation der Myoklonien. Klinische und elektrophysiologische Kriterien werden zur Subklassifikation verwendet [26]. Zu den elektrophysiologischen Kriterien gehören die LLR, die SEP und die Rückwärtssummation des EEG mit spontanen myoklonischen Potenzialen.

Alle Formen des Reflexmyoklonus haben abnorme LLR, unabhängig davon, ob es sich um kortikale oder subkortikale Reflexmyoklonien handelt. Am häufigsten findet sich ein vergrößerter LLR I, der oft mit einer vergrößerten N20-P25-Welle im SEP vom N. medianus einhergeht. Es liegt meist eine parallele Vergrößerung der LLR und des cLLR vor. Oft ist damit auch ein kortikales Äquivalent verbunden, das den spontanen Myoklonien der Hand um 15–25 ms vorangeht. Dies wird dahingehend gedeutet, dass eine Hyperexzitabilität des sensomotorischen Kortex vorliegt, die für alle 3 abnormen elektrophysiologischen Zeichen und die Myoklonien verantwortlich ist. Bei Patienten mit Rasmussen Encephalitis wurde ein vergrößert LLR I beschrieben [33].

Bei einigen Patienten ist auch der LLR II oder selten der LLR III vergrößert. Damit assoziiert ist eine Vergrößerung später SEP-Komponenten (N2-P2-N3). Manchmal erscheinen Myoklonien klinisch als hochfrequenter, etwas irregulärer Tremor. Man spricht dann vom *kortikalen Tremor* [12], [28]. Diese Entität kommt auch familiär vor. Die Mehrzahl dieser Patienten hat auch eine LLR-I-Vergrößerung.

## 1.8.6 Literatur


[1] **Alfonsi** E, Bono G, Mertel J et al. Electrically elicited short and long-latency responses of intrinsic hand muscles in hereditary ataxias. Effects of isometric and ballistic isotonic voluntary contractions. Electromyogr Clin Neurophysiol 1992; 32: 435–442

[2] **Berkefeld** J, Morich J, Meinck HM. Cutaneo-muscular reflexes of the human hand. I. Methodologic principles. EEG EMG Z Elektroenzephalogr Verwandte Geb 1986; 17: 189–196

[3] **Chen** R, Ashby P, Lang AE. Stimulus-sensitive myoclonus in akinetic-rigid syndromes. Brain 1992; 115: 1875–1888

[4] **Claus** D, Jakob S The relationship between long latency responses and height. J Neurol 1986; 233: 271–273

[5] **Cruccu** G, Deuschl G. The clinical use of brainstem reflexes and hand-muscle reflexes. Clin Neurophysiol 2000; 111: 371–387

[6] **Deuschl** G, Schenck E, Lücking CH. Long-latency responses in human thenar muscles mediated by fast conducting muscle and cutaneous afferents. Neuroscience Letters 1985; 55: 361–366

[7] **Deuschl** G, Lücking CH. Physiology and clinical applications of hand muscle reflexes. Electroencephalogr Clin Neurophysiol Supplement 1990; 41: 84–101

[8] **Deuschl** G, Feifel E, Guschlbauer B et al. Hand muscle reflexes following air puff stimulation. Exp Brain Res 1995; 105: 138–146

[9] **Dietz** V. Gating of reflexes in ankle muscles during human stance and gait. Progress in Brain Research 1993; 97: 181–188

[10] **Fuhr** P, Zeffiro T, Hallett M. Cutaneous reflexes in Parkinson's disease. Muscle Nerve 1992; 15: 733–739

[11] **Hayashi** R, Hashimoto T, Tada T et al. Relation between changes in long-latency stretch reflexes and muscle stiffness in Parkinson's disease-comparison before and after unilateral pallidotomy. Clin Neurophysiol 2001; 112: 1814–1821

[12] **Ikeda** A, Kakigi R, Funai N et al. Cortical tremor: a variant of cortical reflex myoclonus. Neurology 1990; 40: 1561–1565

[13] **Iovichich** A. Long latency reflexes and somatosensory potentials in multiple sclerosis patients. Neurosci Behav Physiol 1994; 24: 440–441

[14] **Jenner** JR, Stephens JA. Cutaneous reflex responses and their central nervous pathways studied in man. J Physiol Lond 1982; 333: 405–419

[15] **Lee** RG, Tatton WG. Long latency reflexes to imposed displacements of the human wrist: dependence on duration of movement. Exp Brain Res 1982; 45: 207–216

[16] **Marchand-Pauvert** V, Gerdelat-Mas A, Ory-Magne F et al. Both L-DOPA and HFS-STN restore the enhanced group II spinal reflex excitation to a normal level in patients with Parkinson's disease. Clin Neurophysiol 2011; 122 (5): 1019–1026

[17] **Marsden** CD, Merton PA, Morton HB. Stretch reflex and servo action in a variety of human muscles. J Physiol (Lond) 1976; 259: 531–560

[18] **Meinck** HM, Berkefeld J, Conrad B. Cutaneo-muscular reflexes of the human hand. II. Neurophysiologic aspects of reflex organization and coordination. [German] EEG EMG Z Elektroenzephalogr Verwandte Geb 1987; 18: 101–107

[19] **Michels** R, Wessel K, Klohn S et al. Long-latency reflexes, somatosensory evoked potentials and transcranial magnetic stimulation: relation of the three methods in multiple sclerosis. Electroencephalogr Clin Neurophysiol 1993; 89: 235–241

[20] **Naumann** M, Reiners K. Long-latency reflexes of hand muscles in idiopathic focal dystonia and their modification by botulinum toxin. Brain 1997; 409–416

[21] **Noth** J, Podoll K, Friedemann HH. Long-loop reflexes in small hand muscles studied in normal subjects and in patients with Huntington's disease. Brain 1985; 108: 65–80

[22] **Noth** J. Long loop reflexes: concepts and consequences. App Neurophysiol 1986; 49: 262–268

[23] **Rothwell** JC, Traub MM, Marsden CD. Influence of voluntary intend on the human long-latency stretch reflex. Nature 1980; 286: 496–498

[24] **Salazar** G, Valls-Sole J, Marti MJ et al. Postural and action myoclonus in patients with parkinsonian type multiple system atrophy. Mov Disord 2000; 15 77–83

[25] **Sartucci** F, Bonfiglio L, F Logi et al. Changes in long-latency reflexes onset latencies across full-wave rectified and non-rectified recordings. Clin Neurophysiol 1999; 110: 1975–1977

[26] **Shibasaki** H. Electrophysiological studies of myoclonus. Muscle Nerve 2000; 23: 321–335

[27] **Siedenberg** R, Goodin DS, Aminoff MJ. Changes of forearm EMG and cerebral evoked potentials following sudden muscle stretch in patients with Huntington's disease. Muscle Nerve 1999; 22: 1557–1563

[28] **Terada** K, Ikeda A, Mima T et al. Familial cortical myoclonic tremor as a unique form of cortical reflex myoclonus. Mov Disord 1997; 12: 370–377

[29] **Bonfiglio** L, Rossi B, Sartucci F. Prolonged intracortical delay of long-latency reflexes: electrophysiological evidence for a cortical dysfunction in multiple sclerosis. Brain Res Bull 2006;69(6):606–613

[30] **Chandra** SR, Isaac TG, Mane M, Bharath S, Nagaraju BC. Long Loop Reflex 2 in Patients with Cortical Dementias: A Pilot Study. Indian journal of psychological medicine 2017;39(2):164–168

[31] **Sifoglu** A, Gunduz A, Kiziltan G, Kiziltan ME. Dopaminergic medication unrelated myoclonus is less related to tremor in idiopathic Parkinson's disease. Neurol Sci 2017;38(4):679–682

[32] **Monza** D, Ciano C, Scaioli V, Soliveri P, Carella F, Avanzini G, Girotti F. Neurophysiological features in relation to clinical signs in clinically diagnosed corticobasal degeneration. Neurol Sci 2003;24(1):16–23

[33] **Gunduz** A, Kiziltan ME, Coskun T, Delil S, Yeni N, Ozkara C. Electrophysiological findings in Rasmussen's syndrome. Epileptic disorders : international epilepsy journal with videotape 2016;18(1):73–76


# 1.9 Tremor

*H. Hellriegel, G. Deuschl*

## 1.9.1 Einleitung

Die neurophysiologische Untersuchung des Tremors stellt eine hilfreiche Ergänzung zur Differenzierung der verschiedenen Tremorformen und -ursachen dar. Die eindeutige Zuordnung zwischen neurophysiologischem Befund und Krankheitsbild ist nur in wenigen Fällen möglich. Die Untersuchung hilft aber bei der Eingrenzung, so dass sie als Ergänzung zur klinischen Untersuchung gesehen werden kann. In diesem Beitrag wird verdeutlicht, in welchen Fällen die apparative Tremormessung und die anschließende Tremoranalyse zur differenzialdiagnostischen Abgrenzung verschiedener Tremorerkrankungen hilfreich sein können. Zur klinischen Differentialdiagnose muss aus Platzgründen auf die Spezialliteratur verwiesen werden.

Die Aufzeichnung des Tremors kann mit unterschiedlichen Methoden erfolgen. Klassisch ist dabei die Untersuchung des Elektromyogramms mit Oberflächen- oder Nadelelektroden und im günstigsten Fall die die gleichzeitige Bewegungsaufzeichnung mit einem Akzelerometer. Daneben kann der Tremor auch mit visuellen oder ultraschallbasierten Bewegungsaufnehmern oder bei der Bewegungsdurchführung, wie zum Beispiel dem Zeichnen einer Spirale mit Hilfe eines Schreibtabletts, quantifiziert werden. Schon das Rohsignal des EMG hat für einige Krankheitsbilder große diagnostische Bedeutung. In der Regel erfolgt aber eine zeitreihenanalytische Nachverarbeitung.

## 1.9.2 Technische Durchführung und grundlegende Beurteilung der Tremoranalyse

Meist wird der Händetremor untersucht. Der Akzelerometer wird an der dorsalen Mittelphalanx mit Pflaster fixiert. Als Standardmuskeln haben sich an der oberen Extremität die Ableitung über dem antagonistischen Muskelpaar M. extensor carpi ulnaris und M. flexor carpi ulnaris, ggf. M biceps brachii und M. triceps, sowie an der unteren Extremität über dem M. vastus lateralis und M. tibialis anterior etabliert, wobei hier die akzelerometrische Messung über der Patella erfolgt. In der Regel reichen Ableitungen mit Oberflächenelektroden. Nadelelektroden sind zur genaueren Muskellokalisation oder bei wissenschaftlichen Fragestellungen sinnvoll. Für die Aufzeichnung des EMG empfehlen sich Abtastraten von ≥800 Hz, für die Aufzeichnung des akzelerometrischen Signals reichen auch niedrigere Abtastraten. Für die Messung des EMG ist zusätzlich die Anwendung eines Bandpass- Filters von 30–200 Hz sinnvoll.

### Analyse des Original-EMG

Zur Betrachtung des Polygraphie-EMG sollte die Auflösung 3 Sekunden pro Schirmbreite nicht unterschreiten, da sich so einige Eigenschaften bereits visuell erkennen lassen. Pathognomonisch ist das 13–17 Hz-Muster des orthostatischen Tremors, das synchron in allen abgeleiteten Muskeln immer im Stehen, gelegentlich aber auch im Sitzen, auftritt. Weiter sind die Asterixis als synchrone Innervationspause antagonistischer Muskeln und positive kurze, ggf. repetitive myoklonische Potenziale bei Myoklonien pathognomonisch. Entscheidend kann die Tremoranalyse auch die Diagnose des psychogenen Tremors unterstützen. Weiterhin kann die Synchronizität von Agonisten und Antagonisten beschrieben werden, die aber bereits nicht mehr eindeutige Zuordnungen erlaubt. Mit einiger Erfahrung lassen sich auch Besonderheiten von dystonen Tremores beschreiben.

Zur Beurteilung von *Tremoramplitude* und *-frequenz* werden die elektromyografischen Zeitsignale gleichgerichtet, geglättet und, ebenso wie die unverarbeiteten akzelerometrischen Signale, durch Fast Fourier Transformation in ihr Frequenzspektrums zerlegt [7]. In dieser Darstellung wird die Amplitude als Funktion der Frequenz

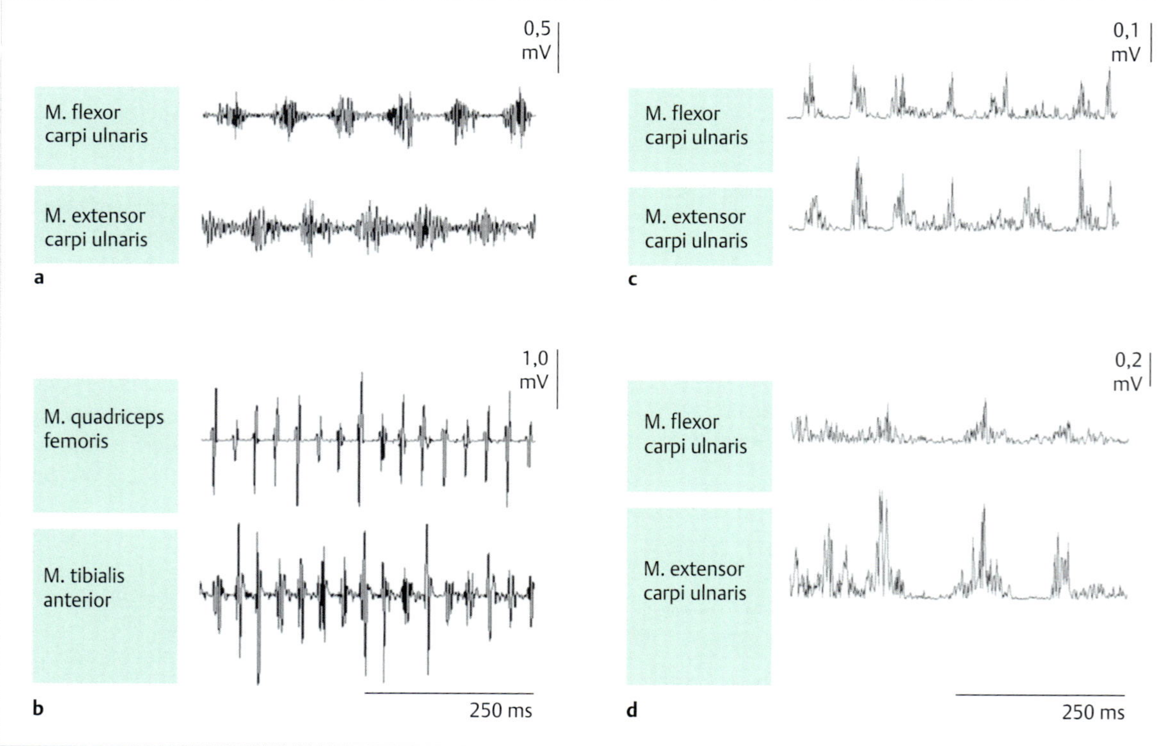


**Abb. 1.58** Beispiele für Polygrafien bei hyperkinetischen Bewegungsstörungen.
**a** Essenzieller Tremor in Haltebedingung mit reziprok alternierenden Tremormuster.
**b** Orthostatischer Tremor, dessen 13–18 Hz EMG-Bursts der Beinmuskulatur bei Ableitung im Stehen pathognomonisch sind.
**c** Ein Myoklonus zeigt im EMG der Extremitätenmuskulatur irreguläre Entladungen, die die antagonistische Muskelpaare betreffen; gut von Asterixis (d) unterscheidbar.
**d** Bei der Asterixis zeigen sich in verschiedenen Muskeln Innervationspausen, oft gefolgt von kompensatorischen Muskelzuckungen.

dargestellt, wobei die Fläche unter der Kurve des Frequenzspektrums (meist 2–30 Hz) die Tremoramplitude repräsentiert. Die Haupttremorfrequenz entspricht dem Kurvenmaximum. Oft finden sich bei zentral generierten Tremorformen weitere Maxima an den harmonischen Oberschwingungen der Tremorfrequenz, die vor allem die Wellenkonfiguration der Kurven widerspiegeln. Über die Tremorfrequenz kann bereits eine grobe Zuordnung zu verschiedenen Tremorformen erfolgen (▶ Abb. 1.58).

Grundsätzlich ist die Ableitung des Tremors über 30 Sekunden unter drei Bedingungen sinnvoll:

- In Ruhebedingung (aufliegende Unterarme, frei bewegliche herunterhängende Handgelenke)
- in Haltebedingung (aufliegende Unterarme, Hände ausgestreckt)
- unter Haltebedingung mit Gewichtsbelastung mit 1000 g.

Die Erstellung eines laboreigenen Normalkollektives wird empfohlen. Wichtige Informationen, die den Frequenzspektren unter den verschiedenen Ableitebedingungen entnommen werden können, sind die Haupttremorfrequenz und die Tremoramplitude unter den verschiedenen Aktivierungsbedingungen.

Der *Frequenzvergleich von Akzelerometrie* und *EMG* erlaubt eine Aussage über den peripheren oder zentralen Ursprung des Tremors. Ein Tremor kann ohne zentrale Rhythmisierung der EMG-Aktivität entstehen. Dies wird als mechanische Tremorkomponente bezeichnet. Dann ist im Spektrum nur eine Synchronisation des Akzelerometer-Peaks ohne EMG-Peak erkennbar. Eine Reflexursache liegt vor, wenn die Hauptfrequenz bei Änderung der Eigenfrequenz der Hand durch Gewichtsbelastung dieselbe Frequenzreduktion der EMG-Aktivität zeigt. Bei zentralen Tremores bleibt die Tremorfrequenz von EMG und Akzelerometrie unter Belastung konstant (▶ Abb. 1.59).

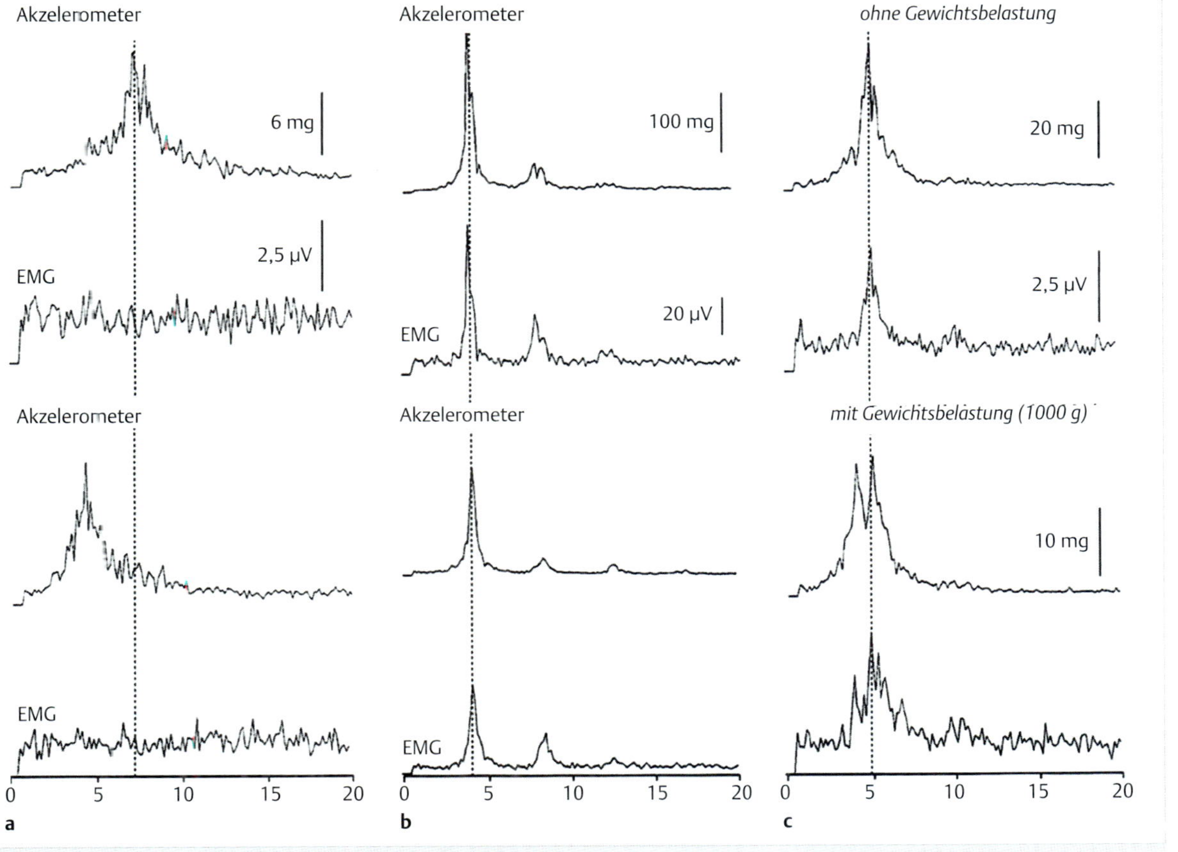


**Abb. 1.59** Darstellung des Frequenzspektrums der Akzelerometrie und des Elektromyogramms (EMG) des M. extensor carpi radialis. Die obere Reihe zeigt die Messungen in der Haltebedingung ohne, die untere mit Gewichtsbelastung. In beiden Fällen zeigt sich ein synchroner Frequenzpeak an der Haupttremorfrequenz. Unter Gewichtsbelastung ist keine Abnahme der Tremorfrequenz zu beobachten.

**a** Frequenzspektrum des physiologischen Tremors, bei dem sich für die Haupttremorfrequenz kein synchroner Frequenzpeak im EMG zeigt. Unter Belastung mit 1000 g sinkt die Haupttremorfrequenz ab.

**b** Frequenzspektren eines Patienten mit M. Parkinson.

**c** Frequenzspektren bei essenziellem Tremor.

## Kommerzielle Tremoranalysesysteme

► **Stationäre Systeme.** Auf dem Markt werden verschiedene Systeme zur apparativen Tremormessung angeboten. Die *Dantec Keypoint Workstation* (Natus Medical Incorporated; ehemals: DISA Elektronik A/S/Medtronic Incorporated/Alpine Biomed) hat eine benutzerfreundliche Oberfläche kann aber den Tremor nur mit Hilfe des Oberflächen EMG aufzeichnen. Eine Auswertung eines akzelerometrischen Signals ist nicht vorgesehen. Das *topas EMG-System* (Natus Medical Incorporated; ehemals Schwarzer GmbH) kann elektromyografische und akzelerometrische Tremoranalysen durchführen. Das *Viking On Nicolet EDX System* (Natus Medical Incorporated/Fa. Jäger-Tönnies GmbH/VIASYS Healthcare Incorporated) hat eine übersichtliche und bedienerfreundliche Tremoranalyse und hält neben der Spektralanalyse auch weiterführende Analysetools,, wie zum Beispiel die intermuskuläre Kohärenzanalyse, bereit. Das *Neurowerk-EMG*-Gerät bietet eine einfache Tremormessung mit Frequenzberechnung an, eine Spektralanalyse ist mit diesem System nicht möglich.

► **Mobile Geräte.** Neben den stationären Messsystemen gibt es mobile Geräte zur kontinuierlichen akzelerometrischen Aufzeichnung des Tremors, die eine Darstellung der Tremoramplitude unabhängig von deren zeitlicher Varianz ermöglichen. Angeboten wird hier die *SOMNOwatch* der Firma SOMNOmedics GmbH, die eine Spektralanalyse des über Stunden aufgezeichneten Tremors liefert. Über dieses System werden auch andere motorische Phänomene erfasst, wie beispielsweise medikamenteninduzierte Dyskinesien. Dieses Feld entwickelt sich derzeit sehr rasch.

# 1.9.3 Tremorformen

## Essenzieller versus physiologischer Tremor

Für die Diagnose eines *essenziellen Tremors* kann die Tremoranalyse hilfreich sein.

> **Merke** (M!)
>
> **Essenzieller Tremor**
>
> In der Diagnostik des essenziellen Tremors ist die Verminderung der Tremoramplitude nach Alkoholkonsum wegweisend. Diese kann bei niedriger Tremoramplitude der klinischen Beurteilung entgehen, in der quantitativen Tremormessung jedoch zutage treten.

Darüber hinaus ist die Tremoranalyse in der Abgrenzung zum verstärkten *physiologischen Tremor* hilfreich. Wesentliches Charakteristikum des physiologischen Tremors ist die Abnahme der Haupttremorfrequenz unter Gewichtsbelastung des Handrückens in der Haltebedingung [11], da es sich meist um einen peripheren Tremor handelt. Nur bei 10 % der Patienten mit verstärktem physiologischem Tremor kommt ein zentrales Muster vor. Im Gegensatz dazu hat der essenzielle Tremor immer ein typisches zentrales Tremormuster. Wenngleich dies noch der Bestätigung in größeren Studien bedarf, liegt die zentrale Tremorfrequenz, die also keine Gewichtsabhängigkeit zeigt, beim verstärkten physiologischen Tremor dann aber über 7 Hz.

## Differenzialdiagnostische Abgrenzung zwischen essenziellem Tremor und dem Parkinson-Tremor

Die klinische Unterscheidung zwischen dem Parkinson-Tremor und dem essenziellen Tremor kann in speziellen Fällen erschwert sein. Bei 15 % der Patienten kann der essenzielle Tremor auch mit einer Ruhetremorkomponente vergesellschaftet sein, der Parkinson-Tremor hingegen kommt bei < 10 % als alleiniger Haltetremor vor

Es gibt zahlreiche Ansätze elektrophysiologische Parameter zur Differenzialdiagnose zu nutzen. Versuche das Aktivierungsmuster von Antagonisten zu verwenden waren erfolglos. Eine Kombination von elektrophysiologischen Parametern erlaubt wahrscheinlich mit höherer Sensitivität und Spezifität eine diagnostische Differenzierung von essenziellem und Parkinson-Tremor [3]. Man kann mit verschiedenen zeitreihenanalytischen Methoden aber eine sehr hohe Trennschärfe von über 90 % erreichen. Kürzlich wurden komplexere mathematische Algorithmen etabliert, die eine > 95 % Spezifität der Trennung von essenziellem und Parkinson Tremor aufweisen. Dies gelingt mit einer Nachverarbeitung der Tremor-Leistungsspektren [9] oder einer quantitativen Messung der Tremorregularität [2]. Vermutlich sind diese Algorithmen in nächster Zeit auch allgemein zugänglich.

## Orthostatischer Tremor

Der primäre orthostatische Tremor ist ein hochfrequenter 13–18 Hz Tremor, der in der stehenden Position auftritt und hier zu einer erheblichen Standunsicherheit führt. Beim Gehen, in der sitzenden oder liegenden Position treten keine Beschwerden auf [4]. Die Tremorfrequenz ist meist schon im Oberflächen-EMG erkennbar und pathognomonisch. Am besten sollte die EMG-Aktivität der Unterschenkelmuskeln abgeleitet werden, obwohl das Muster oft in allen Muskeln erkennbar ist. Neben dem hochfrequenten primären orthostatischen Tremor sind Beintremores in Frequenzspektren bis < 10 Hz bekannt (slow orthostatic tremor). Es gibt Hinweise, dass in dieser Patientengruppe eine Gangunsicherheit sowie Stürze häufiger sind als bei Patienten mit einem primären orthostatischen Tremor [13].

## Psychogener Tremor

> **Merke**
>
> **Psychogener Tremor**
>
> Wichtige klinische Kriterien zur Diagnose des psychogenen Tremors sind das abrupte Auftreten des Tremors, eine inkonstante Symptomausprägung und die deutliche Variation der Tremoramplitude unter Ablenkung [5].

Die überwiegend durch klinische Untersuchung zu stellende Diagnose kann durch die quantitative Tremormessung untermauert werden. Es gibt zwei verwertbare elektrophysiologische Zeichen, die auch Bezug zum Entstehungsmechanismus des psychogenen Tremors haben [12].

> **Merke**
>
> Das ‚*Kokontraktionszeichen*' zeigt sich bei passiver Bewegung der zitternden Extremität und ist als Widerstand in alle Bewegungsrichtungen zu fühlen.

Dem entspricht die meist bereits bei Beginn des Tremors recht gut sichtbare Kokontraktion in der Elektromyografie der antagonistischen Muskeln, die auftritt bevor Tremorpotenziale sichtbar werden.

> **Merke**
>
> Eine 2. Gruppe von Tests macht sich die Beeinflussbarkeit des *Tremorrhythmus* beim psychogenen Tremor zunutze [10], [15]. Dabei werden die Patienten gebeten mit der nicht oder weniger betroffenen Extremität willkürliche rhythmische Bewegungen („Tapping") in einer durch den Untersucher vorgegebenen Frequenz durchzuführen. Dabei muss die vorgegebene Frequenz deutlich unterhalb der Tremorfrequenz liegen (empfohlen: 2–3 Hz). In vielen Fällen zeigt sich ein „Einschwingen" der Tremorfrequenz auf die künstlich erzeugte niedrigere Frequenz der Gegenseite („Entrainment") [8].

Varianten dieser Tests nutzen die Störung des Tremorrhythmus durch eine Willkürbewegung der gegenseitigen Hand [6]. Diese verschiedenen Elemente wurden kürzlich in einer Testbatterie zusammengefasst und validiert [14] (▶ Tab. 1.24).

**Tab. 1.24** Vorgeschlagene Testbatterie für elektrophysiologische Diagnose-Kriterien des funktionellen Tremor (Cut-off bei ≥ 3 Punkten) [14].

| Testbatterie | Summen-Score (maximal 10 Punkte) |
|---|---|
| Inkorrekte Tapping Performance (1, 3, 5, Hz) | maximal 3 Punkte |
| Entrainment, Suppression oder signifikanter Frequenz-Wechsel während Tapping mit der anderen Hand (1, 3, 5, Hz) | maximal 3 Punkte |
| Tremor-Pause oder > 50 % Reduktion der Tremor-Amplitude während kontralateraler ballistischer Bewegungen (bei ≥ 7/10 Versuchen) | 1 Punkt |
| Tonische Koaktivierung vor Tremorbeginn | 1 Punkt |
| Kohärenz bei bilateralem Tremor | 1 Punkt |
| Anstieg der Tremor-Amplitude nach Gewichtsauflage auf der Extremität | 1 Punkt |

## Asterixis und Myoklonien

Niedrigamplitudige Myoklonien und eine Asterixis (negativer Myoklonus) können leicht mit Tremores verwechselt werden. Hier kommt es im Anschluss an das Muskelpotenzial (Myoklonien) oder dessen Ausfall (Asterixis) zu einer gedämpften mechanischen Schwingung, die dann diesen Eindruck erzeugt. In solchen Fällen empfiehlt sich eine EMG-Polygrafie, die diese Differenzialdiagnose eindeutig entscheiden kann [1] (▶ Abb. 1.58).

## 1.9.4 Literatur


[1] **Deuschl** G, Raethjen, J, Köster B. Asterixis. In: Ceballos- Baumann A, Conrad, B., editor. Bewegungsstörungen. Stuttgart: Thieme Verlag; 2005: 265

[2] **di Biase** L, Brittain JS, Shah SA, Pedrosa DJ, Cagnan H, Mathy A, et al. Tremor stability index: a new tool for differential diagnosis in tremor syndromes. Brain. 2017; 140(7): 1977–1986

[3] **Gironell** A, Kulisevsky J, Pascual-Sedano B, Barbanoj M. Routine neurophysiologic tremor analysis as a diagnostic tool for essential tremor: a prospective study. J Clin Neurophysiol. 2004, 21(6):446–450

[4] **Heilman** KM. Orthostatic tremor. Arch Neurol. 1984, 41(8): 880–881

[5] **Koller** W, Lang A, Vetere-Overfield B, Findley L, Cleeves L, Factor S, et al. Psychogenic tremors. Neurology. 1989; 39(8): 1094–1099

[6] **Kumru** H, Begeman M, Tolosa E, Valls-Sole J. Dual task interference in psychogenic tremor. Mov Disord. 2007; 22(14): 2077–2082

[7] **Lauk** M, Timmer J, Lucking CH, Honerkamp J, Deuschl G. A software for recording and analysis of human tremor. Computer Methods Programs Biomed 1999; 60(1): 65–77

[8] **McAuley** J, Rothwell J. Identification of psychogenic, dystonic, and other organic tremors by a coherence entrainment test. Mov Disord. 2004; 19(3): 253–267

[9] **Muthuraman** M, Hossen A, Heute U, Deuschl G, Raethjen J. A new diagnostic test to distinguish tremulous Parkinson's disease from advanced essential tremor. Mov Disord. 2011; 26(8): 1548–1552

[10] **O'Suilleabhain** PE, Matsumoto JY. Time-frequency analysis of tremors. Brain: a journal of neurology. 1998; 121 ( Pt 11): 2127–2134

[11] **Raethjen** J, Pawlas F, Lindemann M, Wenzelburger R, Deuschl G. Determinants of physiologic tremor in a large normal population. Clin Neurophysiol. 2000; 111(10): 1825–1837

[12] **Raethjen** J, Kopper F, Govindan RB, Volkmann J, Deuschl G. Two different pathogenetic mechanisms in psychogenic tremor. Neurology. 2004; 63(5): 812–815

[13] **Rigby** H, Rigby M, Caviness J. Orthostatic Tremor: A Spectrum of Fast and Slow Frequencies or Distinct Entities? Tremor Other Hyperkinet Mov (N Y). 2015; 5: 324

[14] **Schwingenschuh** P, Saifee TA, Katschnig-Winter P, Macerollo A, Koegl-Wallner M, Culea V, et al. Validation of "laboratory-supported" criteria for functional (psychogenic) tremor. Mov Disord. 2016; 31(4): 555–562

[15] **Zeuner** KE, Shoge RO, Goldstein SR, Dambrosia JM, Hallett M. Accelerometry to distinguish psychogenic from essential or parkinsonian tremor. Neurology. 2003; 61(4): 548–550

# Kapitel 2

## Elektromyografie

# 2 Elektromyografie

## 2.1 Einleitung

Neben der Elektroneurografie ist die Elektromyografie das zweite wichtige Verfahren bei der Diagnostik neuromuskulärer Erkrankungen. Der Einsatz der Nadelmyografie richtet sich wie die Planung der Untersuchung bei der Neurografie nach dem klinischen Befund. Während der Untersuchung muss die Auswahl der untersuchten Muskeln und Techniken den aktuell erhobenen Befunden angepasst werden. Ein standardisiertes, patientenunabhängiges Vorgehen ist deshalb nicht sinnvoll.

Voraussetzung für die EMG-Untersuchung ist die Kooperation des Patienten. Diese hängt sehr davon ab, ob und wie er über die Technik und das Vorgehen aufgeklärt wird. Die Untersuchung setzt sich in der Regel aus drei Teilen zusammen:

- Beurteilung der Spontanaktivität
- Analyse der Potenziale motorischer Einheiten (PME)
- Betrachtung des Rekrutierungsverhaltens und ggf. des Interferenzmusters der PME

Diese 3 Untersuchungsschritte, die mit den gleichen Nadeln und an denselben Insertionsstellen vorgenommen werden, kommen in Abhängigkeit von der Fragestellung in unterschiedlichem Maß zum Einsatz. Während z. B. bei akuten Nervenverletzungen die Suche nach pathologischer Spontanaktivität und die Beurteilung des Rekrutierungsverhaltens zur Lokalisationsdiagnostik wichtig sind, ist bei Verdacht auf einer Myopathie die Potenzialanalyse wichtiger. Ergänzt werden diese Standardverfahren in Abhängigkeit von der Fragestellung durch besondere Techniken (Einzelfaser-EMG, Motor-Unit-Schätzung).

## 2.2 Spontanaktivität

*R. Dengler*

### 2.2.1 Definition und Grundlagen

Die Untersuchung des ruhenden Muskels ist fester Bestandteil einer elektromyografischen Untersuchung und dient der Suche nach der diagnostisch wichtigen pathologischen Spontanaktivität (PSA). Es handelt sich dabei um spontane Entladungen

- einzelner Muskelfasern (positive scharfe Wellen, Fibrillationspotenziale, myotone Entladungsserien),
- mehrerer synchronisierter Muskelfasern (komplexe repetitive Entladungen),
- ganzer motorischer Einheiten (Faszikulationspotenziale, Myokymien).
- tetanische Entladungen und der Spasmus hemifacialis stellen Sonderformen der Spontanaktivität ganzer motorischer Einheiten dar.

Pathologische Spontanaktivität kommt bei neurogenen und myogenen Muskelstörungen vor. Faszikulationen und Myokymien treten jedoch nur bei neurogenen Prozessen auf und myotone Entladungen sind spezifisch für myotone Syndrome.

Nahe den Endplatten lässt sich auch im gesunden Muskel physiologische Spontanaktivität nachweisen, die von PSA abgegrenzt werden muss.

#### Geräteeinstellung

Die Geräteeinstellung zur Analyse von Spontanaktivität im EMG ist ▸ Tab. 2.1 zu entnehmen.

Die Untersuchung erfordert eine relativ hohe Verstärkung. Entsprechend kann es beim Nadeleinstich und bei den notwendigen Nadelverschiebungen zu erheblichen Grundlinienschwankungen kommen, die durch eine Anhebung der unteren Grenzfrequenz am Verstärker weitgehend unterdrückt werden können.

### 2.2.2 Befunde

#### Physiologische Spontanaktivität

▸ **Einstich-/Insertionsaktivität.** Der gesunde Muskel ist in Ruhe elektrisch still. Beim Einstich der Nadelelektrode bzw. bei Verschiebungen kommt es jedoch zu einem kurzen Schauer (Dauer: meist < 0,5 s) hochfrequenter elektrischer Potenziale (Einstich- oder Insertionsaktivität; [6], [8]) mit typischem Geräusch im Lautsprecher. Ursächlich dürfte die mechanische Irritation von Muskelfasermembranen eine Rolle spielen. Das Fehlen von Einstichaktivität kann folgende Ursachen haben:

- technische Probleme
- falsche Lage der Nadelspitze (Fettgewebe, Faszien)
- elektrisch „stiller" Muskel (ischämische Schädigung, fibröser oder fettiger Umbau)

▸ **Endplattenaktivität.** Ferner beobachtet man an wenigen Stellen im Muskel, vermutlich in der Nähe der motorischen Endplatten, eine niedergespannte, höherfrequente Unruhe der Grundlinie, die im Lautsprecher als sog. Endplattenrauschen imponiert [13] (▸ Abb. 2.1). In diesen Bereichen werden häufig auch unregelmäßige, kurz dauernde (< 5 ms), nicht rhythmisch entladende, niedrig- bis

**Tab. 2.1** Geräteeinstellung zur Analyse von Spontanaktivität im EMG.

| Parameter | Beschreibung |
|---|---|
| Verstärkung | 50 oder 100 µV/Div |
| Ablenkgeschwindigkeit | 5 oder 10 ms/Div |
| Filter | 10 Hz oder 20 Hz –10 kHz |
| Lautsprecher | Immer an |

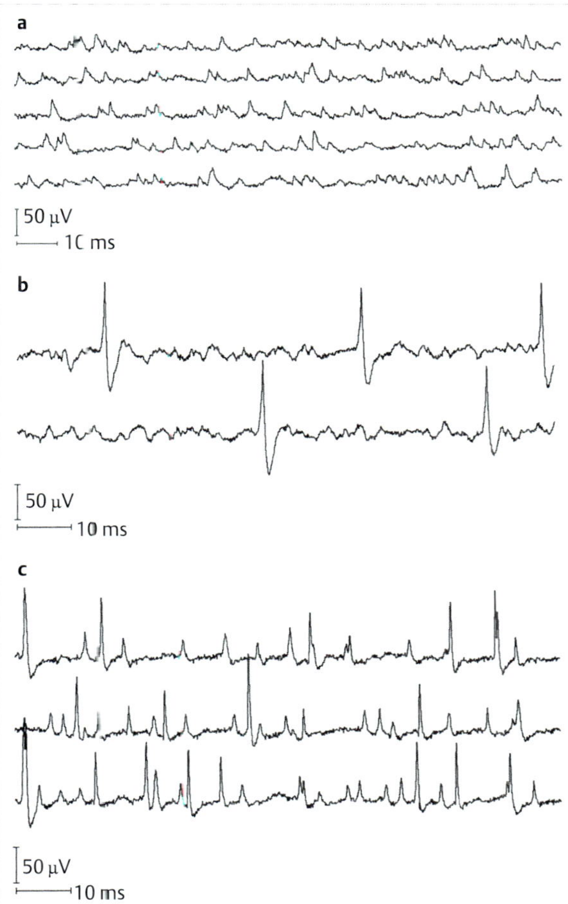


**Abb. 2.1** Verschiedene Formen von Endplattenaktivität.
**a** Endplattenrauschen mit unruhiger Grundlinie und sägezahnartigen, negativen Potenzialen.
**b** Kombination von Endplattenrauschen und einzelnen, nach negativ von der Grundlinie abgehenden höher gespannten Endplattenpotenzialen.
**c** Zahlreiche, typischerweise irreguläre Endplattenpotenziale verschiedener Amplitude, die von Fibrillationspotenzialen unterschieden werden müssen.

mittelamplitudige (< 50 µV–0,5 mV) Potenziale gesehen, die in der Regel einen primär negativen Abgang von der Grundlinie zeigen. Diese sogenannten Endplattenpotenziale sind physiologisch und dürfen nicht mit der weiter unten beschriebenen pathologischen Spontanaktivität verwechselt werden. Ähnliche Potenziale können auch als hochfrequente Serien beobachtet werden und stammen eventuell von intrafusalen Muskelfasern (Muskelspindeln).

**M!**

### Merke

**Endplattenpotenziale**

Als Faustregel kann gelten, dass Endplattenpotenziale sich von pathologischer Spontanaktivität durch ihre Unregelmäßigkeit und den meist negativen Abgang von der Grundlinie unterscheiden.

## Pathologische Spontanaktivität (PSA)

### Fibrillationspotenziale und positive scharfe Wellen

#### Charakteristika

Fibrillationspotenziale und positive Wellen [2] können nebeneinander auftreten, sind diagnostisch gleich bedeutend und werden deshalb gemeinsam besprochen.

Es handelt es sich jeweils um sehr regelmäßig auftretende, spontane Entladungen einzelner, denervierter Muskelfasern (▶ Abb. 2.2). Die Regelmäßigkeit ist eine wichtige Hilfe in der Beurteilung, ist jedoch bei starker Spontanaktivität mit hoher Potenzialdichte (viele betroffene Fasern) nicht immer erkennbar. Im Falle einer akuten axonalen Schädigung tritt diese Form der PSA nicht sofort auf, sondern in Abhängigkeit von der Distanz zwischen Ort der Schädigung und Muskel in der Regel nach ca. 14–21 Tagen. So lässt sich SPA bei Wurzelkompression in der paraspinalen Muskulatur gelegentlich bereits nach ca. 10 Tagen registrieren, während sie in weiter distalen Extremitätenmuskeln frühestens nach 14 Tagen, meist aber erst einige Tage später erkennbar wird.

*Fibrillationspotenziale* gehen scharf positiv (nach unten) von der Grundlinie ab, zeigen eine negativen Spitze und kehren innerhalb weniger Millisekunden auf die Grundlinie zurück (Dauer: meist < 5 ms). Ihre Amplitude übersteigt in der Regel kaum wenige 100 µV und erreicht selten 1 mV, die Entladungen erfolgen sehr regelmäßig mit Frequenzen von 1–30 Hz (▶ Abb. 2.2, ▶ Tab. 2.2).

▶ **Positive Wellen.** Positive Wellen sind nach dem ebenfalls scharf positiven Abgang von der Grundlinie benannt. Sie treten in denervierten Muskelfasern möglicherweise geringfügig früher auf als Fibrillationen und zeigen ein ähnliches Entladungsverhalten. Das negative Spitzenpotenzial wird vermisst und besteht allenfalls aus einem geringen negativen Überschwingen. Das Fehlen der negativen Spitze beruht vermutlich auf einer Verletzung der Muskelfaser im Elektrodenbereich, so dass das Potenzial nur auf die Elektrode zu-, aber nicht von ihr weggeleitet wird (▶ Tab. 2.3).

**Tab. 2.2** Kennzeichen von Fibrillationspotenzialen.

| Parameter | Beschreibung |
|---|---|
| Konfiguration | bi- bzw. triphasisch mit scharfem positiven Abgang und nachfolgender negativer Spitze |
| Dauer | > 5 ms |
| Amplitude | 20–500 µV (selten > 1 mV) |
| Entladungsfrequenz | 1–30 Hz |
| Entladungscharakteristik | Streng regelmäßig, abruptes Ende oder langsames Ausklingen |

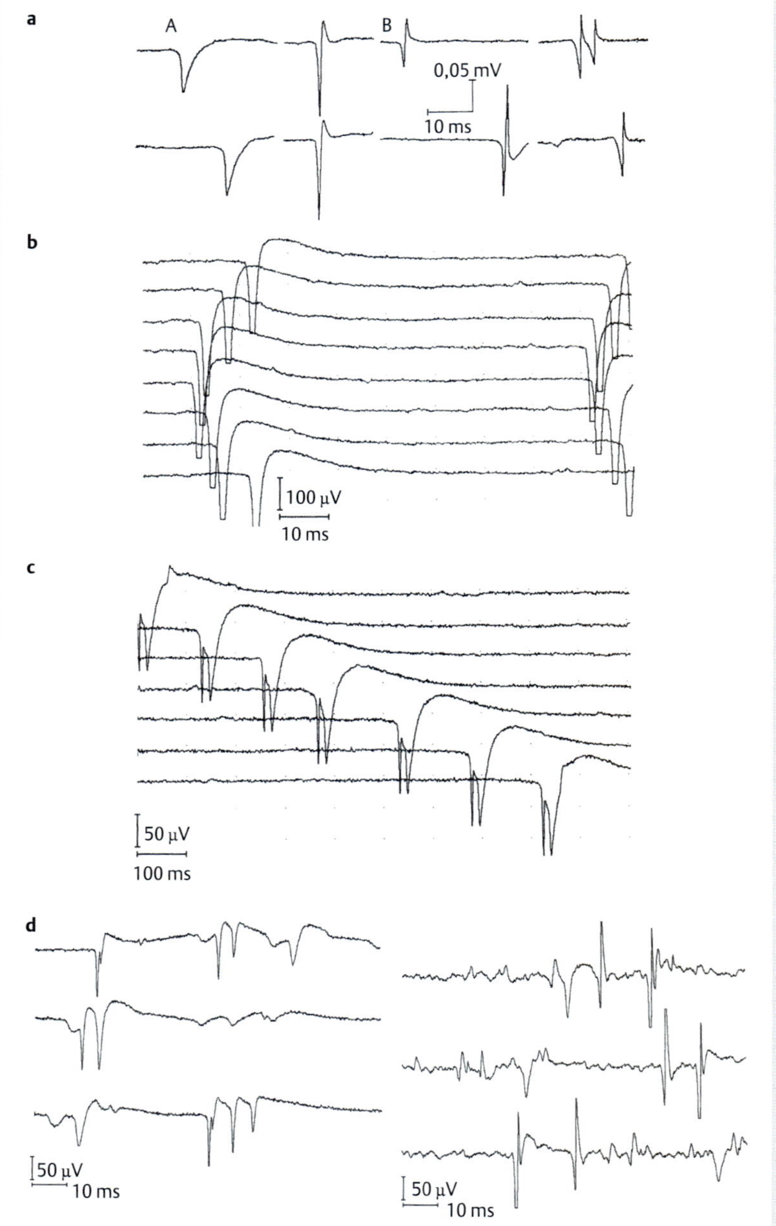


**Abb. 2.2** Pathologische Spontanaktivität.
**a** Positive scharfe Wellen (A) und Fibrillationspotenziale (B).
**b** Einzelstehende positive scharfe Wellen.
**c** Kombinierte positive scharfe Wellen in sehr regelmäßiger Entladungsfolge.
**d** Positive scharfe Wellen und Fibrillationspotenziale verschiedener Muskelfasern, bei denen die regelmäßige Entladungsfolge aufgrund der Dichte nicht mehr zuverlässig erkennbar ist.

**Tab. 2.3** Kennzeichen von positiven scharfen Wellen.

| Parameter | Beschreibung |
|---|---|
| Konfiguration | biphasisch mit scharfem positiven Abgang und negativer Nachschwankung |
| Dauer | bis 10 ms |
| Amplitude | 20–500 µV (selten > 1 mV) |
| Entladungsfrequenz | 1–30 Hz |
| Entladungscharakteristik | Streng regelmäßig, abruptes Ende oder langsames Ausklingen |

## Vorkommen

Beide Potenzialtypen kommen bei akuten bzw. bei aktiven und progressiven Prozessen vor und weisen auf das Vorliegen denervierter oder noch nicht innervierter Muskelfasern hin und sind deshalb diagnostisch sehr wertvoll. Sie helfen jedoch nicht in der Unterscheidung zwischen neurogenen und myopathischen Störungen. Auch bei Myopathien finden sich nicht innervierte Muskelfasern oder Muskelfaseranteile, z. B. aufgrund der Mitschädigung von Axonterminalen, von segmentalen Fasernekrosen mit dazwischen liegenden vitalen Faseranteilen oder von regenerativen Prozessen wie Faserspaltung und -neubildung aus Muskelstammzellen (Satellitenzellen).

## Komplexe repetitive Entladungen

### Charakteristika

Hierunter versteht man länger dauernde (mehrere hundert Millisekunden bis zu mehrere Sekunden), nieder- bis hochfrequente (5–100 Hz und mehr) spontane Entladungsserien. Sie beginnen und enden meist abrupt und ändern typischerweise Frequenz und Amplitude im Zeitverlauf kaum (▸ Abb. 2.3). Sie wurden früher häufig als „pseudomyotone" Salven bezeichnet – ein heute obsoleter Terminus (▸ Tab. 2.4).

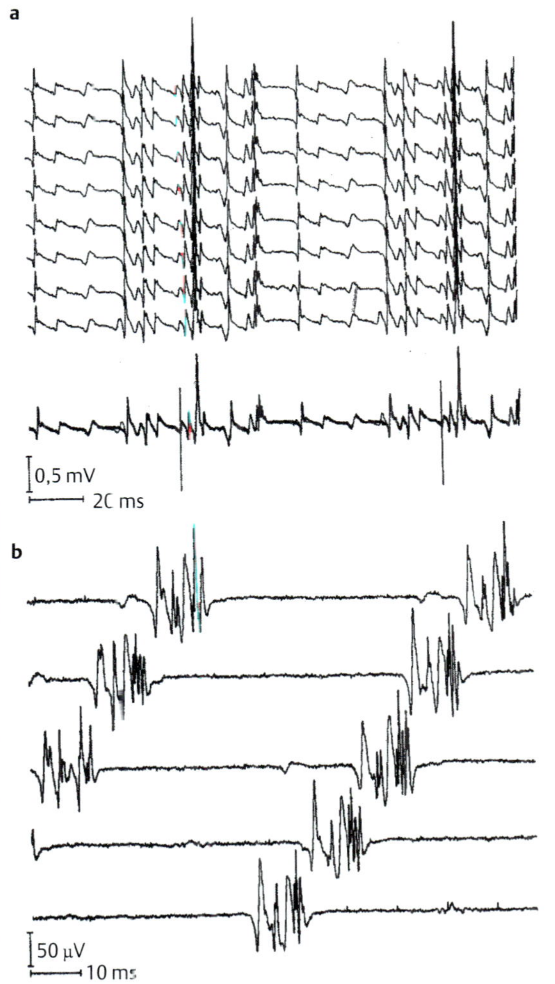


Abb. 2.3 Komplexe repetitive Entladungen.

**a** Repetitive Entladungen, die durch Triggerung auf die höchste negative Komponente am Monitor festgehalten und in der untersten Spur überlagert sind. Man erkennt eine sehr stabile identische Potenzialkonfiguration über die gesamte Entladungsfolge, mit einer Potenzialdauer von ca. 100 ms (s. vertikale Balken in unterster Spur) und einer Frequenz von ca. 10 Hz.

**b** Instabiles Potenzial mit rhythmischer Entladung.

Tab. 2.4 Kennzeichen von komplexen repetitiven Entladungen.

| Parameter | Beschreibung |
|---|---|
| Konfiguration | komplex polyphasisch mit nur geringer Variation der einzelnen aufeinander folgenden Komplexe |
| Dauer | einzelne Komplexe bis 30 ms und länger<br>Serie bis zu vielen Sekunden |
| Amplitude | Bis zu mehreren mV |
| Entladungsfrequenz | niederfrequent bis 10 Hz<br>hochfrequent bis 15 Hz und höher |
| Entladungscharakteristik | Sehr regelmäßig, maschinenartig, meist abruptes Ende |

Die Konfiguration der Einzelelemente der Serien entspricht in der Regel zusammengesetzten Potenzialen von mehreren Muskelfasern (komplexe Entladungen) und erscheint häufig hoch polyphasisch („bizarr high frequency discharges"). Sie kann durch wechselnde Blockaden von Potenzialkomponenten etwas variieren, die Amplituden erreichen bis zu 1 mV. Vermutlich spielen in ihrer Genese Kurzschlüsse (Ephapsen) zwischen gespaltenen Muskelfasern, mehreren intakten Muskelfasern oder zwischen Muskel- und Nervenfasern [10] eine Rolle, so dass es zu kreisenden Erregungen kommt [12].

### Vorkommen

Insgesamt weisen komplexe repetitive Entladungen auf einen chronifizierten Prozess hin und treten sowohl bei neurogenen als auch bei myogenen Störungen auf. Ausgeprägte repetitive Entladungen können vom Patienten in Form von Krämpfen und zum Teil auch sichtbaren Kontraktionen bemerkt werden.

> **Merke** M!
>
> **Komplexe repetitive Entladungen**
> Sie werden gelegentlich auch in offensichtlich gesunden, meist tiefer liegenden Muskeln gesehen; dies gilt insbesondere für den M. iliopsoas.

## Myotone Entladungsserien

### Charakteristika

Die Einzelelemente myotoner Entladungsserien bestehen formal aus typischen Fibrillationspotenzialen oder positiven Wellen. Kennzeichnend ist die Entladungsfolge mit einer Zu- und Abnahme der Frequenz („waxing and waning", bis zu 100 Hz und mehr) wie auch der Potenzialamplituden (bis 1 mV, ▸ Abb. 2.4) [6], [9]. Im Lautsprecher hört man das typische Crescendo/Decrescendo- bzw. „Sturzkampfbomber"-Geräusch mit An- und Abschwellen der Tonhöhe sowie der Lautstärke. Im Prinzip treten myotone Entladungsserien nicht spontan bzw. in Ruhe auf,

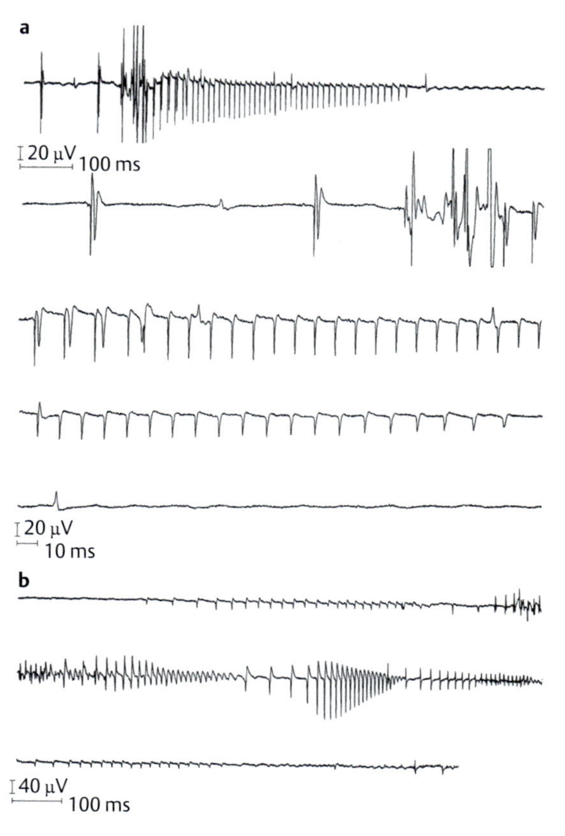


**Abb. 2.4** Myotone Entladungen.
**a** Myotone Entladungsserie im Hypothenar bei myotoner Dystrophie. Die Spuren 2–5 zeigen die Serie aus Spur 1 mit höherer Zeitauflösung. Beachte den langsamen Start mit im Verlauf zunehmender und abnehmender Frequenz und Amplitude.
**b** Typische myotone Entladungen im M. biceps bei rezessiver Myotonia congenita Typ Becker, die durch Nadelbewegung induziert werden.

sondern werden durch Irritationen der Muskelfasermembran bei Kontraktionen, durch Beklopfen (Perkussionsmyotonie) oder durch Nadelberührungen oder -verschiebungen während der Untersuchung ausgelöst.

Die Dauer der Serien ist variabel von wenigen hundert Millisekunden bis zu mehreren Sekunden. Die Unterscheidung zwischen „echten" myotonen und repetitiven Entladungsserien alleine aufgrund des Entladungsverhaltens kann gelegentlich jedoch schwierig sein (▸ Tab. 2.5).

## Vorkommen

Myotone Serien resultieren aus Funktionsstörungen muskulärer Ionenkanäle (Chlorid- oder Natriumkanäle) und sind nicht absolut spezifisch. In der klinischen Praxis sind sie jedoch pathognomonisch für die myotonen Syndrome und kommen bei folgenden Erkrankungen vor:

**Tab. 2.5** Kennzeichen myotoner Entladungsserien.

| Parameter | Beschreibung |
|---|---|
| Konfiguration | Serie monomorpher positiver scharfer Wellen oder Fibrillationspotenzialen |
| Dauer | bis zu 1–2 s |
| Amplitude | 20 µM bis zu einigen mV |
| Entladungsfrequenz | 20–150 Hz |
| Entladungscharakteristik | Zu- und Abnahme von Frequenz und Amplitude |

**Tab. 2.6** Kennzeichen von Faszikulationspotentialen.

| Parameter | Beschreibung |
|---|---|
| Konfiguration | wie PME, z. T. polyphasisch |
| Dauer | 5–25 ms |
| Amplitude | 0,1 bis mehrere mV |
| Entladungsfrequenz | z. T. sehr lange Intervalle bis zu 30 s und mehr |
| Entladungscharakteristik | sehr unregelmäßig |

- Myotonia congenita
- Paramyotonia congenita
- Myotonia dystrophica Typ 1 und Typ 2 (s. unten)
- episodische Paralysen, insbesondere bei der hyperkaliämischen Form

Die spontanen Entladungsserien bei der proximalen myotonen Myopathie (PROMM, myotone Dystrophie Typ 2) erfüllen dagegen nach eigenen Erfahrungen meist nicht die obigen Kriterien und entsprechen eher nieder- bis mittelfrequenten repetitiven Entladungsserien. Gelegentlich wurden myotone Entladungsserien außerhalb des myotonen Formenkreises beschrieben, was nicht unseren Erfahrungen entspricht.

## Faszikulationspotenziale

### Charakteristika

Faszikulationspotenziale bilden das elektromyographische Korrelat der klinisch sichtbaren Faszikulationen. Allerdings sind sie im EMG zuverlässiger und auch in dem Auge nicht zugänglichen tieferen Muskeln erfassbar. Es handelt sich um unregelmäßig auftretende, komplexe Potenziale, die spontanen Entladungen motorischer Einheiten oder zumindest größeren Anteilen davon entsprechen (▸ Abb. 2.5). Der Entstehungsort kann auf der gesamten Strecke zwischen Motoneuron und terminaler Axonaufzweigung liegen [4]. Daneben wird auch eine supraspinale Entstehung diskutiert (▸ Tab. 2.6).

Bei krankhaften Prozessen ist die Konfiguration der Faszikulationspotenziale meist im Sinne eines „neurogenen Umbaus" (s. unten) verändert, d. h. sie sind verbreitert, überhöht und nicht selten polyphasisch. Allerdings

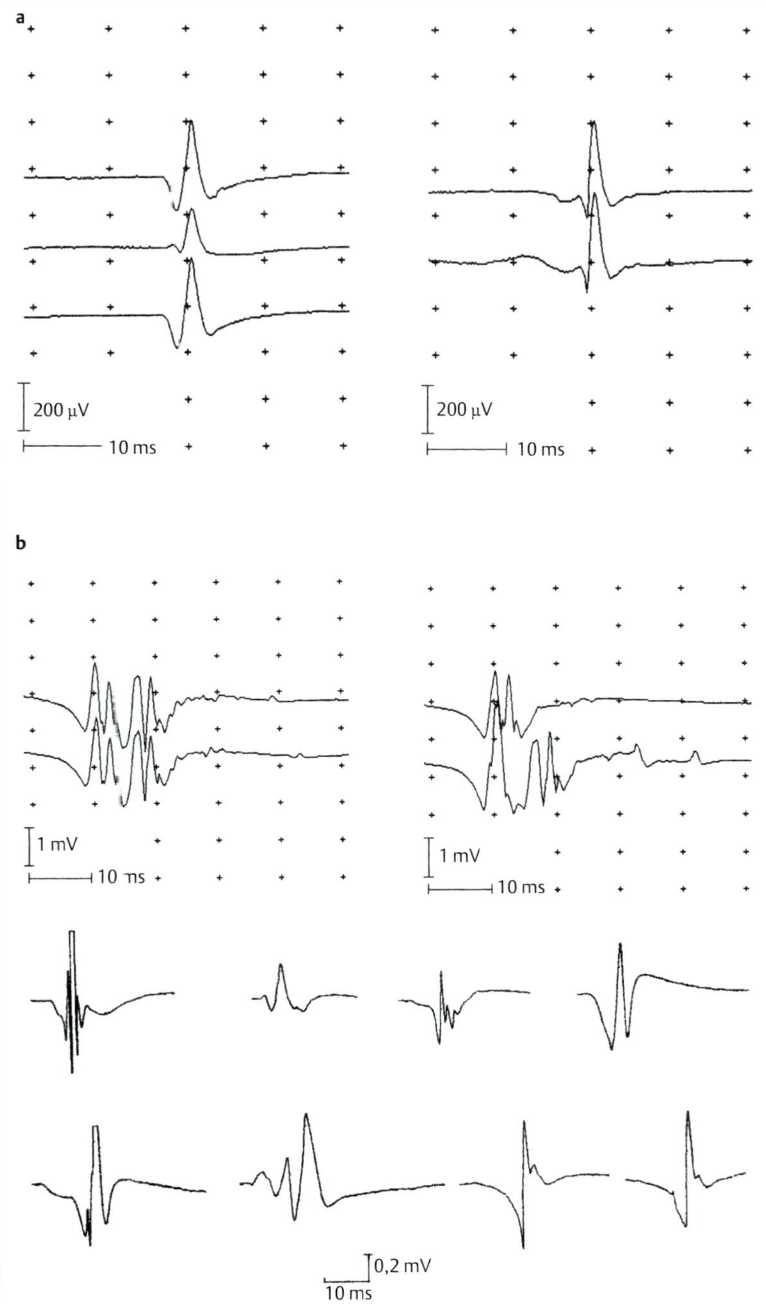


**Abb. 2.5** Faszikulationspotenziale.
**a** Mit Potenzialparametern normaler motorischer Einheiten.
**b** Mit Zeichen chronisch neurogener Veränderungen aus dem M. vastus lateralis eines Patienten mit amyotropher Lateralsklerose.

stammen Faszikulationspotenziale häufig von nadelfernen motorischen Einheiten, so dass sie keine ausreichende Anstiegssteilheit aufweisen (sog. Fernpotenziale) und hinsichtlich ihrer Konfiguration nicht hinreichend bewertbar sind.

Faszikulationen sind nicht selten mit anderer pathologischer Spontanaktivität wie Fibrillationen, positiven Wellen und auch komplexen repetitiven Entladungen vergesellschaftet. Deshalb gelingt in der Regel auch eine Abgrenzung gegenüber der häufigen Fragestellung nach benignen Faszikulationen. Bei Letzteren fehlt definitionsgemäß weitere Spontanaktivität, und die Konfiguration der Potenziale ist normal (s. unten).

Inzwischen wurde in vielen EMG-Laboratorien der Nachweis von Faszikulationen in oberflächennnahen Muskeln durch Muskelultraschall etabliert, insbesondere bei Patienten mit amyotropher Lateralsklerose und bei Kindern mit spinaler Muskelatrophie (SMA) [7].

### Vorkommen

Faszikulationspotenziale finden sich bei folgenden Erkrankungen:

- Motoneuronerkrankungen (am häufigsten vorkommend)
- multifokale motorische Neuropathien
- andere motorische Polyneuropathien (z. B. Krampus-Faszikulations-Syndrom)
- Nervenschädigungen anderer Genese (auch bei Engpasssyndromen)
- ohne andere PSA und ohne neurogene Veränderungen von PME als sogenannte benigne Faszikulationen (z. B. nach Belastung)

> **Merke**
>
> **Faszikulationen**
>
> Sie kommen grundsätzlich nur bei neurogenen Prozessen vor. Ihre Rolle in der Elektrodiagnostik der amyotrophen Lateralsklerose wurde in den „Awaji-Kriterien“ aufgewertet [3].

## Myokymien

Ähnlich den Faszikulationen führen Myokymien zu sichtbaren Kontraktionen, die als feines, ungeregeltes Muskelwogen imponieren. Elektromyografisch handelt es sich um regelmäßig wiederkehrende (Intervall: 100 ms bis 10 s), höherfrequente (20–50 Hz) Serien von 2–10 Entladungen motorischer Einheiten [1], [11], die nicht selten zusammen mit Faszikulationen zu finden sind (▶ Abb. 2.6). Zugrunde liegen den Myokymien vermutlich umschriebene Myelinschädigungen mit Ausbildung ektoper Schrittmacher.

### Vorkommen

Myokymien treten am häufigsten in der Gesichtsmuskulatur auf, insbesondere bei Affektionen des intrapontinen N. facialis (z. B. bei multipler Sklerose oder Hirnstammtumoren). In Extremitätenmuskeln weisen sie ebenfalls auf einen neuropathischen Prozess hin, z. B. auf entzündliche (Guillain-Barré-Syndrom) oder hereditäre Störungen.

Typisch ist das Vorkommen von Myokymien bei Strahlenschädigungen, z. B. den Plexus brachialis betreffend nach Behandlung von regionalen Lymphknoten beim Mammakarzinom.

## Tetanische Entladungen

Tetanische Krämpfe bei hypo- oder normokalzämischer Tetanie, z. B. unter dem Bild der klassischen Pfötchenstellung, beruhen auf spontanen, repetitiven Entladungen motorischer Einheiten. Zu Beginn oder bei leichten Anfällen feuern nur wenige Einheiten jeweils in Form von Doppel-(Doublets), Dreifach-(Triplets) oder Mehrfachentladungen (Multiplets), die unregelmäßig wiederkehren (▶ Abb. 2.7). Die Intervalle zwischen den Einzelentladungen sind sehr kurz, etwa 10–20 ms.

Mit zunehmender Stärke des Anfalls werden zunehmend mehr motorische Einheiten einbezogen, die zum Teil auch länger dauernde Entladungsfolgen zeigen, so dass es zu einem unvollständigen Interferenzmuster kommt. Tetanische Entladungen resultieren aus einer erhöhten Membranerregbarkeit von Nervenfasern, der ein gestörtes Elektrolytgleichgewicht im Serum entsprechend der Györgyi-Formel zugrunde liegt:

$$K = \frac{(K^+) \times (HCO_3^-) \times (HPO_4^{2-})}{(Ca^{2+}) \times (Mg^{2+}) \times (H^+)}$$

Eine Erhöhung der Konzentrationen der Ionen im Zähler und/oder eine Erniedrigung im Nenner führt zur axonalen Übererregbarkeit. Hypokalzämische Tetanien spielen gegenüber einer hyperventilationsbedingten Alkalose zahlenmäßig heute eine untergeordnete Rolle.

> **Praktisches Vorgehen**
>
> **Tetanische Entladungen**
>
> Für diagnostische Zwecke lassen sich tetanische Entladungen in standardisierter Form provozieren und elektromyografisch dokumentieren, z. B. bei der Fragestellung einer Hyperventilationstetanie. Im eigenen Labor hat sich in Anlehnung an die Literatur [5] folgendes Vorgehen bewährt:
>
> 1. Untersuchung des M. interosseus dorsalis manus I mit konzentrischer Nadelelektrode im ruhenden Muskel
> 2. Überprüfung und Optimierung der Nadellage bei leichter willkürlicher Innervation
> 3. Provokation eines Anfalls durch Ischämie über 5 Minuten (Blutdruckmanschette am Oberarm) mit anschließender Reperfusion entsprechend dem Trousseau-Manöver. Bei Neigung zu Tetanie kommt es nach eigener Erfahrung meist bereits während der Endphase der Ischämie oder aber 1–2 Minuten nach Öffnen der Manschette zu tetanischen Spontanentladungen. Eine weitere Provokation durch forcierte Hyperventilation kann ebenfalls versucht werden

> **Merke**
>
> **Tetanische Entladungen**
>
> Auch bei Gesunden kann es unter obigen Provokationsmanövern zu tetanischen Entladungen kommen, so dass entsprechende Befunde nur im klinischen Kontext bewertet werden können. Patienten mit Neigung zu tetanischer Reaktion zeigen jedoch in der Regel früher, häufig bereits noch während der Ischämiephase oder rasch nach Beginn einer forcierten Hyperventilation erste spontane Entladungen.

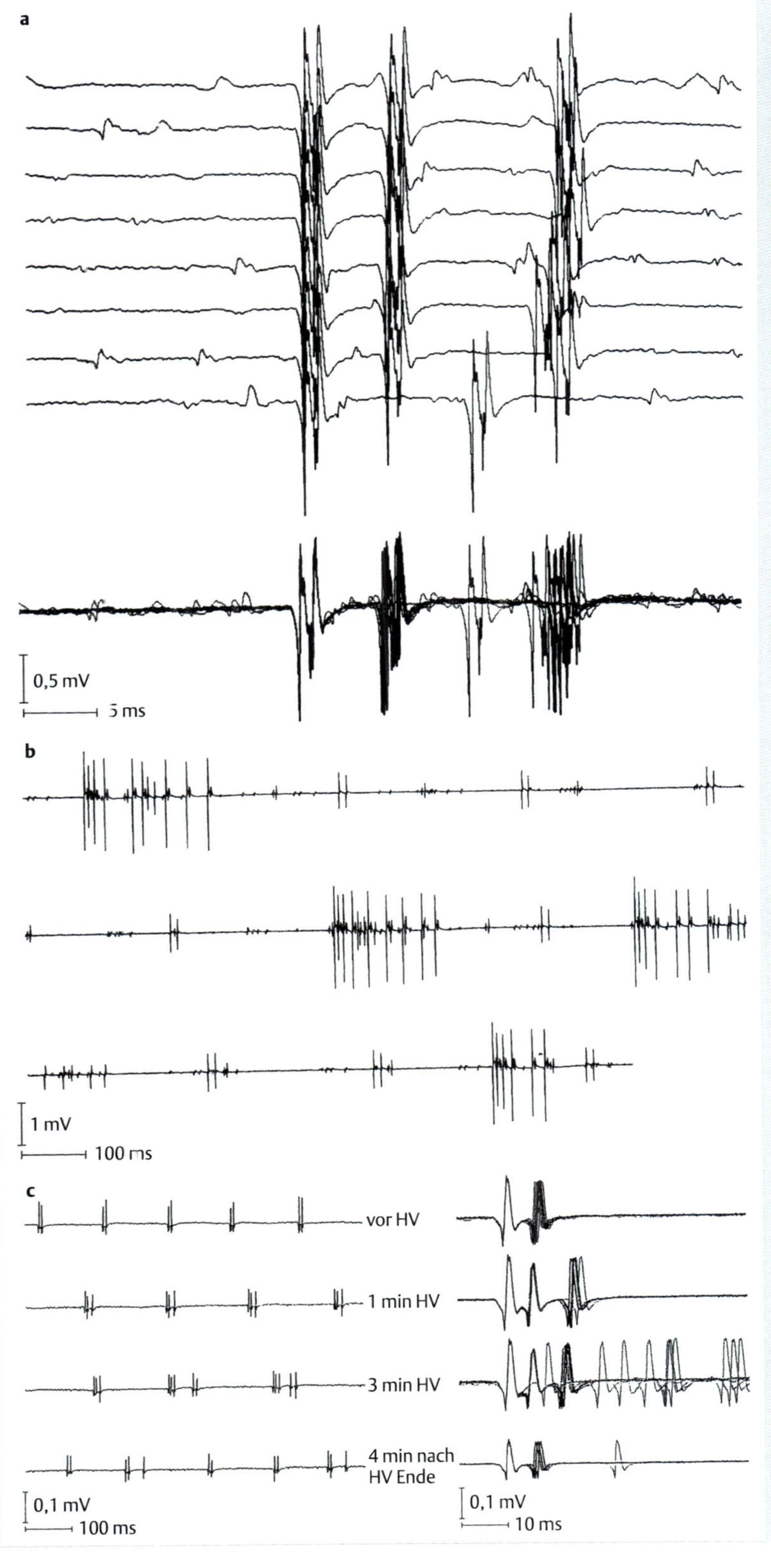


**Abb. 2.6** Fazialismyokymien im M. orbicularis oculi bei einer Patientin mit multipler Sklerose.

- **a** Konsekutive Mehrfachentladungen, die durch Triggerschaltung am Bildschirm festgehalten und in der untersten Spur überlagert sind.
- **b** Sehr charakteristisches Myokymiemuster mit Gruppen von Mehrfachentladungen, die sowohl regulär als auch irregulär auftreten.
- **c** Akutes Guillain-Barré-Syndrom; rechts getriggerte Darstellung.

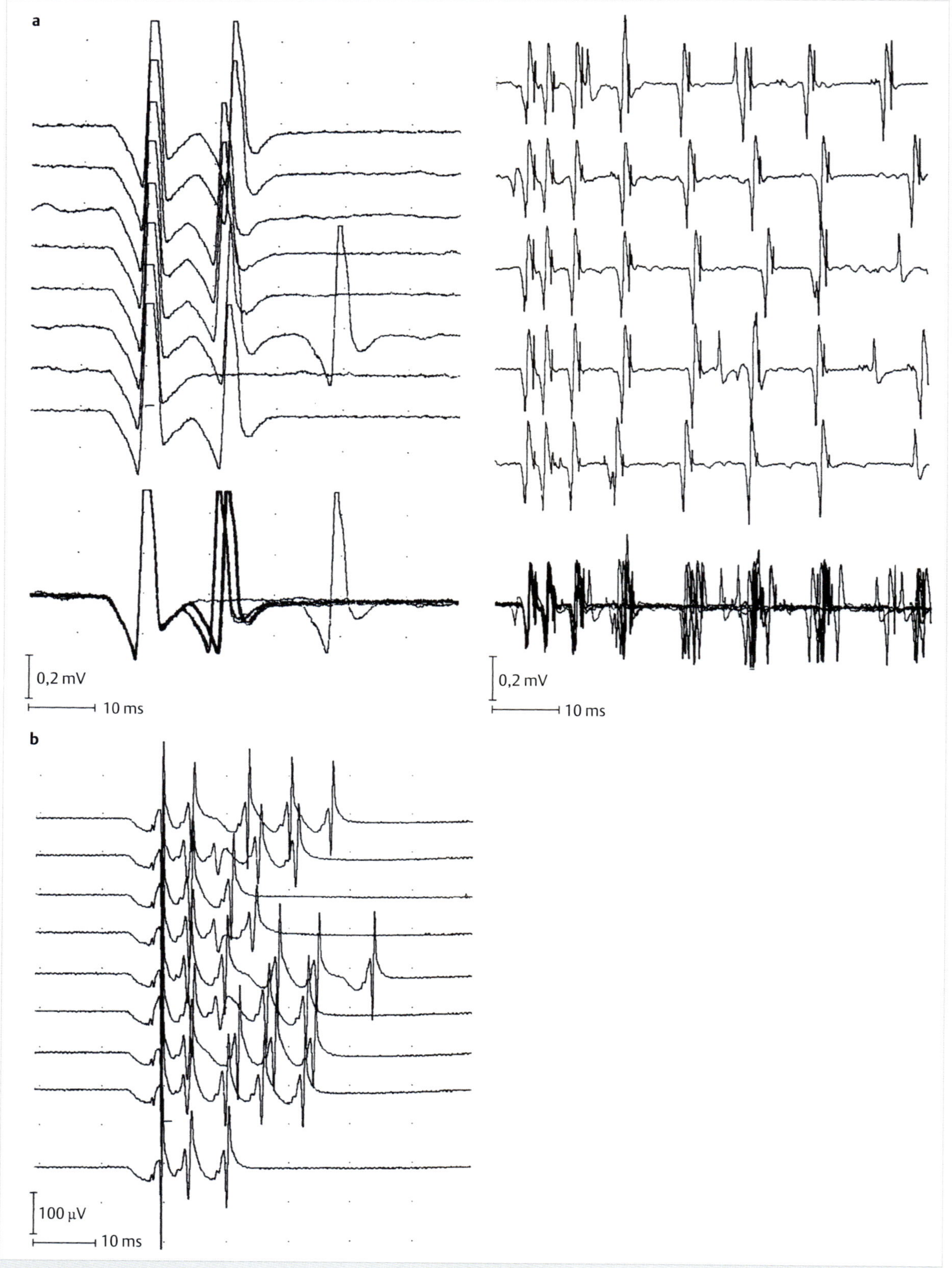


**Abb. 2.7** Tetanische Entladungen.
**a** Konsekutive Doubletten und einmaliges Triplet in der postischämischen Phase eines Tetanietests.
**b** Konsekutive tetanische Mehrfachentladungen bei langsamerer Kippgeschwindigkeit.

### Spasmus hemifacialis

Der Spasmus hemifacialis ist elektromyografisch durch spontane Einzel- oder Mehrfachentladungen motorischer Einheiten charakterisiert, die anfallsweise mit Tendenz zu irregulärer Wiederholung auftreten – entsprechend den klinisch sichtbaren Zuckungen. Die Ableitungen können denen von Myokymien ähneln, die Entladungen erfolgen jedoch nicht in vergleichbarer Weise rhythmisch. Kennzeichnend ist das in mehreren Gesichtsmuskeln synchrone Auftreten in Form typischer Synkinesen.

Zur Dokumentation empfiehlt sich eine simultane Ableitung aus dem M. orbicularis oculi des Unterlids und dem M. orbicularis oris der Oberlippe mit dünnen konzentrischen Nadelelektroden bei einer Ablenkgeschwindigkeit von 50 oder 100 ms/Div. Spasmen können ggf. durch einen willkürlichen Augenschluss provoziert werden.

Wahrscheinlich liegt dem Spasmus hemifacialis eine Myelinschädigung mit Bildung von Ephapsen zwischen N.-facialis-Fasern im Bereich der Nervenwurzel mit konsekutiv erhöhter Erregbarkeit zugrunde, vermutlich bedingt durch vaskuläre Kompression und Irritation.

## 2.2.3 Literatur


[1] **Albers** JW, Allen AA, Bastron JA et al. Limb myokymia. Muscle Nerve 1981; 4: 494–504

[2] **Buchthal** F, Rosenfalck P. Spontaneous electrical activity of human muscle. Electroenceph Clin Neurophysiol 1966; 20: 321–336

[3] **De Carvalho** M, Dengler R, Eisen A et al. Electrodiagnostic criteria for diagnosis of ALS. Clin Neurophysiol 2008; 119: 497–503

[4] **De Carvalho** M, Kiernan MC, Swash M. Fasciculation in amyotrophic lateral sclerosis: origin and pathophysiological relevance. J Neurol Neurosurg Psychiatry 2017;88:773–779

[5] **Deecke** L, Müller B, Conrad B. Zur Standardisierung des elektromyografischen Tetanietests in der Diagnostik der normokalzämischen Tetanie: 10 minütiger Trousseau bei Patienten und Gesunden. Arch Psychiat Nervenkr 1983; 223: 23–32

[6] **Dengler** R. Elektrophysiologische Grundlagen zum Verständnis der Muskelfunktion und Elektrodiagnostik. In: Jerusalem F, Zierz S, Hrsg. Muskelerkrankungen, Klinik-Therapie-Pathologie. Stuttgart: Thieme; 1991: 100–109

[7] **Johansson** MT, Ellegaard HR, Tankisi H et al. Fasciculations in nerve and muscle disorders - A prospective study of muscle ultrasound compared to electromyography. Clin Neurophysiol 2017;128:2250–2257

[8] **Kugelberg** E, Petersen I. "Insertion activity" in electromyography: with notes on denervated muscle response to constant current. J Neurol Neurosurg Psychiatry 1949; 12: 268–273

[9] **Lehmann-Horn** F, Küther G, Ricker K et al. Über die Beziehung zwischen elektrischer und mechanischer Myotonie bei Paramyotonia congenita. Akt Neurol 1984; 11: 29–34

[10] **Partanen** JV. Ephaptic transmission from type ii afferents to static γ and β efferents causes complex repetitive discharge: An hypothesis. Muscle Nerve. 2016; 53 508–512

[11] **Sindermann** F, Conrad B, Jacobi HM et al. Unusual properties of repetitive fasciculations. Electroenceph Clin Neurophysiol 1973; 35: 173–179

[12] **Trontelj** J, Stålberg E. Bizarre repetitive discharges recorded with single fibre EMG J Neurol Neurosurg Psychiatry 1983; 46: 310–316

[13] **Wiederholt** WC. "Endplate noise" in electromyography. Neurology 1970; 20: 214–224


### Weiterführende Monografien


[14] Kimura J: Electrodiagnosis in Diseases of Nerve and Muscle: Principles and Practice. 4 th Edition, Oxford, Oxford University Press, 2013

[15] Bischoff C, Schulte-Mattler W: Das EMG-Buch. 4. Auflage, Thieme Verlag, Stuttgart, 2015


# 2.3 Einzelpotenzialanalyse

*C. Bischoff*

## 2.3.1 Definition und Grundlagen

**Definition**

**Einzelpotenzialanalyse**

Sie ist die Untersuchung des Summenpotenzials der elektrischen Aktivität der Muskelfasern, die zu einer motorischen Einheit gehören und im Aufnahmeterritorium der Nadelelektrode liegen, bei Willküranspannung des Muskels.

Konfiguration und Entladungsverhalten der Summenaktionspotenziale motorischer Einheiten (PME) lassen Aussagen über morphologische und funktionelle Veränderungen motorischer Einheiten zu, im Besonderen über Faserdichte und Synchronizität der Entladungen der Muskelfasern einer motorischen Einheit.

▸ **Konzentrische Nadelelektroden.** Sie werden in den Muskel eingestochen und üblicherweise in Europa zur Registrierung der elektrischen Muskelaktivität benutzt. Gemessen wird die Potenzialdifferenz zwischen der Aufnahme- und der Ableitelektrode, die beide bei der konzentrischen Nadelelektrode in der Nadel untergebracht sind. Referenzelektrode ist dabei der Stahlmantel der Nadel, der Schaft. Die Aufnahmeelektrode ist eine zentral im Schaft liegende, gegen die Umgebung isolierte Drahtelektrode, die nur an der Nadelspitze frei liegt (▸ Abb. 2.8). Mit der konzentrischen Nadelelektrode wird immer nur ein Teil der zu einer motorischen Einheit gehörenden Muskelfaser registriert, da das Territorium der motorischen Einheit in der Regel deutlich größer ist (zwischen 5 und 15 mm) als der Aufnahmebereich der Nadel (etwa 2,5 mm). Im Aufnahmebereich einer konzentrischen Nadelelektrode befinden sich Muskelfasern von mehr als 30 verschiedenen motorischen Einheiten (▸ Video 2.1).

▸ **Monopolare Nadelelektroden.** Sie werden bei uns seltener zur Registrierung eingesetzt. Aufnahme- und Referenzelektrode sind jeweils einzelne Elektroden. Die Aufnahmeelektrode ist eine Nadel, die bis auf den Endabschnitt mit Teflon beschichtet, also über weite Strecken isoliert ist. Als Referenzelektrode dient eine zweite Elektrode, die in einer Entfernung von 1–2 cm entweder als

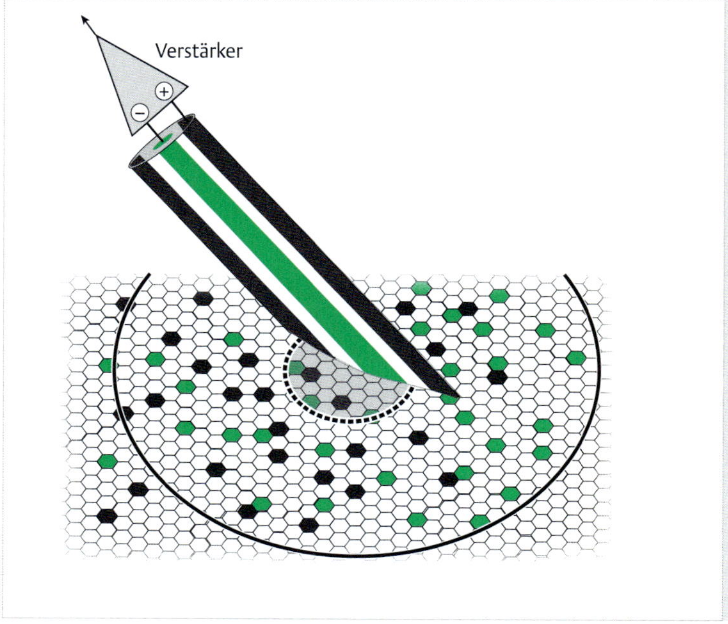


**Abb. 2.8** Prinzip der Ableitung mit einer konzentrischen Nadelelektrode. Referenzelektrode ist der Nadelschaft, der mit dem positiven Eingang des Verstärkers verbunden ist, die Ableitelektrode verläuft im Nadelinneren (mit einer Isolierschicht von der Kanüle getrennt) und ist mit dem negativen Eingang verbunden. Um die Nadelspitze im Aufnahmebereich befinden sich Muskelfasern unterschiedlicher motorischer Einheiten in irregulärer Anordnung. Die Größenrelationen zwischen Nadel und Muskelfasern sind eingehalten. Alle grau bzw. schwarz ausgefüllten Fasern gehören zu je einer motorischen Einheit. Der gestrichelte Halbkreis umgrenzt das Territorium, in dem die Fasern liegen, die zur Amplitude des PME beitragen, der durchgezogene Kreis das Areal, in dem die Muskelfasern zur Dauer beitragen.

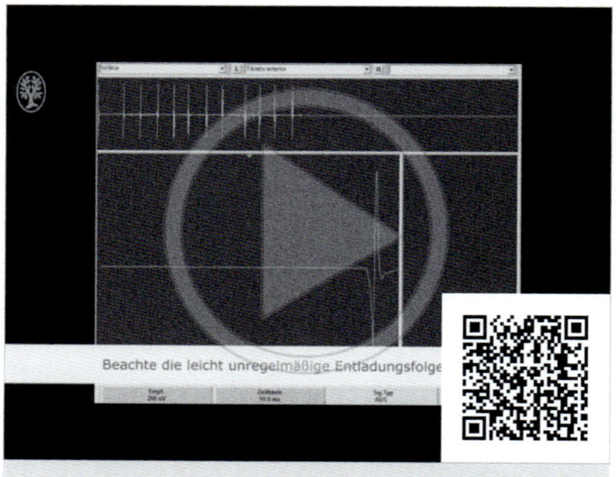


**Video 2.1 Eine motorische Einheit.** Beachte die leicht unregelmäßige Entladungsfolge.

Nadelelektrode subkutan eingestochen oder als Oberflächenelektrode auf der Haut platziert wird. Mit dieser Nadel werden zwar mehr, aber auch nie alle Fasern einer motorischen Einheit erfasst.

## Geräteeinstellung

Die Geräteeinstellung zur EMG-Potenzialanalyse beinhaltet ▶ Tab. 2.7.

**Tab. 2.7** Geräteeinstellung zur EMG-Potenzialanalyse.

| Parameter | Beschreibung |
|---|---|
| Verstärkung<br>• zur Latenzmessung<br>• Amplitudenmessung | 0,1 mV/Div (zur Latenzmessung)<br>0,2–5 mV/Div (abhängig von der Amplitude) |
| Zeitachse | 5 ms/Div oder 10 ms/Div |
| Filtereinstellung | 2 Hz (5 Hz)–10 kHz |
| Triggerfunktion | mitunter vorteilhaft (zur Beurteilung von Spätkomponenten, Stabilität) |
| Lautsprecher | immer mit akustischer Kontrolle |

Bei der Potenzialanalyse ist die richtige Filtereinstellung eine Grundvoraussetzung für die Bewertung der Potenziale. Eine Erhöhung der unteren Grenzfrequenz, des Hochpassfilters, führt zu einer Verkürzung der Potenzialdauer, da alle Potenzialanteile herausgefiltert werden, die sich in größerer Entfernung (> 1 mm) zur Nadelspitze befinden. Dadurch erscheinen die Potenziale wie „myopathisch“ verändert (▶ Abb. 2.9). Die Herabsetzung der oberen Grenzfrequenz, des Tiefpassfilters, führt im Wesentlichen zu einer Abnahme der Potenzialamplitude.

### Merke

M!

**Einzelpotenzialanalyse**

Pathologische Veränderungen und die Tatsache, ob das Potenzial nadelnah abgeleitet wird, sind oftmals besser akustisch wahrzunehmen als auf dem Bildschirm darzustellen, so dass immer eine akustische Kontrolle der Untersuchung stattfinden muss.

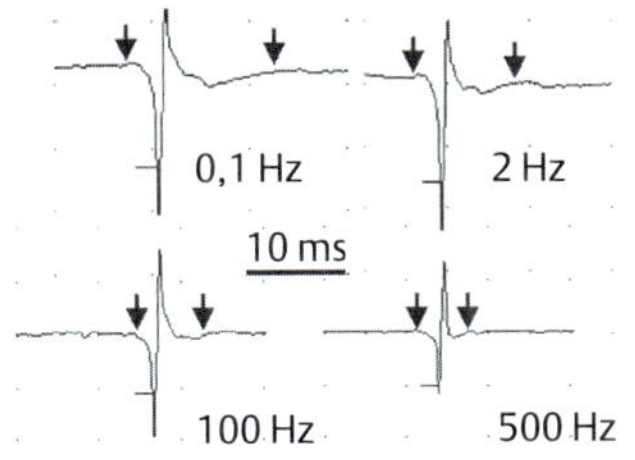


**Abb. 2.9** Einfluss der Filtereinstellung auf das PME. Bei gleicher oberer Grenzfrequenz von 10 kHz wird die untere Grenzfrequenz verändert. Je höher der Hochpassfilter eingestellt ist, desto kürzer und desto kleiner wird das Potenzial. (Conrad u. Bischoff 1998: Das EMG Buch. Stuttgart: Thieme 1998)

## 2.3.2 Technik und Standard der Durchführung

Voraussetzung für eine erfolgreiche Potenzialanalyse ist die ausreichende Kooperation des Patienten. Diese wird durch eine Vorabinformation über das Vorgehen, ausreichende Entspannung (Untersuchung in der Regel im Liegen), eine ruhige Untersuchungsatmosphäre und einen ausreichend temperierten Raum begünstigt.

### Praktisches Vorgehen

**Einzelpotenzialanalyse**

1. Auswahl des Muskels und Lokalisation anhand anatomischer Landmarken, ggf. nach Anspannung durch den Patienten.
2. Aufforderung, den Muskel vollkommen zu entspannen.
3. Einstich der Nadel in den entspannten Muskel, bei größeren Muskeln senkrecht zur Oberfläche, möglichst in der Muskelmitte, ausreichend tief (keine Ableitung von oberflächlichen Muskelschichten, da hier die Aufnahmegeometrie verändert ist und oft nur kurze, niederamplitudige Potenziale registriert werden).
4. Kontrolle der richtigen Nadellage im Muskel: Vorhandensein von Einstichaktivität, ggf. kurze Willkürkontraktion zur Kontrolle der Nadellage oder passive Bewegung des Muskels.
5. Anspannung des Muskels mit geringer Innervation, so dass 1–4 PME auf dem Bildschirm sichtbar bzw. abgrenzbar sind (▶ Video 2.2). Gleichmäßige Kontraktion ist wichtig, da bei tremoröser Innervation die Abgrenzung der PME aufgrund der Überlagerung schwierig bzw. unmöglich ist.
6. Zufälliges Aufsuchen eines oder mehrerer nadelnaher Potenziale: scharfer, hochfrequenter Klang und steiler Anstieg der Hauptkomponente. Dazu muss die Nadel eventuell etwas verschoben werden. Die Empfehlung, nur Potenziale mit einer Anstiegssteilheit < 0,5 bzw. 0,8 ms zu akzeptieren, ist für höheramplitudige oder aufgesplitterte PME nicht sinnvoll.
7. Eine Optimierung der Nadellage, um möglichst hohe Amplituden zu erzielen, ist nicht sinnvoll, da es für ein PME keine absolute Amplitude gibt und dieses Vorgehen für den Patienten schmerzhaft ist.
8. Alle Potenziale sollten mindestens dreimal reproduzierbar dargestellt und dann die Potenziale vermessen werden. Hierzu ist ein Trigger nützlich, mit dessen Hilfe das Potenzial am Bildschirm an gleicher Stelle mehrfach untereinander dargestellt werden kann (▶ Abb. 2.17).
9. Nach der Ableitung der PME an einer Stelle Verschiebung der Nadel > 10 mm, um sicherzustellen, dass von einer neuen motorischen Einheit abgeleitet wird, da das Territorium der meisten motorischen Einheiten einen Radius zwischen 5 und 15 mm umfasst.
10. Zur quantitativen Potenzialanalyse (s. unten) müssen mindestens 20 Potenziale unterschiedlicher motorischer Einheiten untersucht werden. Dazu sind in der Regel zwischen 2 und 5 Insertionen notwendig. Auf einen ausreichenden Abstand zwischen den verschiedenen Insertionsstellen ist zu achten.
11. Bestimmung der Zahl der Ausreißerpotenziale, d. h. von PME mit eindeutig pathologischen Werten der Amplitude, Dauer, Phasen- oder Turnzahl im Vergleich mit den Referenzwerten des jeweils untersuchten Muskels. Die Bestimmung des Mittelwerts der Potenzialparameter ist meist nicht sinnvoll.

### Automatisierte Potenzialanalyse

Nach Einführung der PC-Technik in die EMG-Geräte ist eine voll- oder halbautomatische Analyse der PME möglich.

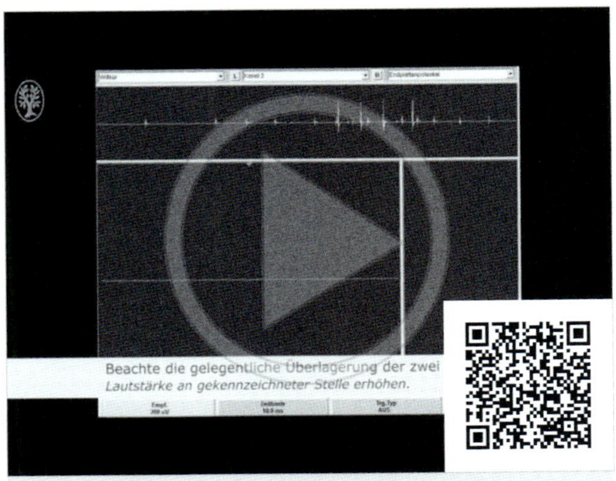


**Video 2.2 Darstellung von zwei Potenzialen motorischer Einheiten.** Beachte die gelegentliche Überlagerung der zwei PME.

### Technik

Die Aufnahme erfolgt wie bei der manuellen Technik. Der Patient wird aufgefordert, den Muskel zu aktivieren. Anschließend erfolgt eine Mustererkennung. Aus den fortlaufend registrierten Potenzialen sucht das EMG-Gerät automatisch oder nach Mustervorgabe durch den Untersucher (halbautomatische Methode) Potenziale nach verschiedenen Kriterien (Amplitude, Umkehrpunkte, Vergleich der Konfiguration, Entladungsverhalten) heraus, die sich weitgehend gleichen, und weist sie verschiedenen Klassen zu. Manche Verfahren verwenden bei der Potenzialauswahl auch eine Mittelwertbildung aufeinander folgender Potenziale. Die klassifizierten Potenziale werden automatisch vermessen und zur weiteren Auswertung abgespeichert, wobei möglichst eine Kontrolle der vom Gerät ausgewählten Potenziale durch den Untersucher stattfinden sollte. Hiermit werden Doppelregistrierungen bei geringen Potenzialvariationen, wie sie z. B. durch Nadelverschiebungen während der Untersuchung oder durch aufgesplitterte PME bei Reinnervation vorkommen können, oder zufällige Überlagerungen zweier PME erkannt und vermieden.

### Vorteile

Vorteile der Methode sind:

- kürzere Untersuchungszeit durch schnelle Potenzialerkennung und automatische Potenzialvermessung (die Untersuchung eines Muskels mit Registrierung von 20 Potenzialen dauert weniger als 5 Minuten)
- Ableitung mehrerer Potenziale pro Untersuchungsstelle: somit höhere Sicherheit, Potenziale unterschiedlicher motorischer Einheiten zu erfassen
- Verminderung des Untersucherbias durch die Auswahl auch solcher Potenziale, die nicht in das vom Untersucher „erwartete Bild" passen

### Nachteile

Nachteile der Methode sind:

- keine oder Mehrfachregistrierung komplexer (polyphasischer, instabiler) Potenziale
- Kontrolle durch den Untersucher immer erforderlich
- bei Mittelwertbildung möglicherweise Verfälschung der Potenziale mit mehr oder weniger Phasen oder Turns aufgrund einer Mittelung unterschiedlicher Potenziale durch falsche Triggerung oder Klassifizierung

## 2.3.3 Messwerte der PME

Zur Charakterisierung eines Summenpotenzials einer motorischen Einheit werden unterschiedliche Messwerte (▶ Abb. 2.10) herangezogen, die bei der Beurteilung pathologischer Prozesse berücksichtigt werden müssen. Die ermittelten Werte sind abhängig vom untersuchten Muskel.

## Potenzialamplitude

### Bestimmung

Man ermittelt den Abstand von der größten negativen bis zur größten positiven Potenzialspitze (Peak-to-Peak-Amplitude).

Sie ist im Wesentlichen abhängig von der Zahl der Muskelfasern einer motorischen Einheit und der Synchronizität der Entladungen der einzelnen Muskelfasern. Zur Amplitude tragen nur relativ wenige Muskelfasern (etwa 5–10) bei, die sich in unmittelbarer Nähe der Nadelspitze (Abstand in alle Richtungen bis etwa 0,5 mm) befinden (▶ Abb. 2.8, innerer Kreis). Nur bei annähernd synchroner Entladung der Muskelfasern einer motorischen Einheit addieren sich die Amplituden der Aktionspotenziale der einzelnen Muskelfasern, während sie sich bei nicht synchron entladenden Muskelfasern zum Teil aufheben („phase cancellation effect"), sodass es zu einer Aufsplitterung (Polyphasie) der Potenziale ohne Amplitudenzunahme kommt.

> **Merke** (M!)
>
> **Potenzialamplitude**
>
> Bei zufälliger Nadelinsertion kommen bei Gesunden nur selten Amplituden > 1 mV vor und so gut wie nie > 2 mV.

► **Hohe Amplituden.** Sie entstehen durch eine Zunahme der Faserdichte synchron entladender Muskelfasern im Rahmen einer fortgeschrittenen oder abgeschlossenen Reinnervation, dabei ist die Dauer der PME normal oder verlängert. Selten kommen hohe Amplituden auch bei Myopathien vor, dann aber kurze Dauer der PME.

► **Niedrige Amplituden.** Sie entstehen bei Ausfall von Muskelfasern einer motorischen Einheit (Myopathien) oder bei sehr asynchron entladenden Fasern einer motorischen Einheit.

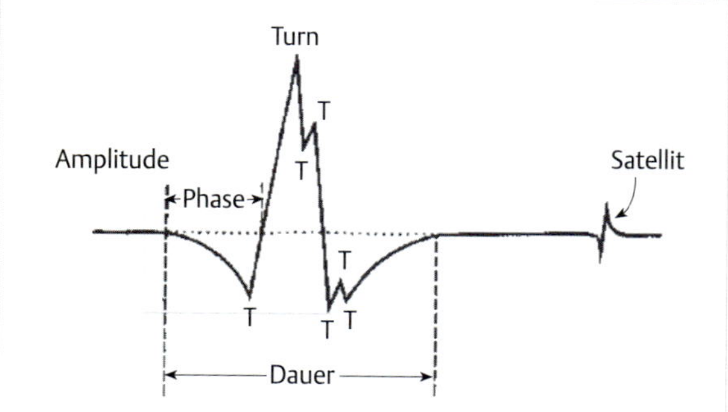


**Abb. 2.10** Potenzial einer motorischen Einheit mit Angabe der wichtigsten Messwerte; T-Turn (Umkehrpunkt). (Conrad u. Bischoff 1998: Das EMG Buch. Stuttgart: Thieme 1998)

**Merke**

**Potenzialamplitude**

Niedrige Amplituden kommen nicht nur bei myopathischen Veränderungen vor!

**Fallstricke**

**Einzelpotenzialanalyse: Probleme bei der Beurteilung der Amplitude**

- Höhe der Amplitude hängt ab von der Distanz zwischen Nadelspitze und den Muskelfasern, d. h. je näher die Nadelspitze an einzelnen Muskelfasern ist, desto höher ist die Amplitude
- die absolute Amplitudengröße eines Potenzials gibt es nicht; daher sollte man bei ausreichender Nadelnähe des Potenzials keine Optimierung der Amplituden versuchen
- erhebliche Variation der Amplitude und ggf. der Potenzialkonfiguration bei auch nur geringer Nadelverschiebung, vor allem bei komplexen Potenzialen (▶ Abb. 2.11)
- bei subakuten neurogenen Prozessen zunächst keine Zunahme der Amplitude, sondern nur Potenzialaufsplitterung bei verlängerter Dauer, da zwar die Faserdichte zunimmt, aber wegen der noch unreifen Endplatten und der inkompletten Myelinisierung der neuen terminalen Nervenendaufzweigungen die Entladungen nicht synchron erfolgen (▶ Video 2.3)
- Potenziale mit kleinen Amplituden werden leicht übersehen; Fehlermöglichkeiten sind
  - zu starke Anspannung des Muskels, da sie dann im Grundlinienrauschen untergehen,
  - zu geringe Verstärkung, „Amplitudenoptimierung“, d. h. nur Suche nach oder Berücksichtigung von hochamplitudigen PME

## Potenzialdauer

### Bestimmung

Sie erfolgt von der ersten Ablenkung von der Grundlinie bis zur Rückkehr zur Grundlinie. Bei automatischen Messsystemen werden mathematische Definitionen zugrunde gelegt, so z. B. die Abweichung in Mikrovolt von der Grundlinie.

Die Potenzialdauer wird von der Zahl der Muskelfasern einer motorischen Einheit bestimmt, die sich innerhalb eines Radius von etwa 2,5 mm um die Nadelspitze befinden (▶ Abb. 2.8, äußerer Kreis), sowie von der Endplattenverteilung und Leitgeschwindigkeit entlang der Nerventerminalen.

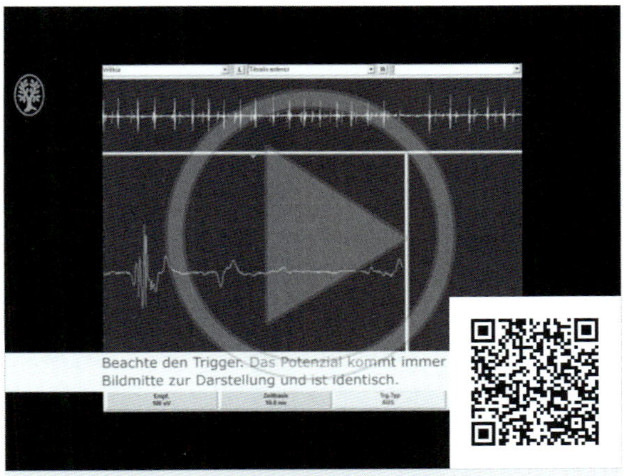


**Video 2.3 Polyphasisches Potenzial.** Beachte den Trigger. Das Potenzial kommt immer in der Bildmitte zur Darstellung und ist identisch.

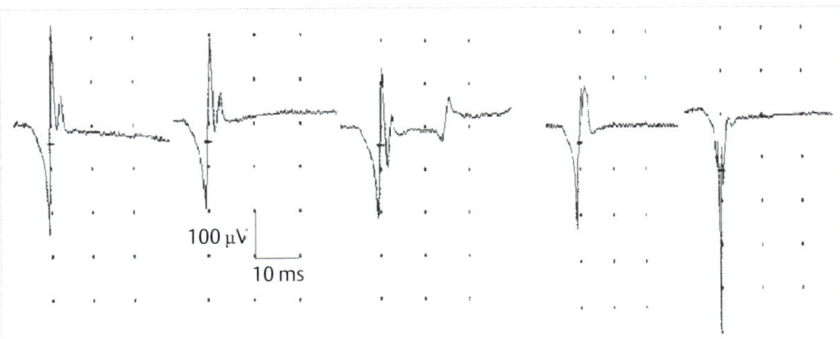


**Abb. 2.11** Änderung der Amplitude und der Konfiguration eines PME in Abhängigkeit von der Nadelposition; zwischen den Ableitstellen der einzelnen Potenziale der gleichen motorischen Einheit liegt immer etwa 1 mm (siehe auch ▶ Video 2.4).

► **Zunahme der Potenzialdauer.** Dazu kommt es bei Zunahme der Faserdichte im Rahmen chronisch-neurogener Prozesse sowie bei subakut neurogenen Prozessen aufgrund asynchron entladender Muskelfasern einer motorischen Einheit.

► **Abnahme der Potenzialdauer.** Diese kommt bei Faserverlust bei Myopathien und bei beginnender Reinnervation nach vollständiger axonaler Degeneration vor.

### Fallstricke

**Einzelpotenzialanalyse: Probleme bei der Bestimmung der Dauer**

- Unscharfe Abgrenzung des Potenzialanfangs bzw. -endpunkts (► Abb. 2.12); die Endpunktbestimmung ist oft schwieriger, da sich manche Potenziale nur langsam wieder an die Nulllinie annähern oder durch Filtereffekte Nachschwankungen haben; die Dauer wird deshalb häufig zu lange gemessen.
- Einfluss der Verstärkung auf die Messung der Dauer (► Abb. 2.13): Je höher die Verstärkung, desto länger wird die Dauer bestimmt; deshalb sollte die manuelle Bestimmung der Dauer immer bei gleicher Verstärkung (0,1 mV/Div) erfolgen.
- Späte Potenzialanteile, sog. Satellitenpotenziale (► Abb. 2.16), werden bei der Bestimmung der Potenzialdauer nicht berücksichtigt.

## Phasen- und Turnzahl

### Bestimmung

Die Phasenzahl ist die Zahl der Nullliniendurchgänge des Potenzials plus eins, die Zahl der Turns (Aufsplitterungen, Wendepunkte) ist die Zahl der Polaritätswechsel (Richtungswechsel) des Potenzials um mehr als 50 µV.

Die diagnostische Wertigkeit von Phasen und Turns ist gleich. Polyphasisch ist ein Potenzial mit ≥5 Phasen (► Abb. 2.14, ► Video 2.3). Auch in gesunden Muskeln können bis zu 15 % der PME polyphasisch sein.

Beide Parameter sind ein Maß der Synchronizität der Entladung der Muskelfasern einer motorischen Einheit.

► **Erhöhte Polyphasierate bzw. Zahl der Turns.** Sie tritt bei asynchroner Entladung der Muskelfasern einer motorischen Einheit auf.

### Merke

**Polyphasien**

Sie kommen sowohl bei neurogenen als auch bei myopathischen Prozessen vor.

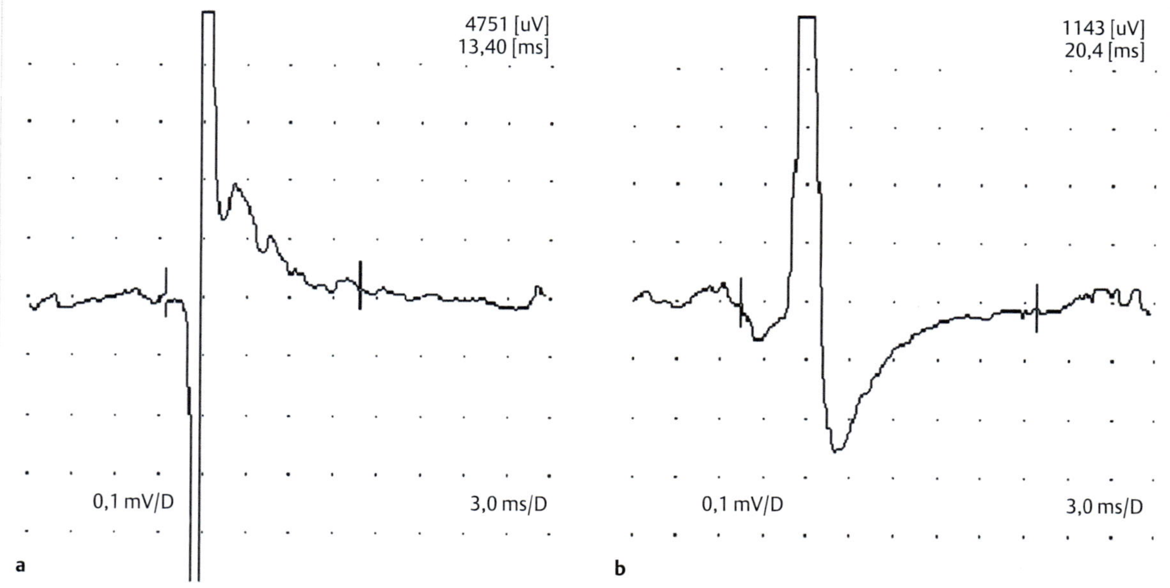


**Abb. 2.12** Bestimmung der Potenzialdauer.
**a** Schwierigkeit bei der Bestimmung des Potenzialendpunkts.
**b** Schwierigkeit bei der Bestimmung des Beginns.

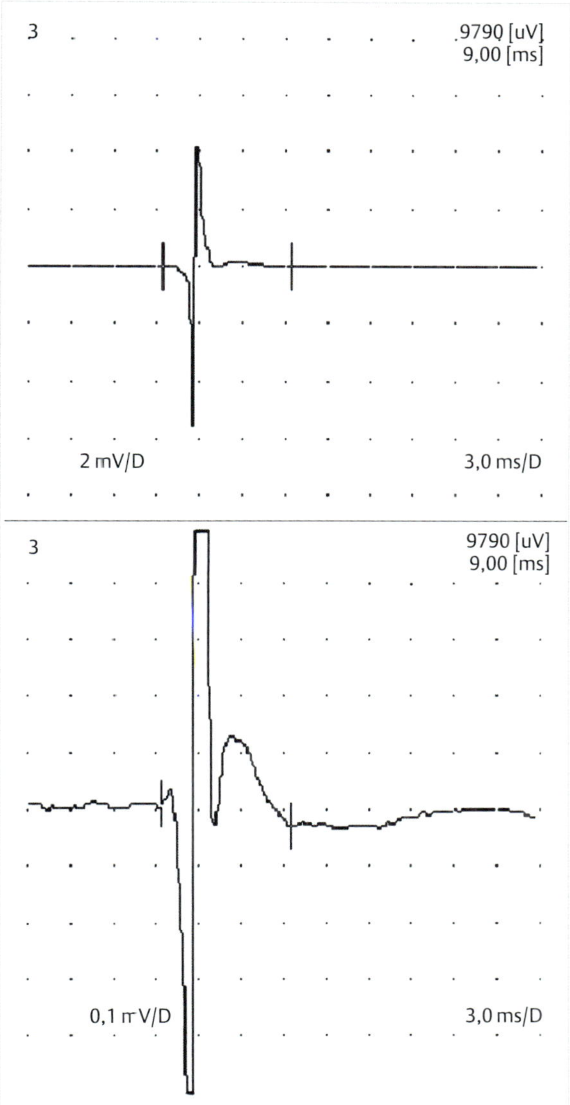


**Abb. 2.13** Einfluss der Verstärkung auf die Bestimmung der Potenzialdauer: Je höher die Verstärkung (unten), desto länger imponiert die Dauer (gleiches Potenzial).

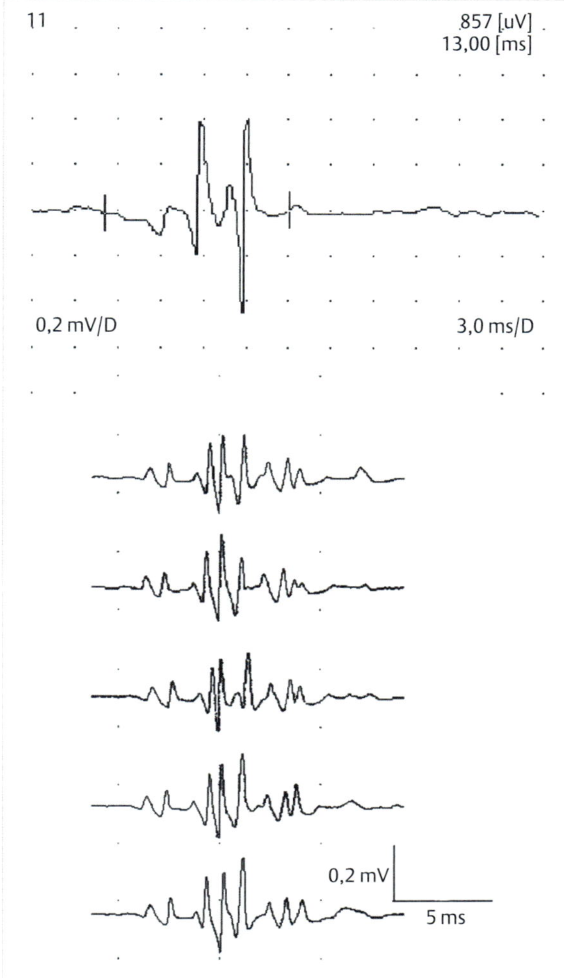


**Abb. 2.14** Beispiele polyphasischer PME; unten in Rasterdarstellung, in der eine zusätzliche Beurteilung der Potenzialstabilität möglich ist.

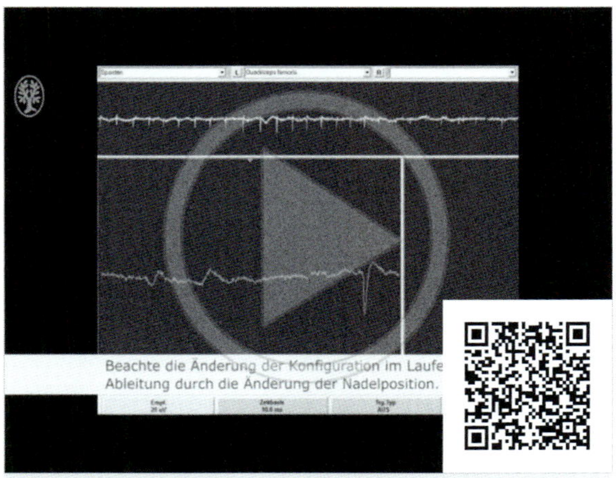

**Video 2.4 PME als positive scharfe Welle.** Beachte die Änderung der Größe und der Konfiguration im Laufe der Ableitung durch die Änderung der Nadelposition.

## Fallstricke

**Einzelpotenzialanalyse: Probleme bei der Bestimmung der Phasen- und Turnzahl**

- Bei minimaler Änderung der Nadellage kann sich die Konfiguration des PME mitunter deutlich ändern, ohne dass von einer neuen Einheit abgeleitet wird (▶ Abb. 2.11); dadurch Gefahr der Überschätzung der Zahl polyphasischer Potenziale.
- Bei Nadelverschiebung kann ein polyphasisches Potenzial in ein aufgesplittertes überführt werden und umgekehrt.
- Bei Überlappung normal konfigurierter Potenziale unterschiedlicher motorischer Einheiten bei Willkürinnervation kann eine Polyphasie vorgetäuscht werden (▶ Abb. 2.15), deshalb immer überlappungsfreie und mindestens 3malige Darstellung der einzelnen PME; Missachtung dieser Regel ist die häufigste Ursache für falsch-positive Befunde.
- Bei Verwendung automatisierter EMG-Systeme muss überprüft werden können, ob polyphasische Potenziale echt sind oder durch zufällige Potenzialüberlagerung zustande gekommen sind.

## Anstiegssteilheit

### Bestimmung

Unter Anstiegssteilheit versteht man die Zeitspanne zwischen dem positiven und negativen Potenzialgipfel der Hauptkomponente (▶ Abb. 2.10). Sie sollte je nach Autor < 0,5 ms oder < 0,8 ms sein. Da dieser Wert bei höheramplitudigen und aufgesplitterten Potenzialen trotz nadelnaher Ableitung oft übertroffen wird, kommt vermehrt auch die Berechnung der Anstiegssteilheit zum Einsatz. Dabei wird die Neigung der Tangente am steilsten Anstieg der Hauptkomponente berechnet.

## Merke

Akustisch kann die nadelnahe Position eines PME durch den scharfen, hochfrequenten Klang erkannt werden.

Die Anstiegssteilheit ist ein Maß für den Abstand der Muskelfasern von der Nadelelektrode und damit das wichtigste Kriterium, ob ein Potenzial zur Analyse herangezogen werden kann. Sie dient aber nicht zur Differenzierung verschiedener neuromuskulärer Prozesse.

## Stabilität des Potenzials

Im gesunden Muskel entladen die zu einer motorischen Einheit gehörigen Muskelfasern mit nur geringer zeitlicher Varianz (< 20 µs) im Verhältnis zueinander. Diese zeitliche Variation wird als „Jitter“ bezeichnet. Bei neuromuskulären Übertragungsstörungen kommt es aufgrund der Störung an den Endplatten zu einer größeren zeitlichen Varianz. Diese ist im normalen EMG schwer zu erkennen und kann am besten mit der Einzelfaser-EMG-Technik (S. 94) quantifiziert werden.

Auch bei Reinnervationsprozessen sind in der subakuten Phase die neuen terminalen Nervenaussprossungen noch wenig bemarkt und die Synapsen noch nicht voll ausgereift. Daraus resultieren im EMG:

- Satellitenpotenziale: Aktionspotenziale einzelner Muskelfasern einer motorischen Einheit, die zeitlich deutlich von der Hauptkomponente abgesetzt sind, aber gekoppelt zu ihr auftreten (▶ Abb. 2.16, ▶ Abb. 2.17 und ▶ Video 2.5). Sie können auch nur intermittierend auftreten, d. h. blockieren. Sie sind das Frühzeichen einer kollateralen Reinnervation.

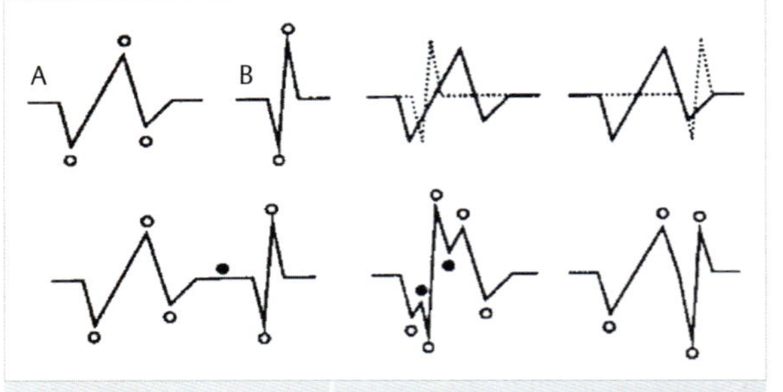


**Abb. 2.15** Schematische Darstellung der Überlagerung zweier PME (A und B) bei Willkürkontraktion. Dies kann zur Ausbildung artifiziell polyphasischer Potenziale führen (rechter Teil der Abbildung), die bei der Beurteilung nicht berücksichtigt werden dürfen.

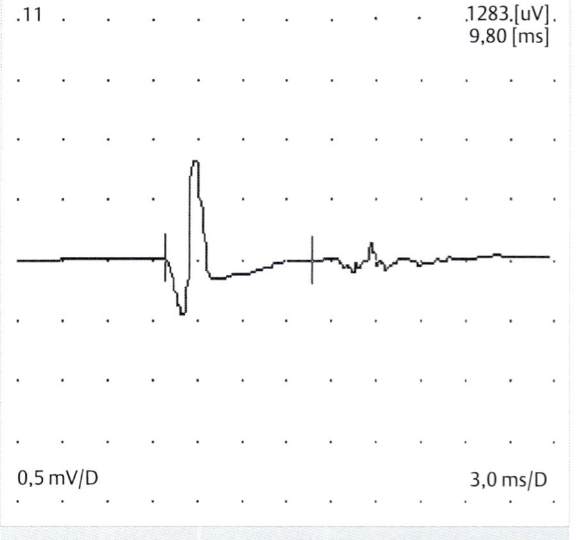


**Abb. 2.16** Beispiel eines Satellitenpotenzials. Sicher kann ein Satellitenpotenzial nur in der getriggerten Darstellung erkannt werden. In diesem Beispiel könnte die 2. Komponente auch ein 2. PME einer weiter entfernten Einheit sein (▶ Video 2.5.)

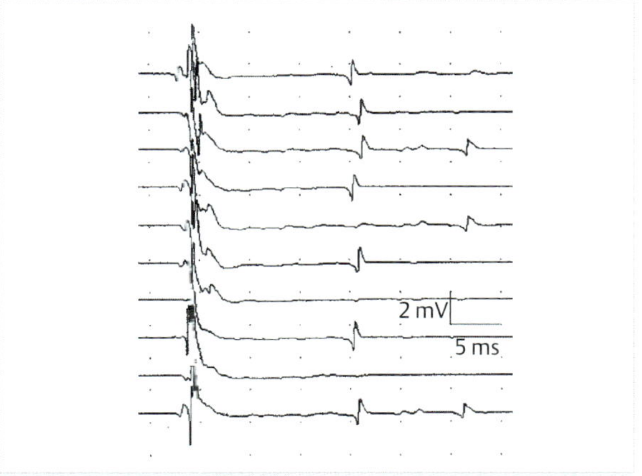


**Abb. 2.17** Satellitenpotenziale einer motorischen Einheit in getriggerter Darstellung des PME mit fixer zeitlicher Koppelung der Spätanteile, die intermittierend blockieren. Auch die Hauptkomponente weist Blockierungen auf.

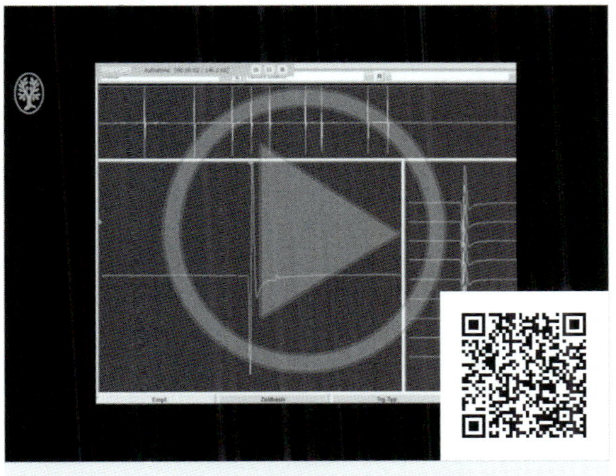

**Video 2.5 PME in getriggerter Darstellung mit konstanter Spätkomponente = Satellit.**

- Aufsplitterungen der PME mit einer erhöhten Zahl von Komponenten, die auch einen erhöhten Jitter und Blockierungen aufweisen können (▸ Abb. 2.14, ▸ Abb. 2.18).

Diese Phänomene können während der Routine-EMG-Untersuchung am besten durch Triggerung des Potenzials und Darstellung aufeinander folgender Potenziale untereinander (sog. Rasterdarstellung) erkannt werden (▸ Abb. 2.17, ▸ Abb. 2.18). Noch besser werden sie mit der sogenannten *Unblanketing-Technik* erfasst. Hierbei wird der Filter der unteren Grenzfrequenz (wie bei der Einzelfaser-EMG-Untersuchung) auf 500 oder 1000 Hz hochgesetzt, so dass nur die nadelnahen Potenzialkomponenten erfasst werden. Die Potenziale werden untereinander dargestellt, so dass Jitter und Blockierungen besser als bei der konventionellen Technik erkannt werden können. Es ist jedoch nur eine qualitative Erfassung der Instabilitäten

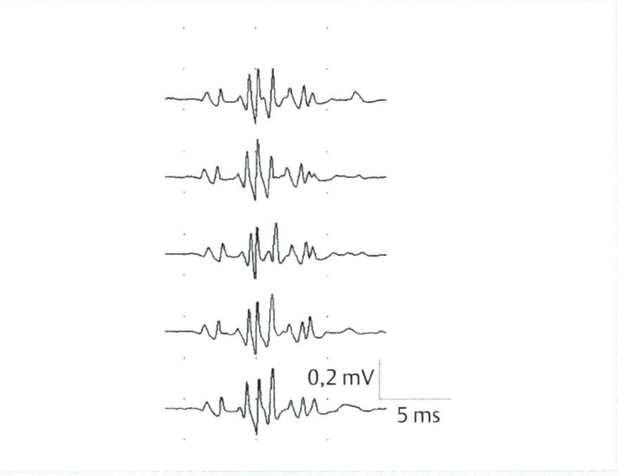


**Abb. 2.18** Komplexes Potenzial in getriggerter Darstellung, in der sowohl die Anzahl der Phasen und Turns als auch deren Stabilität besser beurteilt werden können als in der fortlaufenden Darstellung. Wichtig ist hier die Position des Triggers, der keine unterschiedlichen PME erfassen darf. Durch Heraufsetzen der unteren Grenzfrequenz auf 500 Hz kommen die Komponenten noch besser zur Darstellung.

möglich, aber keine Quantifizierung wie bei der Einzelfaser-EMG-Ableitung. Wegen der veränderten Filtereinstellung dürfen in dieser Darstellung Dauer, Amplitude und Phasenzahl der PME nicht bestimmt werden.

## Andere Messwerte

In den letzten Jahren wurden auch andere Messwerte beschrieben, deren klinische Bedeutung aber gering ist:

- *Potenzialfläche:* Fläche unter dem Potenzial von dessen Beginn bis zum Ende. Die Bedeutung unterscheidet sich nicht wesentlich von der der Potenzialamplitude.
- *Thickness*: Fläche des Potenzials dividiert durch die Potenzialamplitude. Dieser Wert ist unabhängiger von der Nadelposition als die Amplitude, wird aber bisher nicht in der Routine eingesetzt.
- *Size Index*: mathematisches Verfahren mit Berücksichtigung von Thickness und Amplitude, der noch weniger von der Nadelposition abhängt. Er soll neurogene Prozesse frühzeitiger anzeigen als Potenzialamplitude oder -dauer.
- *Jiggle*: Maß der Potenzialvariabilität, die mit einer konzentrischen Nadelelektrode bestimmt werden kann. Dazu ist ein aufwendiges Rechenverfahren notwendig, deshalb selten eingesetzt.

Tab. 2.8 Änderung der Messwerte der PME bei verschiedenen neuromuskulären Störungen.

| Störung | Dauer | Amplitude | Stabilität | Phasenzahl | Interferenzbild | Entladungsfrequenz |
|---|---|---|---|---|---|---|
| **axonale Störungen** | | | | | | |
| akut, inkomplett | normal | normal | stabil | normal | gelichtet[b] | erhöht |
| frühe Reinnervation, inkomplette Läsion | ↑ | normal | instabil | ↑ | gelichtet[b] | erhöht |
| frühe Reinnervation, komplette Läsion | ↓ | ↓ | instabil | ↑ | gelichtet[b] | erhöht[a] |
| subakute Läsion | ↑ | normal oder ↑ | instabil | ↑ | gelichtet[b] | erhöht[a] |
| chronische Läsion (Reinnervation abgeschlossen) | (↑) | ↑↑ | stabil | normal oder (↑) | normal oder gelichtet | normal oder erhöht |
| **demyelinisierende Störung** | | | | | | |
| Leitungsblock | normal | normal | normal | normal | gelichtet | erhöht[a] |
| reine Demyelinisierung | normal | normal | normal | normal | normal | normal |
| **Myopathie** | | | | | | |
| akut | ↓ | ↓ | instabil | ↑ | frühzeitig dicht | normal |
| chronisch | ↓ oder ↑ | ↓ oder ↑ | wenige, instabil | leicht ↑ | frühzeitig dicht | normal |
| Endstadium | ↓ oder ↑ | ↓ oder ↑ | stabil | leicht ↑ | gelichtet | normal |
| **neuromuskuläre Übertragungsstörung** | | | | | | |
| leichte Ausprägung | normal | normal | instabil | normal | dicht | normal |
| schwere Ausprägung | normal | gering ↓ | instabil | normal oder leicht ↑ | gelichtet | normal |
| zentrale Parese | normal | normal | stabil | normal | gelichtet | normal |

[a] wenn Einzelpotenziale auswertbar
[b] je nach Ausprägungsgrad

## Fallstricke

**Einzelpotenzialanalyse: Einflussfaktoren auf die Potenzialparameter**

- Jeder Muskel hat seine eigenen Referenzwerte.
- Temperaturabnahme führt zu einer Zunahme der PME-Dauer.
- Jenseits des 60. Lebensjahrs kommt es zu einer Zunahme von Dauer und Amplitude der PME [4].
- Bei automatisierten Aufnahme- und Messsystemen werden die Werte wesentlich auch von der eingesetzten Technik beeinflusst, so dass für jedes Verfahren eigene Referenzwerte erstellt werden müssen.
- Bei unterschiedlichen Störungen bzw. Stadien werden unterschiedliche Messwerte beeinflusst (▶ Tab. 2.8).

## 2.3.4 Quantitatives EMG

### Definition

Die Beurteilung eines elektromyografischen Befunds setzt eine ausreichend große Anzahl untersuchter motorischer Einheiten voraus. Ansonsten werden zufällige Befunde überbewertet (z. B. einzelne neurogen veränderte PME aufgrund lokaler Verletzungen oder bei Alterungsprozessen) oder gering ausgeprägte Befunde übersehen. Besonders bei Myopathien, bei denen die pathologischen Veränderungen sehr diskret oder inselförmig angeordnet sein können, müssen viele unterschiedliche PME analysiert werden. Nach den von Buchthal aufgestellten Kriterien sollen für die Quantifizierung eines EMG-Befunds PME von mindestens 20 unterschiedlichen motorischen Einheiten registriert und vermessen werden (▶ Abb. 2.19). Dies ist in größeren Muskeln keine Schwierigkeit, in kleineren, z. B. den Handmuskeln, jedoch nicht sicher möglich, da hier das Abstandskriterium zwischen 2 Registrierstellen nicht eingehalten werden kann. Weitere Probleme bei der Buchthal-Analyse sind der zeitliche Aufwand und die Tatsache, dass bei gering ausgeprägten pathologischen Prozessen (z. B. in der Frühphase) der Mittelwerte der Potenzialwerte (noch) normal sein kann, da zunächst nur wenige motorische Einheiten betroffen sind. Um diesem Umstand Rechnung zu trage, wird im klinischen Alltag eher die Ausreißer-Methode eingesetzt. Zur Diagnosestellung reicht dabei der Nachweis von 3 pathologisch veränderten Potenzialen, die aber eindeutig von unterschiedlichen motorischen Einheiten abgeleitet werden müssen.

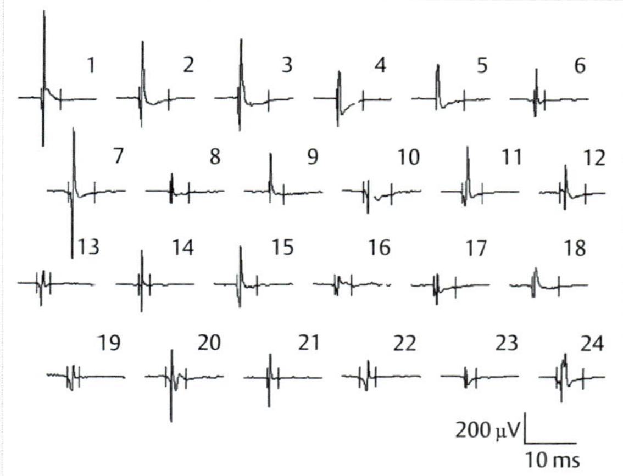


**Abb. 2.19** Beispiel eines Normalbefunds eines quantitativen EMG aus dem M. tibialis anterior mit Darstellung von mehr als 20 Potenzialen. Beachte, dass die PME gesunder Muskeln alle eine ähnliche Konfiguration haben.

### Indikationen für ein quantitatives EMG

Indikationen für ein quantitatives EMG sind:
- Myopathiediagnostik
- Frühdiagnostik neurogener Veränderungen
- Verlaufsuntersuchungen

### Auswertung

Pathologisch ist ein Befund unter folgenden Bedingungen:
- Der Mittelwert eines Messwerts liegt außerhalb des Referenzbereichs (2 Standardabweichungen; NB: unterschiedliche Werte in Abhängigkeit vom Muskel und der Untersuchungsmethode). Dieses Verfahren versagt aber oft bei nur gering ausgeprägten Veränderungen.
- Es werden mehr als 2 Ausreißerpotenziale registriert, d. h. die Werte von mehr als 2 Potenzialen liegen eindeutig über oder unter dem individuellen Grenzwert des Messwerts [24].

## 2.3.5 Referenzwerte

Bei der Verwendung von Referenzwerten ist darauf zu achten, dass die aktuelle EMG-Untersuchung mit der gleichen Methode und dem gleichen Nadelquerschnitt erfolgt, die bei der Bestimmung der Referenzwerte angewandt wurde. Für alle Methoden gültige Werte gibt es ebenso wenig wie verlässliche Umrechnungsfaktoren. Die oft zitierten Buchthal-Werte wurden mit einem heute nicht mehr üblichen Verfahren ermittelt, so dass sie nicht mehr als allgemein verbindlich angesehen werden können.

**Fallstricke**

**Einzelpotenzialanalyse**
- Die Einzelpotenzialanalyse ist abhängig von der Erfahrung des Untersuchers und der strikten Einhaltung der Untersuchungsstandards.
- Die Amplituden in den Hand- und Fußmuskeln sind häufig höher sind als in proximalen Muskeln.
- Die Variation der Amplitude und Dauer normaler PME ist so groß, dass nur eine eingehende Potenzialanalyse verlässliche Aussagen ergibt.
- Fehlinterpretationen entstehen oft wegen falscher Muskelauswahl, Untersuchung zu weniger Muskeln, unerkannter Mehrfachregistrierung der gleichen motorischen Einheit (z. B. mehrfache Registrierung eines polyphasischen Potenzials einer motorischen Einheit bei zu kleinem Abstand der Untersuchungsstellen), Überinterpretation von Einzelphänomenen (z. B. hohe Amplitude in den Handmuskeln), falscher Potenzialauswahl (nur PME werden akzeptiert, die in das Verdachtskonzept passen), fehlender Kontrolle und Korrektur automatisch vermessener Potenziale.
- Kleine und kurze Potenziale werden wegen geringer Verstärkung, starker Willkürinnervation, schlechter Erdung oft übersehen.
- Der Ausschluss einer Erkrankung ist mit dem EMG nicht möglich!

In ▸ Tab. 2.9 sind die in unserem Labor (CB) ermittelten Werte wiedergegeben; sie können jedoch nur übernommen werden können, wenn das gleiche Auswahl- und Analyseverfahren eingesetzt wird [3] (Nadeldurchmesser: 0,45 mm).

## 2.3.6 Anatomie häufig untersuchter Muskeln

### M. orbicularis oculi

**Anatomie:** N. facialis
**Insertionsstelle:** tangential am lateralen Unterrand der Orbita, Stichrichtung vom Auge weg
**Aktivierung:** leichter Augenschluss
**Anmerkungen:**
- sehr dünner Muskel
- PME sind kürzer und haben eine niedrigere Amplitude als die der Extremitätenmuskeln

### M. masseter

**Anatomie:** N. trigeminus
**Insertionsstelle:** 2 Finger breit unterhalb des Jochbeins und lateral des Kiefergelenks (▸ Abb. 2.20: **4**)
**Aktivierung:** leichter Kieferschluss

Tab. 2.9 Referenzwerte zur Einzelpotenzialanalyse [3].

| Muskel | Amplitude [µV] | | | Dauer [ms] | | | Phasen |
|---|---|---|---|---|---|---|---|
| | Mittelwert SD | obere Grenze | untere Grenze | Mittelwert SD | obere Grenze | untere Grenze | obere Grenze |
| M. deltoideus | 550 ± 110 | 1531 | 162 | 10,4 ± 1,3 | 18,4 | 4,2 | 4 |
| M. biceps brachii | 436 ± 115 | 1414 | 178 | 9,9 ± 1,4 | 16,4 | 4,2 | 4 |
| M. extensor digitorum | 390 ± 130 | 2040 | 107 | 10,0 ± 1,4 | 18,4 | 3,8 | 4 |
| M. triceps brachii | 560 ± 120 | 2041 | 151 | 10,9 ± 1,4 | 20,0 | 2,8 | 4 |
| M. interosseus dorsalis manus I | 752 ± 247 | 2301 | 188 | 9,4 ± 1,3 | 18,0 | 4,0 | 4 |
| M. vastus lateralis | 687 ± 239 | 1954 | 172 | 11,7 ± 1,9 | 21,6 | 4,6 | 4 |
| M. tibialis anterior | 666 ± 254 | 1572 | 194 | 11,4 ± 1,2 | 18,4 | 4,6 | 4 |
| M. gastrocnemius | 330 ± 140 | 2089 | 158 | 9,4 ± 1,7 | 20,0 | 2,6 | 4 |

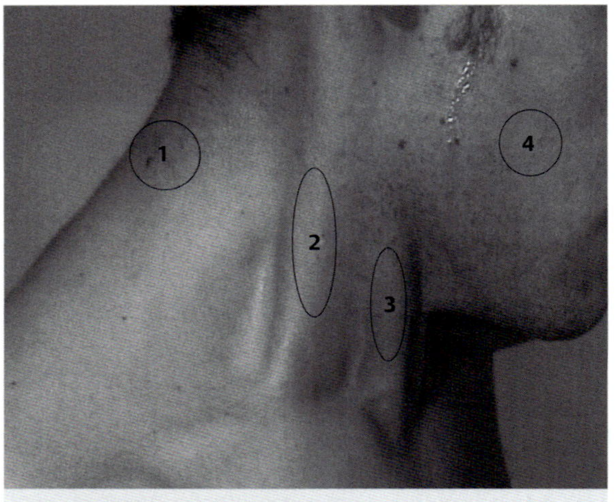


Abb. 2.20 Insertionsstellen für die EMG-Untersuchung des M. trapezius (1), M. sternocleidomastoideus (2, 3) und M. masseter (4).

**Anmerkungen:**
- PME kurz und mit niedriger Amplitude
- anstelle des M. genioglossus bei der Untersuchung von Patienten mit myatropher Lateralsklerose

## M. genioglossus

**Anatomie:** N. hypoglossus
**Insertionsstelle:** lateral in den Zungenrand und unterhalb des Mundbodens lateral der Mittellinie
**Aktivierung:** Zunge leicht herausstrecken
**Anmerkungen:**
- Bei Untersuchung des lateralen Zungenrandes schwer zu entspannen, deshalb besser durch die Haut unterhalb des Kinns
- Untersuchung oft zum Nachweis von pathologischer Spontanaktivität bei Patienten mit myatropher Lateralsklerose

## M. trapezius

**Anatomie:** N. accessorius
**Insertionsstelle:** etwa 3 cm lateral der Dornfortsätze in Höhe der Spina scapulae (▸ Abb. 2.20: **1**)
**Aktivierung:** Schulterhebung
**Anmerkung:** dünner Muskel, daher schräge Nadelführung

## M. sternocleidomastoideus

**Anatomie:** N. accessorius
**Insertionsstelle:** nahe der Muskelmitte (▸ Abb. 2.20: **2** und **3**)
**Aktivierung:** Kopfdrehung zur Gegenseite
**Anmerkung:** flache Nadelinsertion, um eine Schädigung der A. carotis oder der V. jugularis zu vermeiden

## M. supraspinatus

**Anatomie:** N. suprascapularis, Truncus superior, C 5, C 6
**Insertionsstelle:** oberhalb der Spina scapulae, etwa in der Mitte, vorschieben der Nadel bis zum Knochenkontakt, dann 1–2 mm zurückziehen (▸ Abb. 2.21: **1**)
**Aktivierung:** Armabduktion
**Anmerkung:** bei oberflächlicher Nadellage Ableitung aus dem M. trapezius

## M. deltoideus

**Anatomie:** N. axillaris, Fasciculus dorsalis, C 5, C 6
**Insertionsstelle:** in Muskelmitte im anterioren (▸ Abb. 2.21: **4**), lateralen (▸ Abb. 2.21: **3**) oder dorsalen Anteil (▸ Abb. 2.22: **4**)
**Aktivierung:** Oberarmabduktion
**Anmerkung:** auch beim Gesunden mitunter gering erhöhte Polyphasierate

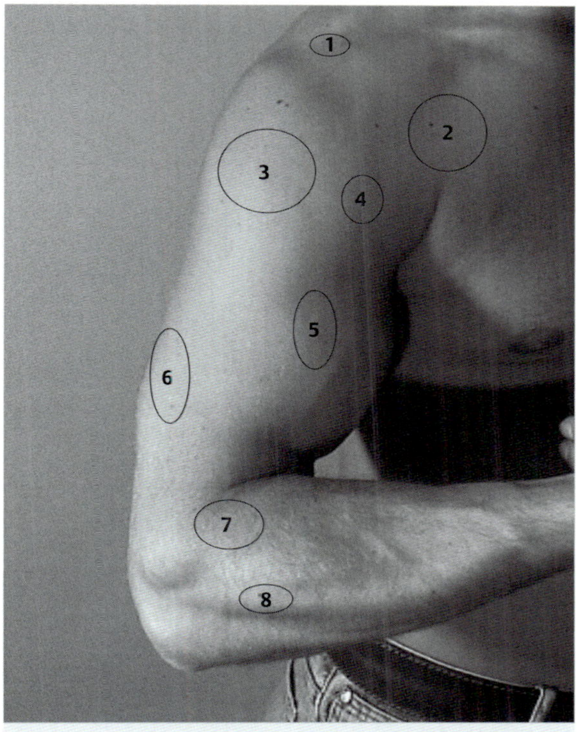


Abb. 2.21 Insertionsstellen für die EMG-Untersuchung des M. supraspinatus (1), M. pectoralis (2), M. deltoideus – Pars anterior (4), – Pars medialis (3), M. biceps brachii (5), M. triceps brachii (6), M. brachioradialis (7) und M. extensor carpi radialis (8).

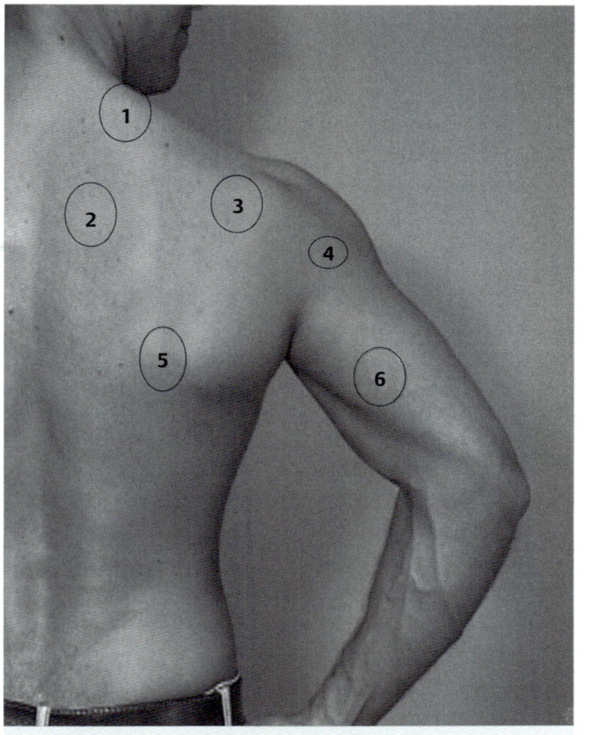


Abb. 2.22 Insertionsstellen für die EMG-Untersuchung des M. trapezius (1), Mm. rhomboidei (2), M. infraspinatus (3), M. deltoideus Pars posterior (4), M. serratus anterior (5) und M. triceps brachii (6).

## M. pectoralis major

**Anatomie:** Nn. pectorales, alle Trunkusanteile, C 5, *C 6, C 7, C 8*, Th 1
**Insertionsstelle:** in der vorderen Axillarlinie in den vorderen Achselwulst (▶ Abb. 2.21: **2**)
**Aktivierung:** Armadduktion

## M. infraspinatus

**Anatomie:** N. suprascapularis, Truncus superior, C 5, C 6
**Insertionsstelle:** etwa in der Mitte des Skapularands, Vorschieben der Nadel bis zum Knochenkontakt, dann 1–2 mm zurückziehen (▶ Abb. 2.22: **3**)
**Aktivierung:** Armaußenrotation
**Anmerkungen:**
- Untersuchung im Sitzen oder in Seitenlage mit der untersuchten Seite nach oben
- bei oberflächlicher Nadellage Ableitung aus dem M. trapezius

## M. serratus anterior

**Anatomie:** N. thoracicus longus, C 5, C 6, C 7
**Insertionsstelle:** in Seitenlage lateral des Angulus inferior scapulae mit flacher Stichrichtung (▶ Abb. 2.22: **5**)
**Aktivierung:** Arm nach vorne drücken
**Anmerkungen:**
- bei tiefem Einstich Gefahr eines Pneumothorax
- bei Plexusläsionen wegen des proximalen Abgangs ausgespart
- oft bei neuralgischer Myatrophie betroffen

## M. latissimus dorsi

**Anatomie:** N. thoracodorsalis, alle Trunkusanteile, C 6, *C 7*, C 8
**Insertionsstelle:** in der hinteren Axillarlinie lateral der unteren Skapulaspitze
**Aktivierung:** Armadduktion und Arminnenrotation
**Anmerkung:** mitunter schwer zu untersuchen

## Mm. rhomboidei

**Anatomie:** N. dorsalis scapulae, C 4, C 5
**Insertionsstelle:** bei liegendem Patienten medial des Skapularands etwa in der Mitte der medialen Skapula (▶ Abb. 2.22: **2**)
**Aktivierung:** Anheben der Hände nach hinten
**Anmerkungen:**
- bei oberflächlicher Nadellage Ableitung aus dem M. trapezius
- bei zu tiefer Lage Ableitung aus den Rückenstreckern
- bei Plexusläsionen wegen des proximalen Abgangs mitunter ausgespart

## M. triceps brachii

**Anatomie:** N. radialis, Truncus medialis, C 6, *C 7*, C 8
**Insertionsstelle:** bei liegendem Patienten in die Mitte zwischen Epicondylus lateralis und Schulter (▶ Abb. 2.21: **6**, ▶ Abb. 2.22: **6**)
**Aktivierung:** Armstreckung

## M. biceps brachii

**Anatomie:** N. musculocutaneus, Truncus superior, Fasciculus lateralis, C 5, C 6
**Insertionsstelle:** in der Muskelmitte (▶ Abb. 2.21: **5**)
**Aktivierung:** Armbeugung in supinierter Haltung

## M. brachioradialis

**Anatomie:** N. radialis, Truncus superior, Fasciculus posterior, C 5, C 6
**Insertionsstelle:** Mitte zwischen Epicondylus lateralis und Bizepssehne (▶ Abb. 2.21: **7**)
**Aktivierung:** Armbeugung in einer Mittelstellung zwischen Pro- und Supination

## M. extensor carpi radialis

**Anatomie:** N. radialis, Fasciculus posterior, C 6, C 7
**Insertionsstelle:** 2 cm distal des Epicondylus lateralis in den medialen Extensoren (▶ Abb. 2.21: **8**)
**Aktivierung:** Handextension
**Anmerkungen:**
- bei weit distaler Insertion ist eine Abtrennung von den Fingerextensoren nicht sicher möglich
- bei Pronator-teres-Syndrom als einziger Extensor nicht betroffen

## M. extensor carpi ulnaris

**Anatomie:** N. radialis (N. interosseus posterior), Fasciculus posterior, C 6, C 7, *C 8*
**Insertionsstelle:** in der Mitte des Unterarms im lateralen Anteil der Extensoren
**Aktivierung:** Handextension mit ulnarer Betonung

## M. extensor digitorum

**Anatomie:** N. radialis, Fasciculus posterior, C 7, C 8
**Insertionsstelle:** 3–4 Finger breit distal des Olekranons, 3 Finger breit über der Ulna, am Übergang vom proximalen zum mittleren Unterarmdrittel ▶ Abb. 2.23: **1** und **2**)
**Aktivierung:** Fingerstreckung im Grundgelenk
**Anmerkungen:**
- häufig benutzt zur Einzelfaser-EMG Untersuchung
- auch bei Gesunden oft erhöhte Rate polyphasischer PME

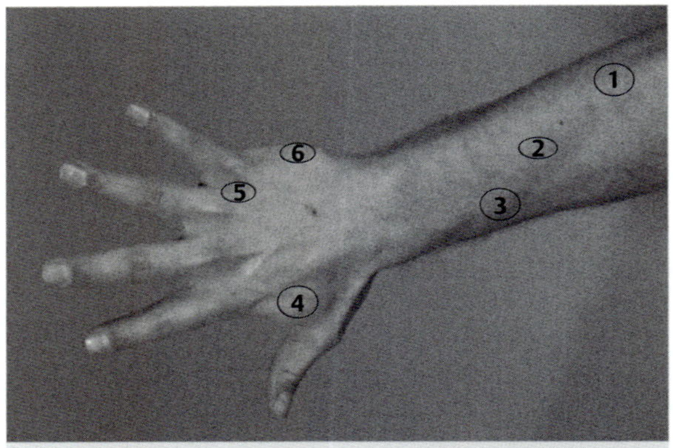


**Abb. 2.23** Insertionsstellen für die EMG-Untersuchung des M. extensor digitorum (1, 2), M. abductor pollicis longus (3), M. interosseus dorsalis manus I (4), M. interosseus dorsalis manus IV (5), und M. abductor digiti quinti (6).

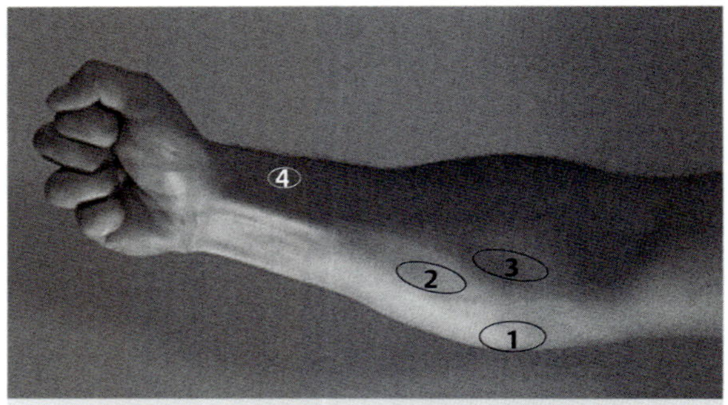


**Abb. 2.24** Insertionsstellen für die EMG-Untersuchung des M. flexor carpi ulnaris (1), M. flexor digitorum profundus (2), M. flexor carpi radialis (3) und M. flexor pollicis longus (4).

## M. abductor pollicis longus

**Anatomie:** N. radialis, Fasciculus posterior, C 7, C 8
**Insertionsstelle:** Übergang vom mittleren zum distalen Unterarmdrittel über dem Radius (▶ Abb. 2.23: **3**)
**Aktivierung:** Abduktion des Daumens in der Handebene

## M. flexor carpi ulnaris

**Anatomie:** N. ulnaris, Truncus inferior, Fasciculus medialis, *C 8*, Th 1
**Insertionsstelle:** in der Mitte zwischen Ellbogen und Handgelenk an der ulnaren Unterarmseite (▶ Abb. 2.24: **1**)
**Aktivierung:** ulnare Beugung der Hand
**Anmerkungen:**
- aufgrund der oberflächlichen Lage des Muskels bei zu tiefer Nadelposition Ableitung vom M. flexor digitorum profundus
- bei Ulnariskompression am Ellbogen mitunter ausgespart

## M. flexor digitorum profundus D 4, 5

**Anatomie:** N. ulnaris, Truncus inferior, Fasciculus medialis, C 7, C 8, Th 1
**Insertionsstelle:** 3–4 Finger unterhalb des Olekranons an der Beugeseite (▶ Abb. 2.24: **2**)
**Aktivierung:** Beugung der Finger

## M. flexor carpi radialis

**Anatomie:** N. medianus, Truncus superior et medialis, Fasciculus lateralis, *C 6*, C 7
**Insertionsstelle:** 3–4 Finger distal der Mitte der Verbindungslinie zwischen Bizepssehne und Processus styloideus radii (s. ▶ Abb. 2.24: **3**)
**Aktivierung:** Beugung der Hand in Radialstellung

## M. pronator teres

**Anatomie:** N. medianus, Truncus superior/medialis, Fasciculus lateralis, *C 6*, *C 7*
**Insertionsstelle:** 2 Finger distal der Mitte zwischen Bizepssehne und Epicondylus medialis
**Aktivierung:** Pronation des Unterarms bei voller Unterarmstreckung

## M. flexor pollicis longus

**Anatomie:** N. medianus (N. interosseus anterior), Fasciculus medialis, Truncus medialis et inferior, C 8, Th 1
**Insertionsstelle:** in supinierter Stellung, nahe am Radius, im distalen Unterarmdrittel (▶ Abb. 2.24: **4**)
**Aktivierung:** Beugung des Daumens im Endgelenk
**Anmerkungen:**
- Nähe zur A. radialis beachten
- distaler, C 8-innervierter Muskel, vom N. medianus versorgt
- wichtig für die Abgrenzung einer unteren Plexusläsion von einer Mononeuropathie des N. ulnaris

## M. flexor digitorum superficialis

**Anatomie:** N. medianus, Truncus medialis, C 7, C 8, Th 1
**Insertionsstelle:** mittleres Unterarmdrittel, am supinierten Unterarm etwa 10 cm distal der Verlängerung der Bizepssehne
**Aktivierung:** Beugung der Finger

## M. abductor pollicis brevis

**Anatomie:** N. medianus, Fasciculus medialis, Truncus inferior, C 8, Th 1
**Insertionsstelle:** lateraler Thenar, in einem flachen Winkel (▶ Abb. 2.25: **1**)
**Aktivierung:** Daumenabduktion senkrecht zur Handfläche

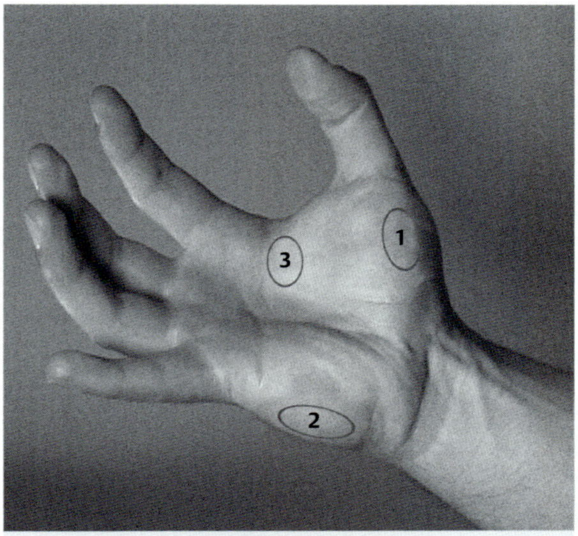


**Abb. 2.25** Insertionsstellen für die EMG-Untersuchung des M. abductor pollicis brevis (1), M. abductor digiti quinti sive minimi (2) und M. lumbricalis 2 (3).

**Anmerkungen:**
- Insertion oft schmerzhaft
- bei medialer Insertion Gefahr der Ableitung aus dem M. flexor pollicis brevis
- beim M.-interosseus-anterior-Syndrom nicht betroffen

## M. opponens pollicis

**Anatomie:** N. medianus, mitunter Mitversorgung vom N. ulnaris, Fasciculus medialis, Truncus inferior, C 8, Th 1
**Insertionsstelle:** lateraler Thenar, parallel zur Hand, lateral des M. abductor pollicis brevis
**Aktivierung:** Daumenopposition zum Kleinfinger
**Anmerkung:** unter dem M. abductor pollicis brevis gelegen

## M. abductor digiti minimi

**Anatomie:** N. ulnaris, Fasciculus medialis, Truncus inferior, C 8, Th 1
**Insertionsstelle:** am Hypothenar in der Mitte der Verbindungslinie Handgelenk zum Kleinfingergrundgelenk (▶ Abb. 2.23: **6**, ▶ Abb. 2.25: **2**)
**Aktivierung:** Kleinfingerabduktion
**Anmerkungen:**
- Insertion oft schmerzhaft, besser von dorsal
- bei bestimmten Formen des Loge-de-Guyon-Syndroms ausgespart

## M. interosseus dorsalis manus I

**Anatomie:** N. ulnaris, Fasciculus medialis, Truncus inferior, C 8, Th 1
**Insertionsstelle:** Spatium interosseum neben dem Os metacarpale 1 (▸ Abb. 2.23: **4**)
**Aktivierung:** Spreizen des Zeigefingers
**Anmerkung:** am wenigsten schmerzhafter, oft untersuchter Handmuskel

## M. gluteus maximus

**Anatomie:** N. gluteus inferior, Plexus lumbosacralis, L 5, *S 1*, S 2
**Insertionsstelle:** in Bauchlage, im oberen äußeren Quadranten, auf der Verbindungslinie Trochanter major zum oberen Kreuzbein
**Aktivierung:** Anheben des Beins nach hinten
**Anmerkung:***Cave:* im unteren äußeren Quadranten liegt der N. ischiadicus

## M. gluteus medius maximus

**Anatomie:** N. gluteus superior, Plexus lumbosacralis, L 4, *L 5*, S 1
**Insertionsstelle:** in Seitenlage, mit der zu untersuchenden Seite nach oben, auf einer Verbindungslinie zwischen Trochanter major und Kreuzbein
**Aktivierung:** Abduktion des Beins
**Anmerkung:** bei Plexusläsionen betroffen, nicht aber bei N.-ischiadicus-Läsionen

## M. iliopsoas

**Anatomie:** N. femoralis, Plexus lumbalis, *L 2*, *L 3*, L 4
**Insertionsstelle:** 2–3 cm lateral des Pulses der A. femoralis unterhalb des Lig. inguinale (▸ Abb. 2.26: **1**)
**Aktivierung:** Hüftbeugung
**Anmerkungen:**
- oberflächliche Lage
- hoher Anteil polyphasischer Potenziale

## M. tensor fasciae latae

**Anatomie:** N. gluteus superior, Plexus lumbosacralis, L 4, *L 5*, S 1
**Insertionsstelle:** in Seitenlage, unterhalb der Crista iliaca vor dem Trochanter major (▸ Abb. 2.26: **2**)
**Aktivierung:** Abduktion des Beins
**Anmerkung:** proximaler L 5-Muskel

## M. rectus femoris

**Anatomie:** N. femoralis, Plexus lumbalis, *L 2*, L 3, L 4
**Insertionsstelle:** Mitte zwischen Hüfte und Knie (▸ Abb. 2.26: **3** und ▸ Abb. 2.27: **7**)
**Aktivierung:** Kniestreckung

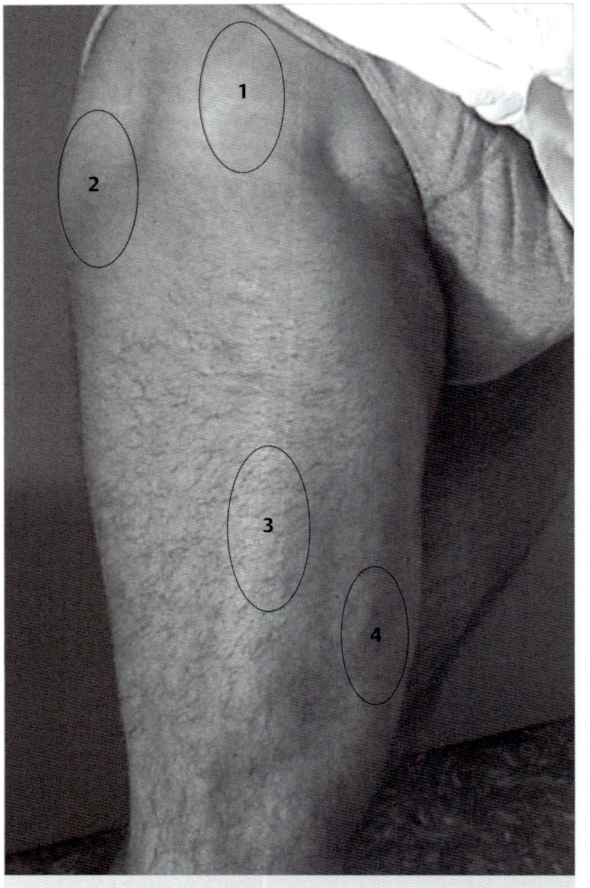


**Abb. 2.26** Insertionsstellen für die EMG-Untersuchung des M. iliopsoas (1), M. tensor fasciae latae (2), M. rectus femoris (3) und M. vastus medialis (4).

## M. vastus medialis

**Anatomie:** N. femoralis, Plexus lumbalis, L 2, *L 3*, L 4
**Insertionsstelle:** medialer Oberschenkel 3–4 cm oberhalb des Knies (▸ Abb. 2.26: **4** und ▸ Abb. 2.27: **5**)
**Aktivierung:** Kniestreckung oder Abheben des Beins von der Unterlage

## M. vastus lateralis

**Anatomie:** N. femoralis, Plexus lumbalis, L 2, *L 3*, *L 4*
**Insertionsstelle:** lateraler Oberschenkel, 3–4 cm oberhalb des Knies (▸ Abb. 2.27: **6**)
**Aktivierung:** Kniestreckung

## M. adductor longus

**Anatomie:** N. obturatorius, Plexus lumbalis, L 2, *L 3*, L 4
**Insertionsstelle:** medialer Oberschenkel etwa 3–4 fingerbreit unterhalb des Tuberculum pubis (▸ Abb. 2.27: **8**)
**Aktivierung:** Hüftadduktion
**Anmerkung:** bei zu weit distaler Insertion Ableitung aus dem M. adductor magnus (teilweise vom N. ischiadicus innerviert)

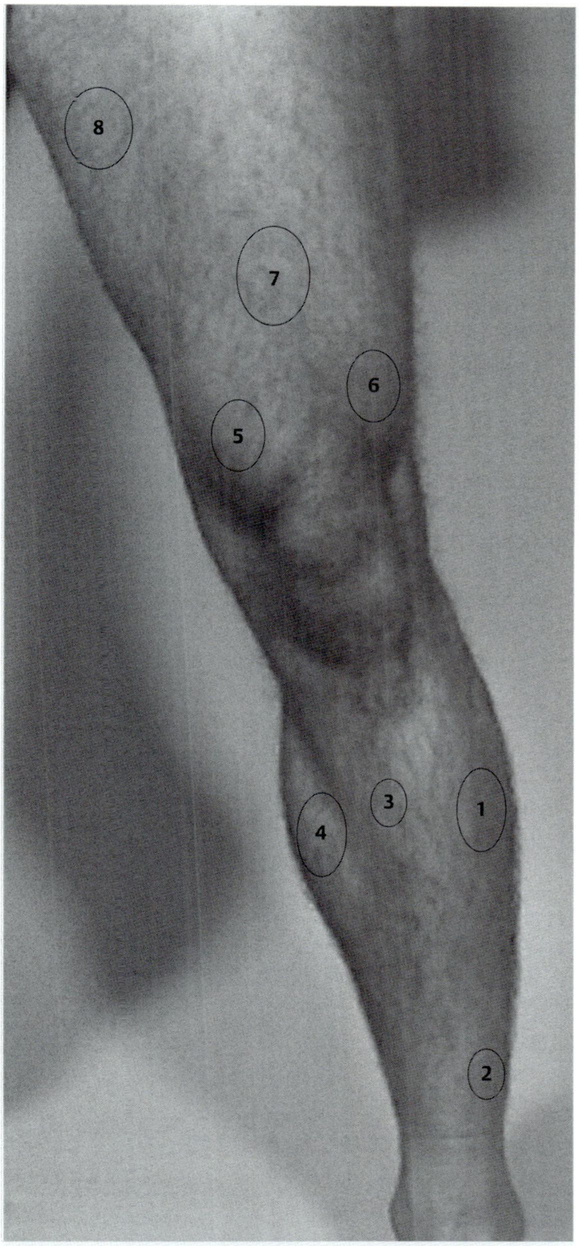


Abb. 2.27 Insertionsstellen für die EMG-Untersuchung des M. tibialis anterior (1), M. extensor hallucis longus (2), M. tibialis posterior (3), M. gastrocnemius (Caput mediale) (4), M. vastus medialis (5), M. vastus lateralis (6), M. rectus femoris (7) und M. adductor longus (8).

## M. biceps femoris, Caput breve

**Anatomie:** N. ischiadicus (peronäaler Anteil), Plexus lumbosacralis, *L 5*, S 1
**Insertionsstelle:** in Bauchlage, 3–4 Querfinger proximal des lateralen Knies, medial der Sehne des langen Bizepskopfes (▶ Abb. 2.28: **6**)
**Aktivierung:** Kniebeugung

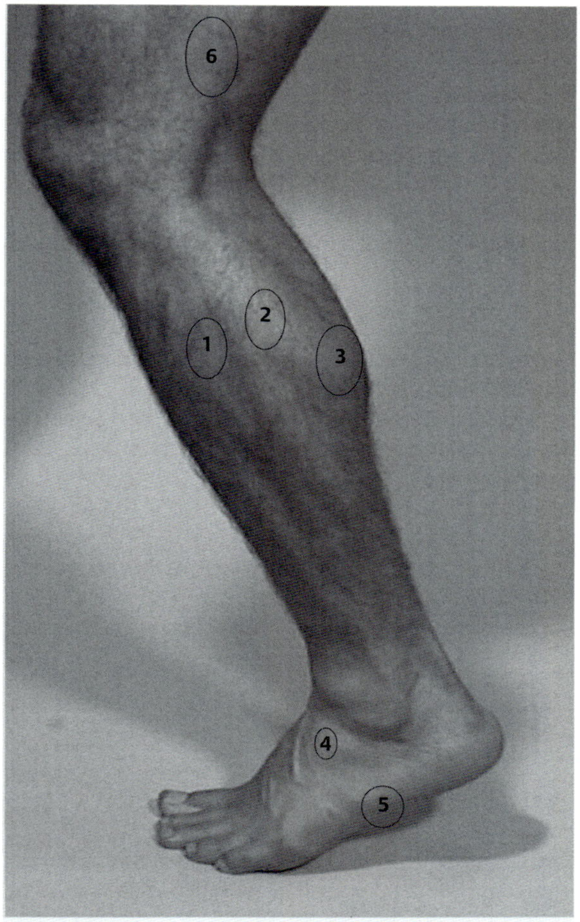


Abb. 2.28 Insertionsstellen für die EMG-Untersuchung des M. peronaeus longus (1), M. gastrocnemius (Caput laterale) (2), M. soleus (3), M. extensor digitorum brevis (4), M. abductor digiti quinti pedis (5) und M. biceps femoris (Caput breve) (6).

**Anmerkung:** der einzige vom N. peronaeus innervierte Muskel proximal des Knies

## M. biceps femoris, Caput longum

**Anatomie:** N. ischiadicus (tibialer Anteil), Plexus lumbosacralis, *L 5*, *S 1*
**Insertionsstelle:** in Bauchlage, in der Mitte zwischen dem lateralen Knie und der Tuberositas ischii
**Aktivierung:** Kniebeugung

## M. semitendinosus

**Anatomie:** N. ischiadicus (tibialer Anteil), Plexus lumbosacralis, L 4, *L 5*, S 1
**Insertionsstelle:** in Bauchlage, in der Mitte des dorsalen Oberschenkels
**Aktivierung:** Kniebeugung

## M. tibialis anterior

**Anatomie:** N. peronaeus (fibularis) profundus, Plexus lumbosacralis, L4, *L5*
**Insertionsstelle:** in Rückenlage, unmittelbar lateral der Tibia, Übergang oberes zu mittlerem Unterschenkeldrittel (▸ Abb. 2.27: **1**)
**Aktivierung:** Fußhebung
**Anmerkung:** in der Regel L5 versorgt

## M. extensor hallucis longus

**Anatomie:** N. peronaeus (fibularis) profundus, Plexus lumbosacralis, L4, *L5*, S1
**Insertionsstelle:** in Rückenlage, lateral der Sehne des M. tibialis anterior, 3–4 Querfinger oberhalb des Sprunggelenks (▸ Abb. 2.27: **2**)
**Aktivierung:** Großzehenhebung
**Anmerkungen:**
- Lagesicherung der Nadel durch passive Bewegung der Großzehe
- Untersuchung wegen der Nähe der Sehnen oft schmerzhaft
- Kennmuskel für L5

## M. extensor digitorum longus

**Anatomie:** N. peronaeus (fibularis) profundus, Plexus lumbosacralis, L4, *L5*
**Insertionsstelle:** in Rückenlage, zwischen mittlerem und distalem Unterschenkeldrittel zwischen Tibia und M. peronaeus
**Aktivierung:** Zehenhebung
**Anmerkung:** bei ventralem Einstich Ableitung aus dem M. tibialis anterior

## M. peronaeus longus

**Anatomie:** N. peronaeus (fibularis) superficialis, Plexus lumbosacralis, L5, S1
**Insertionsstelle:** in Rückenlage, lateraler Unterschenkel 3–4 Querfinger unterhalb des Fibulaköpfchens (▸ Abb. 2.28: **1**)
**Aktivierung:** Fußeversion, Hebung der Fußaußenkante
**Anmerkung:** zur Differenzierung von N.-peronaeus-Läsionen

## M. extensor digitorum brevis

**Anatomie:** N. peronaeus (fibularis) profundus, Plexus lumbosacralis, L4, *L5*, S1
**Insertionsstelle:** in Rückenlage, tangential zum Fußrücken, 2–3 fingerbreit unterhalb des Malleolus lateralis (▸ Abb. 2.28: **4**)
**Aktivierung:** Zehenhebung
**Anmerkung:** mitunter Zeichen der De- und Reinnervation durch lokale Traumen

## M. interosseus dorsalis pedis I

**Anatomie:** N. tibialis (N. plantaris), Plexus lumbosacralis, *S1*, *S2*
**Insertionsstelle:** in Rückenlage, zwischen den beiden Metatarsalia
**Aktivierung:** Zehenspreizung
**Anmerkungen:**
- Kennmuskel für S2
- seltener als der M. extensor digitorum brevis neurogen verändert
- willkürliche Zehenspreizung mitunter schwer durchführbar

## M. abductor hallucis brevis

**Anatomie:** N. tibialis (N. plantaris medialis), Plexus lumbosacralis, *S1*, *S2*
**Insertionsstelle:** in Rückenlage, tangential der Fußsohle, Mitte zwischen Ferse und Fußballen
**Aktivierung:** Zehenspreizung
**Anmerkungen:**
- schwer willentlich zu aktivieren
- schmerzhafte Untersuchung

## M. abductor digiti quinti pedis

**Anatomie:** N. tibialis (N. plantaris lateralis), Plexus lumbosacralis, *S1*, S2
**Insertionsstelle:** in Rückenlage, laterale Fußkante 2 cm proximal des Kopfes des Metatarsale V (▸ Abb. 2.28: **5**)
**Aktivierung:** Zehenspreizung
**Anmerkungen:**
- schwer willentlich zu aktivieren
- Insertion oft schmerzhaft
- mitunter Zeichen neurogener Veränderungen auch bei Gesunden

## M. gastrocnemius (medialer Kopf)

**Anatomie:** N. tibialis, Plexus lumbosacralis, S1, S2
**Insertionsstelle:** in Rückenlage, mittleres bis oberes Unterschenkeldrittel, medial (▸ Abb. 2.27: **4**)
**Aktivierung:** Fußsenkung
**Anmerkungen:**
- mitunter PME-Analyse schwer durchführbar (wenige nadelnahe Einheiten aktiviert)
- im Liegen nie volles Interferenzbild
- bei sehr ventraler Nadellage wird der M. soleus untersucht

### M. soleus

**Anatomie:** N. tibialis, Plexus lumbosacralis, *S 1*,**S 2**
**Insertionsstelle:** in Bauchlage, an der Grenze vom mittleren zum distalen Unterschenkeldrittel neben der Mittellinie (▸ Abb. 2.28: **3**)
**Aktivierung:** Fußsenkung
**Anmerkung:** bei zu tiefer Nadelinsertion Ableitung aus dem M. flexor digitorum longus

### M. tibialis posterior

**Anatomie:** N. tibialis, Plexus lumbosacralis, *L 5*, S 1
**Insertionsstelle:** in Rückenlage, unmittelbar medial der Tibiakante, an der Grenze vom mittleren zum unteren Unterschenkeldrittel (▸ Abb. 2.27: **3**)
**Aktivierung:** Fußsupination
**Anmerkungen:**

- L 5-versorgt
- Differenzierung zwischen N.-peronaeus-Parese und L 5-Syndrom
- bei zu oberflächlicher Nadellage Ableitung aus dem M. flexor digitorum
- lange Nadel verwenden
- Einstich schmerzhaft, da neben dem Knochen (Periostreizung)

### Paravertebralmuskeln

**Anatomie:** Rr. spinales
**Insertionsstelle:**

- lumbal in Bauch- oder Seitenlage
- zervikal in Seitenlage oder im Sitzen mit nach vorn geneigtem Kopf mit leichtem Druck gegen die Hand des Untersuchers
- Einstich 2 cm lateral der Mittellinie, Stichrichtung zum Processus spinosus, nach Knochenkontakt Nadel um 1–2 mm zurückziehen

**Aktivierung:** Beurteilung meist nur des Vorkommens von PSA
**Anmerkungen:**

- bei schlechter Entspannung Differenzierung PSA vs. Willküraktivität schwierig oder unmöglich
- segmentale Versorgung nur im tiefen M. multifidus gegeben, der mitunter sehr dünn ist
- in Seitenlage oft nur die oben liegende Seite entspannt
- leichte Bewegung des Patienten hilfreich zur Entspannung
- Höhenlokalisation nur auf 1–2 Segmente genau möglich
- in den oberflächlichen Rückenstreckern mitunter mehrtagige Veränderungen
- bei Verdacht auf Myositis immer Untersuchung des thorakolumbalen Übergangs
- thorakale Paravertebralmuskeln wichtig bei Verdacht auf myatrophe Lateralsklerose

### M. sphincter ani externus

**Anatomie:** N. pudendus, Plexus sacralis, S 2, S 3, S 4
**Insertionsstelle:** in Seitenlage, am Übergang Haut zu Schleimhaut in unterschiedlichen Regionen (3, 6, 9 Uhr); Kontrolle der Nadellage durch Palpation im Rektum
**Aktivierung:** Zusammenkneifen des Gesäßes
**Anmerkung:** bei Multipara chronisch neurogene Veränderungen der PME

## 2.3.7 Literatur


[1] **Andreassen** S. Methods for computer-aided measurements of motor unit parameters. Electroenceph Clin Neurophysiol 1987; 39: 13–20

[2] **Bischoff** C, Machetanz J, Conrad B. Is there an age-dependent continuous increase in the duration of the motor unit action potential? Electroenceph Clin Neurophysiol 1991; 81: 304–311

[3] **Bischoff** C, Stålberg E, Falck B et al. Reference values of motor unit action potentials obtained with multi-MUAP analysis. Muscle Nerve 1994; 17: 842–851

[4] **Bischoff** C. Automatisierte quantitative EMG-Untersuchung: Analyseverfahren, Probleme der Referenzwertbestimmung und klinischer Stellenwert. EEG EMG 1997; 28: 64–73

[5] **Bischoff** C, Fuglsang-Fredriksen A, Vendelbo L et al. Standards of instrumentation in EMG. In: Deuschl G, Eisen A, eds. Recommendation for the Practice of clinical Neurophysiology: Guidelines of the International Federation of Clinical Neurophysiology. Amsterdam: Elsevier; 1999: 199–211

[6] **Brown** WF. Physiological and technical basis of electromyography. Boston: Butterworth; 1984

[7] **Buchthal** F, Guld C, Rosenfalck P. Action potential parameters in normal human muscles and their dependence on physical variables. Acta Physiol Scand 1954; 32: 200–212

[8] **Buchthal** F, Pinelli P, Rosenfalck P. Action potential parameters in normal human muscles and their physiological determinants. Acta Physiol Scand 1954; 32: 219–229

[9] **Buchthal** F. An introduction to electromyography. Kopenhagen: Scandinavian University Books; 1957

[10] **Daube** JR. AAEM Minimonograph #11: needle examination in clinical electromyografy. Muscle Nerve 1991; 14: 685–700

[11] **Dumitru** D, King JC, Nandedkar SD. Concentric/monopolar needle electrode modelling: spatial recording territory and physiological implications. Electroencephalogr Clin Neurophysiol 1997; 105: 370–378

[12] **Falck** B, Stålberg E, Bischoff C. Influence of recording site within the muscle on motor unit potentials. Muscle Nerve 1995; 18: 1384–1389

[13] **Haig** AJ, Talley C, Gobler LJ et al. Paraspinal mapping: quantified needle electromyography in lumbar radiculopathy. Muscle Nerve 1993; 16: 477–484

[14] **Howard** JE, McGill KC, Dorfman LJ. Properties of motor unit action potentials recorded with concentric and monopolar needle electrodes: ADEMG analysis. Muscle Nerve 1988; 11: 1051–1055

[15] **Kurca** E, Drobny M. Four quantitative EMG methods and theirs individual parameter diagnostic value. Electromyogr Clin Neurophysiol 2000; 40: 451–458

[16] **Lang** AH, Partanen VSJ. "Satellite potentials" and the duration of motor unit potentials in normal, neuropathic and myopathic muscles. J Neurol Sci 1976; 27: 513–524

[17] **McGill** KC, Cummins KL, Dorfman LJ. Automatic decomposition of the clinical electromyogram. IEEE Trans Bio-Med Eng 1985; 32: 470–477

[18] **Nandedkar** SD, Barkhaus PE, Sanders DB et al. Analysis of amplitude and area of concentric needle EMG motor unit action potentials. Electroenceph Clin Neurophysiol 1988; 69: 561–567

[19] **Nandedkar** SD, Barkhaus, Charles A. Multi motor unit action potential analysis (MMA). Muscle Nerve 1995; 18: 1155–1166

[20] **Preston** DC, Shapiro BE. Electromyography and neuromuscular disorders. Boston: Butterworth-Heinemann; 1997

[21] **Sonoo** M, Stålberg E. The ability of MUP parameters to discriminate between normal and neurogenic MUPs in concentric needle EMG: analysis of the MUP "thickness" and the proposal of "size index". Clin Neurophysiol 1993; 89: 291–303

[22] **Stålberg** E, Andreassen S, Falck B et al. Quantitative analysis of individual motor unit potentials: a proposition for standardized terminology and criteria for measurement. J Clin Neurophysiol 1986; 3: 313–348

[23] **Stålberg** E, Sonoo M. Assessment of variability in the shape of the motor unit action potential, the jiggle at consecutive discharges. Muscle Nerve 1994; 17: 1135–1144

[24] **Stålberg** E, Bischoff C, Falck B. Outliers, a way to detect abnormality in EMG. Muscle Nerve 1994; 17: 392–399

[25] **Stålberg** E, Falck B, Sonoo M et al. Multi-MUP analysis – a two year experience in daily clinical work. Electroencephal Clin Neurophysiol 1995; 97: 145–154

[26] **Stålberg** E, Nandedkar SD, Sanders D et al. Quantitative motor unit potential analysis. J Clin Neurophysiol 1996; 13: 401–422

[27] **Stålberg** E, Falck B, Gilai A et al. Standards for quantification of EMG and neurography. In: Deuschl G, Eisen A, eds. Recommendation for the Practice of clinical Neurophysiology: Guidelines of the International Federation of Clinical Neurophysiology. Amsterdam: Elsevier; 1999: 213–220


## Weiterführende Monografien


[28] **Conrad** B, Bischoff C. Das EMG Buch. Stuttgart: Thieme; 1998

[29] **Stöhr** M, Bluthard D. Atlas der klinischen Elektomyografie und Neurografie. Stuttgart: Kohlhammer; 1993


# 2.4 Einzelfaser-Elektromyografie

*C. Bischoff*

## 2.4.1 Grundlagen

### Definition

Das Einzelfaser-EMG ist ein Verfahren zur selektiven Aufnahme der elektrischen Aktivität einzelner Muskelfasern (▶ Abb. 2.29) unter Benutzung besonderer Nadeln mit geringem Aufnahmeradius (▶ Abb. 2.30).

Es dient im Wesentlichen zur Bestimmung des Jitters, d. h. zur Beurteilung der Funktion der neuromuskulären Übertragung, und der Faserdichte, also der Mikroarchitektur der motorischen Einheit. Die Dauer des Einzelfaserpotenzials ist kürzer als die der PME, die Amplitude kann bis zu mehrere Millivolt betragen.

Bei der Jittermessung kommt neben der Registrierung willkürlich aktivierter Potenzialpaare auch das stimulierte Einzelfaser-EMG zur Anwendung. Dazu werden Muskelfasern intramuskulär durch eine monopolare Nadelelektrode, die im Bereich der terminalen axonalen Aufzweigungen eingebracht wird, erregt und die zeitliche Variation der einzelnen Erregungen gemessen (s. unten).

Eine weitere Alternative ist das Einzelfaser-EMG mit der konzentrischen Nadelelektrode (S. 100).

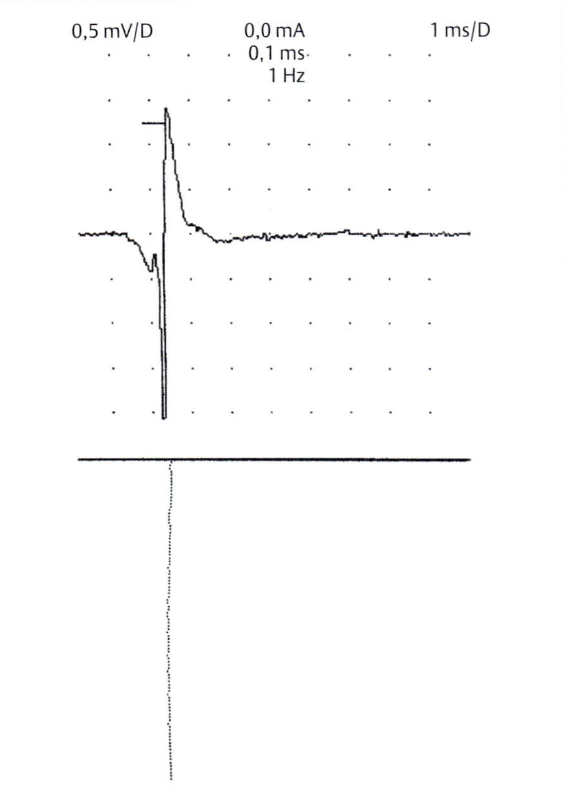


**Abb. 2.29** Getriggertes Einzelfaserpotenzial, im unteren Anteil Darstellung der Entladungsrate. Da nur eine Komponente vorhanden ist, kann keine Jittermessung erfolgen.

### Jitter

Unter dem Jitterversteht man die Variabilität des Interpotenzialintervalls (IPI) konsekutiver Entladungen zweier Muskelfasern einer motorischen Einheit.

Der Jitter liegt im Bereich von Mikrosekunden. Bestimmt wird in der Regel die mittlere konsekutive Differenz (MCD) der Interpotenzialintervalle von 50–100 willkürlich innervierten Potenzialpaaren oder beim stimulierten Einzelfaser-EMG von 50–100 Einzelpotenzialen.

Dies erfolgt nach folgender Formel (▶ Abb. 2.31):

$$MCD = \frac{((IPI_1 - IPI_2)(IPI_2 - IPI_3) + \cdots + (IPI_{n-1} - IPI_n))}{n-1}$$

Unter physiologischen Bedingungen liegt der Jitter bei konsekutiven Entladungen der Muskelfasern einer motorischen Einheit in der Größenordnung von 20 µs; bei neuromuskulären Übertragungsstörungen werden Werte > 50 µs gemessen.

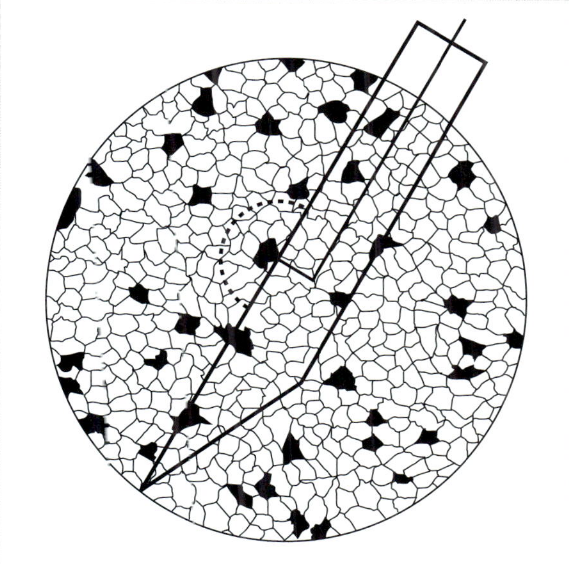

Abb. 2.30 Einzelfasernadel mit Einzeichnung des Aufnahmeradius in entsprechender Größenrelation in einem Muskel; im Aufnahmebereich befinden sich viele Muskelfasern unterschiedlicher motorischer Einheiten. Eine (schwarz markierte) Muskelfaser gehört zu einer aktiven motorischen Einheit. (Bischoff: Klinische Neurophysiologie 2000.)

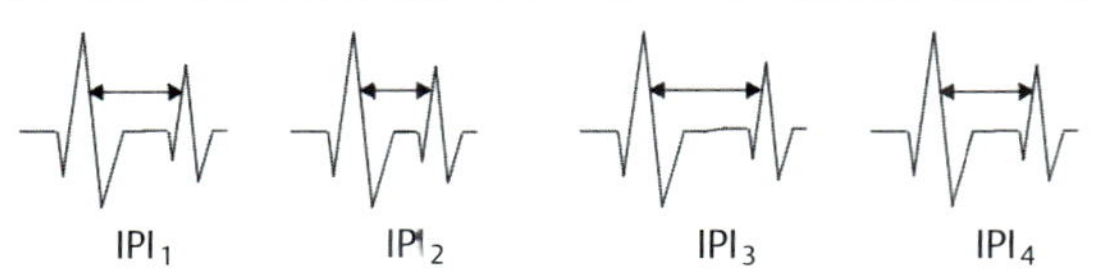


$$MCD = \frac{|IPI_1 - IPI_2| + |IPI_2 - IPI_3| + \ldots + |IPI_n - IPI_{n-1}|}{n-1}$$

Abb. 2.31 Prinzip der Bestimmung des Jitters mittels Berechnung der mittleren konsekutiven Differenz (MCD) der Interpotenzialintervalle (IPI).

## Blockierung

Dies bedeutet den Ausfall einer oder mehrerer Komponenten (Muskelfasern) einer motorischen Einheit bei konsekutiven Entladungen. Sie sind das elektrophysiologische Korrelat einer Parese bei neuromuskulären Übertragungsstörungen. Gewöhnlich treten Blockierungen erst ab Jitterwerten > 80 µs auf.

Der Ausfall mehrerer gleicher Komponenten in aufeinander folgenden Aufzeichnungen wird als konkomittierende Blockierung bezeichnet und ist typisch für Reinnervationsprozesse (▶ Abb. 2.32).

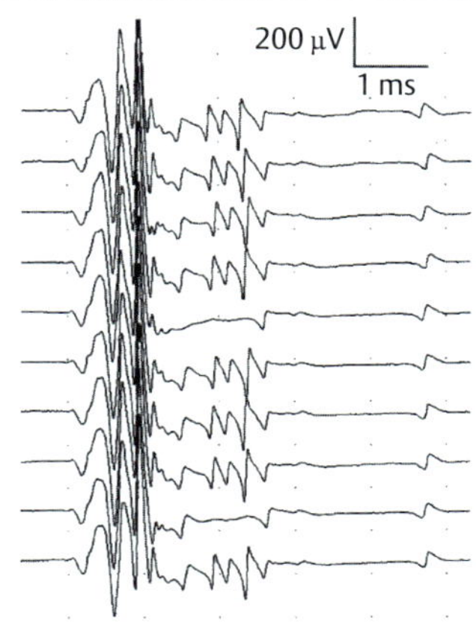


Abb. 2.32 Konkomittierende Blockierung bei der Einzelfaser-EMG-Untersuchung als Zeichen einer neurogenen Störung im Rahmen der Reinnervation. Während die letzte Komponente stabil auftritt, fällt die frühe „Aufsplitterung“ in Spur 5 und 9 komplett aus.

## Faserdichte

DieFaserdichte ist die mittlere Zahl der Muskelfaseraktionspotenziale einer motorischen Einheit, d. h. der zeitlich gekoppelt auftretenden Spitzenpotenziale (Spikes), die bestimmten Kriterien hinsichtlich Amplitude und Anstiegssteilheit gehorchen und sich im Aufnahmebereich der Einzelfaserelektrode befinden. Die mithilfe der Einzelfasertechnik ermittelte Faserdichte ist ein relativer Wert und entspricht nicht der bioptisch-histologisch ermittelten Faserdichte; der Wert ist immer > 1.

# 2.4.2 Indikationen der Einzelfaser-EMG-Untersuchung

Indikationen der Einzelfaser-EMG-Untersuchung sind:

- Jitterbestimmung zur Beurteilung der neuromuskulären Übertragung:
  - Myasthenia gravis
  - kongenitale Myastheniesyndrome
  - Lambert-Eaton-Myasthenisches-Syndrom (LEMS)
  - Reinnervationsprozesse
- Faserdichtemessung zur Diagnostik neurogener Veränderungen:
  - Frühdiagnostik einer axonalen Polyneuropathie
  - Verlaufsuntersuchungen z. B. bei Zustand nach Poliomyelitis

Die Jitterbestimmung ist die empfindlichste Methode zur Erfassung neuromuskulärer Übertragungsstörungen. Das Verfahren ist hoch sensitiv, aber wenig spezifisch, da pathologische Jitterwerte nicht nur bei der Myasthenie vorkommen, sondern auch bei anderen Störungen der neuromuskulären Transmission und bei allen Erkrankungen mit Reinnervationsprozessen (z. B. myatrophe Lateralsklerose, Polyneuropathie, kollaterale Nervenaussprossung bei oder nach Nervenläsionen).

Selbst bei medikamentös gut eingestellten oder remittierten Patienten mit einer myasthenen Störung werden oft pathologische Jitterwerte gefunden. Die Einzelfaser-EMG-Untersuchung mit Jitterbestimmung sollte zumindest immer dann zur Anwendung kommen, wenn die Diagnose einer Myasthenie mithilfe anderer neurophysiologischer oder labortechnischer Verfahren nicht eindeutig gestellt werden kann.

## 2.4.3 Technik und Standard der Durchführung

### Geräteeinstellung

Die Geräteeinstellung beim Einzelfaser-EMG enthält ▶ Tab. 2.10.

### Technische Durchführung

Voraussetzungen zur Einzelfaser-EMG-Untersuchung sind:

- Einzelfasernadel, bei der die Potenzialdifferenz zwischen der eigentlichen Ableitelektrode (einem isolierten Platindraht mit einem Durchmesser von 25 µm, der 3 mm vom Ende der Nadel entfernt in einer seitlichen Öffnung frei liegt (▶ Abb. 2.31) und der Stahlkanüle als Referenzelektrode registriert wird; der Potenzialabgriff erfolgt innerhalb eines Radius von 200–300 µm
- untere Grenzfrequenz: 500 Hz; zur Abschwächung von Aktionspotenzialen entfernt liegender Muskelfasern
- Triggereinheit (Amplituden- oder Fenstertrigger) zur Darstellung konsekutiver Potenziale bzw. Potenzialpaare untereinander (Rasterdarstellung, z. B. ▶ Abb. 2.32 und ▶ Abb. 2.33)
- Verzögerungseinheit zur Darstellung des Potenzials an einer Stelle des Bildschirms, so dass alle Potenzialkomponenten auf dem Bildschirm zu sehen sind
- Speicherung von 50–100 Potenzialen bzw. Potenzialpaaren
- automatische Mittelwertbildung/MCD-Messung

**Tab. 2.10** Geräteeinstellung bei der Einzelfaser-Elektromyografie.

| Parameter | Beschreibung |
|---|---|
| Verstärkung | 0,1–2 mV/Div (je nach Amplitude) |
| Zeitachse | 5 oder 10 ms/Div |
| Filter | 500 Hz–10 kHz |
| Signaltrigger und Rasterdarstellung | unbedingt erforderlich |
| Stimulationsparameter[1] | |
| • Reizintensität | 2–10 mA |
| • Stimulationsfrequenz | (2–)8–10 Hz |

[1] bei stimuliertem Einzelfaser-EMG zur Jitterbestimmung

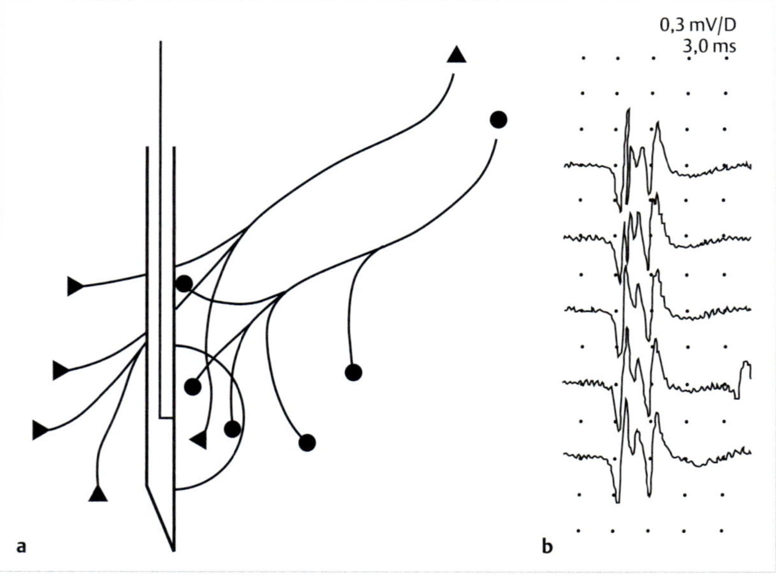


**Abb. 2.33** Bestimmung des Jitters bei Willkürinnervation.
**a** Hierzu müssen 2 Fasern einer motorischen Einheit im Aufnahmebereich der Elektrode (eingezeichneter Halbkreis) liegen.
**b** Beispiel der Registrierung eines Potenzialpaars mit normalem Jitter.

## Jitterbestimmung

### Praktisches Vorgehen

**Jitterbestimmung bei Willkürbewegung**

1. Aufklärung des Patienten über Sinn und Durchführung der Untersuchung
2. Auswahl des Muskels und anatomische Lokalisation
3. Einstich der Einzelfasernadel in den entspannten Muskel
4. Aufforderung an den Patienten, den Muskel kontinuierlich mit geringer Kraft anzuspannen, sodass einzelne Potenziale bzw. Potenzialpaare erfasst werden können (Orientierung am akustischen Signal); bei tremoröser Innervation kann kein Jitter bestimmt werden
5. Verschieben der Nadel bis zur Erfassung zeitlich gekoppelt entladender Potenziale (Potenzialpaare) einer motorischen Einheit (▶ Abb. 2.33); alle zur Messung herangezogenen Komponenten müssen folgende Kriterien erfüllen:
   - Dauer des Einzelpotenzials < 1 ms
   - Anstiegssteilheit < 150 µs
   - Amplitude > 200 µV
   - Entladungsfrequenz > 8 Hz
   - Einzelfaserpotenzial-Komponenten stehen in einer festen zeitlichen Koppelung zueinander
6. Darstellung, Aufzeichnung und Auswertung von mindestens 50 Potenzialpaaren pro Untersuchungsstelle
7. Verschieben der Nadel, um ein neues Potenzialpaar zu erfassen. Orientierung an der Entladungsfrequenz, nicht an Potenzialamplitude oder -konfiguration, die meist sehr ähnlich sind
8. Bestimmung von mindestens 20 MCD-Werten unterschiedlicher motorischer Einheiten an 3–4 Insertionsstellen

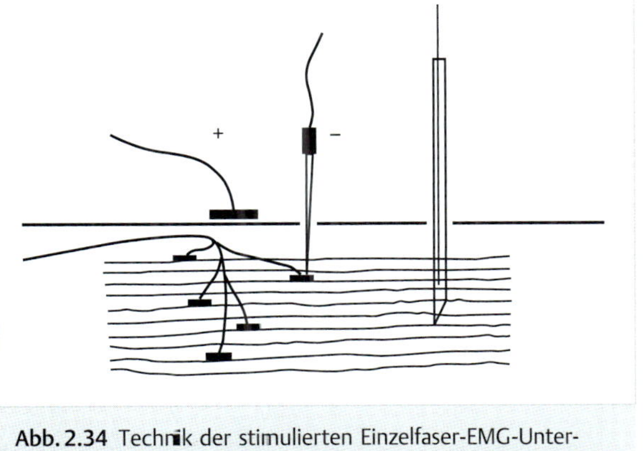


**Abb. 2.34** Technik der stimulierten Einzelfaser-EMG-Untersuchung: In der Endplattenregion befindet sich die monopolare Stimulationsnadel (–), die Anode (+) sitzt auf der Haut, die Einzelfasernadel ist etwa 2 cm distal davon im Muskel platziert. (Bischoff: Klinische Neurophysiologie 2000.)

### Fallstricke

**Einzelfaser-Elektromyografie**

- alle Muskeln können untersucht werden, häufig der M. extensor digitorum, M. frontalis und M. orbicularis oculi
- Zunahme der Rate pathologischer Befunde bei Untersuchung mehrerer und vor allem klinisch betroffener Muskeln
- rhythmische Willkürinnervation oder Tremor führen zur Nadelverschiebung und damit zu einer fehlerhaften Jitterbestimmung
- Änderung der Nadelposition während der Messung führt zu falsch-positiven pathologischen Jitterwerten
- falsch-pathologische Jitterwerte bei zu niedriger Entladungsfrequenz, deshalb Messung nur bei stabiler Entladungsfrequenz > 8 Hz
- Verletzungspotenziale, d. h. solche mit nur positiver Ausrichtung, die meist auch sehr breit sind, nicht zur Messung heranziehen

## Stimuliertes Einzelfaser-EMG

### Praktisches Vorgehen

**Jitterbestimmung beim stimulierten Einzelfaser-EMG**

1. Einstich einer monopolaren Nadelelektrode als Stimulationskathode möglichst in Endplattennähe des Muskels (▶ Abb. 2.34)
2. Aufkleben einer Oberflächenelektrode als Anode zur Stimulation in etwa 2 cm Abstand zur Reizkathode (Nadelelektrode)
3. Reizung mit möglichst niedriger Reizstärke, meist 2–5 mA ausreichend, allerdings Stromstärke so wählen, dass sich der Jitter nicht mehr ändert, da der Jitter bei zu niedriger Stromstärke größer ist (Strombegrenzung des Stimulators!)
4. Einstich der Einzelfaserelektrode in den benachbarten, sich kontrahierenden Muskelabschnitt
5. Auswahl der Potenziale nach den oben angegebenen Kriterien (s. Punkt 5 Jitterbestimmung), wobei hier in der Regel Einzelpotenziale vermessen werden
6. Stimulation mit (8–)10 Hz und Registrierung von mindestens 50 Einzelpotenzialen
7. Bestimmung des Jitters
8. Aufsuchen von mindestens 30 Potenzialen unterschiedlicher motorischer Einheiten

### Fallstricke

**Stimulierte Einzelfaser-Elektromyografie**

- Jitterwerte beim stimulierten Einzelfaser-EMG betragen nur 50 % der Werte bei Willküranspannung, da hier nur eine Endplatte in den Wert eingeht.
- Vorteile der stimulierten Einzelfaser-EMG-Untersuchung: keine Kooperation des Patienten notwendig, damit Untersuchung möglich von älteren Patienten, von Kindern, auf Intensivstationen sowie von plegischen oder hochgradig paretischen Muskeln, kürzere Untersuchungszeiten.
- Probleme der stimulierten Einzelfaser-EMG-Untersuchung: bei zu niedriger Stimulationsintensität Jitter falsch-pathologisch, daher nach der Erfassung des Potenzials Stimulationsintensität so lange steigern, bis der Jitter nicht weiter abnimmt; bei höheren Stimulationsfrequenzen Abnahme des Jitters, sodass bei einer Änderung der Stimulationsfrequenz während der Aufzeichnung ein pathologischer Jitter vorgetäuscht werden kann.
- Keine Berücksichtigung von Jitterwerte < 10 µs, da es sich um eine direkte Stimulation der Muskelfasern handelt.

## Faserdichtebestimmung

### Praktisches Vorgehen

**Bestimmung der Faserdichte**

1. zufälliger Einstich der Einzelfasernadel in den entspannten Muskel
2. geringe Anspannung des Muskels
3. Auswahl der Potenziale, die die oben aufgeführten Kriterien erfüllen
4. Bestimmung der zeitlich gekoppelten Potenzialkomponenten, d. h. der Zahl der Muskelfasern einer motorischen Einheit im Aufnahmebereich der Elektrode (▸ Abb. 2.35)
5. Registrierung der Faserdichtewerte von mindestens 20 motorischen Einheiten und anschließende Mittelwertbildung

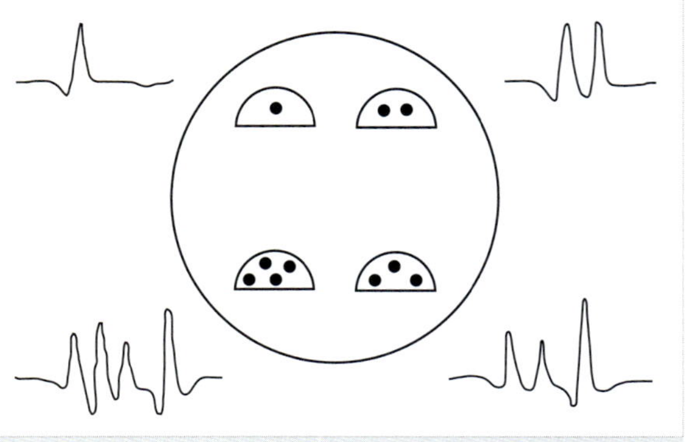

**Abb. 2.35** Prinzip der Faserdichtebestimmung. Zahl der gekoppelt auftretenden Fasern einer motorischen Einheit, die im Aufnahmeterritorium der Nadel liegen. Zur sicheren Abgrenzung müssen mehrere identische Potenziale untereinander dargestellt werden. (Bischoff: Klinische Neurophysiologie 2000)

## 2.4.4 Referenzwerte

### Jitter

Referenzwerte für den neuromuskulärenJitter bei Willkürinnervation in unterschiedlichen Muskeln enthält ▸ Tab. 2.11.

### Faserdichte

▸ Tab. 2.12 beinhaltet Referenzwerte für die mit der Einzelfasertechnik ermittelte Faserdichte.

**Tab. 2.11** Referenzwerte für den neuromuskulären Jitter bei Willkürinnervation in unterschiedlichen Muskeln [7].

| Muskel | obere Grenze der Mittelwerte [µs] | oberer Grenzwert der Einzelpaare [µs] |
|---|---|---|
| M. frontalis, M. orbicularis oculi | 30 | 45 |
| M. deltoideus | 30 | 35 |
| M. extensor digitorum | 34 | 55 |
| M. biceps brachii | 30 | 35 |

Korrektur für den Jitterwert, der durch direkte intramuskuläre axonale Stimulation ermittelt wird: MCD (axonale Stimulation) = MCD (Willkür)/2 [22]; MCD: mittlere konsekutive Differenz

**Tab. 2.12** Referenzwerte für die mit der Einzelfasertechnik ermittelte Faserdichte [7].

| Muskel | Alter < 60 Jahre | Alter 60–70 Jahre | Alter > 70 Jahre |
|---|---|---|---|
| M. frontalis | 1,44 ± 0,13 | 1,53 ± 0,12 | 1,60 |
| M. orbicularis oculi | 1,26 ± 0,10 | 1,30 ± 0,15 | 1,45 ± 0,24 |
| M. deltoideus | 1,36 ± 0,09 | 1,40 ± 0,17 | 1,41 ± 0,12 |
| M. extensor digitorum | 1,43 ± 0,16 | 1,56 ± 0,16 | 1,91 ±0,40 |
| M. abductor digiti minimi | 1,56 ± 0,17 | 1,87 ± 0,36 | 2,30 |
| M. quadriceps | 1,53 ± 0,21 | 1,73 ± 0,34 | 1,83 ± 0,31 |
| M. tibialis anterior | 1,56 ± 0,22 | 1,68 ± 0,22 | 2,00 ± 0,55 |

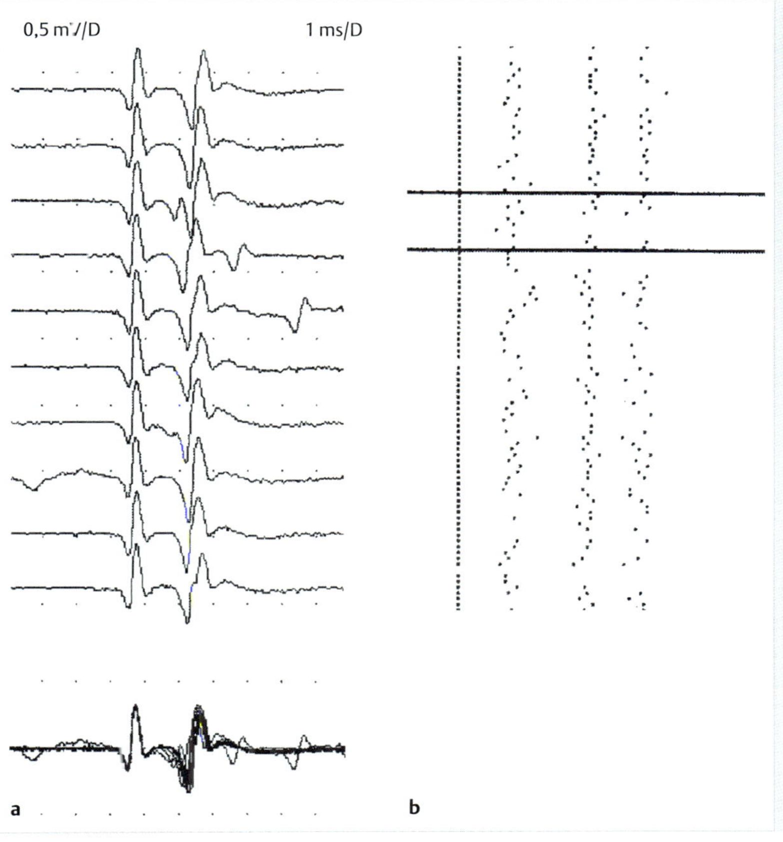


**Abb. 2.36** Pathologischer Einzelfaser-EMG-Befund.

**a** Konsekutive Einzelfaserpotenzialpaare in Rasterdarstellung, im oberen Abschnitt in der Aufeinanderfolge, im unteren überlagert. Der Jitter ist pathologisch.

**b** Schematische Darstellung der aufeinander folgenden Potenzialpaare; die 1. vertikale Punktreihe ist das stabile Triggerpotenzial.

## 2.4.5 Pathologische Befunde

### Jittermessung

Pathologische sind JitterWerte unter folgenden Bedingungen (▸ Abb. 2.36):

- Der mittlere Wert der MCD aller ermittelten Potenzialpaare (mindestens 20) bzw. der Potenziale bei stimulierter Jittermessung (mindestens 30) liegt oberhalb des Grenzwerts des untersuchten Muskels (s. Referenzwerte).
- Mehr als 10 % der Potenziale bzw. -paare liegen oberhalb der Werte, die als individuelle Grenzwerte für diesen Muskel bestimmt wurden (s. Referenzwerte).
- Es kommen Blockierungen vor.

M!

**Merke**

**Pathologische Jitterwerte**

- Ein pathologischer Jitterwert in einem klinisch nicht betroffenen Muskel (z. B. dem M. extensor digitorum) bei klinisch rein okulärer Myasthenie ist Zeichen einer Generalisierung.
- Die Korrelation zwischen klinischem Schweregrad und Jitterwerten ist nur gering.
- Blockierungen als Zeichen einer Parese bestehen in der Regel erst bei Jitterwerten > 80 µs.
- Je mehr Blockierungen vorkommen, desto ausgeprägter ist die Schwäche.
- Konkomitierende Blockierungen beruhen auf einer intermittierenden Blockierung unreifer Synapsen der terminalen Aufzweigungen und sind Zeichen eines Reinnervationsprozesses; in diesen Fällen ist meist gleichzeitig die Faserdichte erhöht.

Tab. 2.13 Differenzierung verschiedener neuromuskulärer Prozesse anhand von Einzelfaser-EMG-Befunden.

| neuromuskulärer Prozess | Faserdichte | Jitter | Blockierung |
|---|---|---|---|
| frühe Reinnervation | ↑ | ↑ ↑ | + + |
| späte Reinnervation | ↑ ↑ | (↑) | Ø/ + |
| abgeschlossene Reinnervation | ↑ ↑ ↑ | Ø | Ø |
| Myositis | ↑ ↑ | ↑ ↑ | + (in der Frühphase) |
| Myasthenia gravis | (↑) | ↑ ↑ ↑ | + (je nach Stadium) |

↑ : erhöht, + : vorhanden, Ø: keine

## Faserdichtebestimmung

Pathologisch sind Faserdichtewerte unter folgenden Bedingungen:

- Der Mittelwert von 20 Potenzialen übersteigt den Grenzwert (MW + 3SD).
- Mehr als 2 Potenziale weisen über 4 Komponenten auf.

### Merke

**Pathologische Faserdichtewerte**

- Erhöhte Faserdichten bestehen sowohl bei neurogenen als auch bei myopathischen Prozessen; die Differenzierung erfolgt über den Jitter oder das quantitative EMG (▸ Tab. 2.13).
- Bei abgeschlossenen neurogenen Prozessen ist die Faserdichte erhöht, aber der Jitter (wieder) normal, hingegen findet man bei noch anhaltender Reinnervation einen pathologischen Jitter und eine pathologische Faserdichte.
- Bei Reinnervationsprozessen besteht eine erhöhte Faserdichte als frühes Kriterium, mitunter lange vor PME-Veränderungen oder neurografischen Veränderungen.

## 2.4.6 Einzelfaser-EMG mit konzentrischen Nadelelektroden

### Grundlagen

Als Alternativezur Untersuchung der neuromuskulären Transmission mit der Einzelfasernadel wird zunehmend die Bestimmung des Jitters mit herkömmlichen konzentrischen Nadelelektroden herangezogen [12], [21].

*Nachteil* des Verfahrens ist die Größe des Aufnahmebereichs einer konzentrischen Nadelelektrode an der Spitze von 1–2 mm. In diesem Areal befinden sich bis zu 15 Muskelfasern einer motorischen Einheit, von denen allerdings nur 1–3 zur Spitzenkomponente beitragen und das ASFAP (apparent single fiber action potential) bilden [4]. Diese Summation beeinflusst den Wert des gemessenen Jitters. Bei Überlagerung von Aktionspotenzialen von 2 oder mehr Fasern einer motorischen Einheit wird der Jitter immer kürzer gemessen als der größte Jitter der einzelnen Komponenten (▸ Abb. 2.37). Dies führt zu einer Unterschätzung des Jitters. Eine Bestimmung der Faserdichte ist aus methodischen Gründen nicht möglich.

Die *Vorteile* sind die Verwendung handelsüblicher konzentrischer Nadelelektroden, die billiger sind als Einzelfaserelektroden und bei denen es sich im Gegensatz zu Letzteren um infektionssichere Einmalelektroden handelt.

### Praktisches Vorgehen

**Jitterbestimmung mit konzentrischen Nadelelektroden**

1. Untersuchung mit einer konzentrischen Nadelelektrode mit einem möglichst geringen Querschnitt; Nadelelektroden mit einer Aufnahmefläche von 0,019 µm² liefern die besten Ergebnisse [21]
2. untere Grenzfrequenz bei 1000 Hz
3. nach Einstich der Nadel Aktivierung des Muskels und Optimierung der Nadelposition, bis mindestens 2 ASFAP unterschieden werden können
4. Spitzenkomponenten müssen einen steilen Anstieg zu einer scharf abgrenzbaren negativen Spitze haben, die in aufeinander folgenden Entladungen keine Variationen, also Zeichen einer Summation, aufweisen
5. Zeit zwischen dem zur Triggerung herangezogenen Potenzial und dem ASFAP > 150 µs
6. Jitter > 5 µs
7. Untersuchung von mindestens 20 Potenzialen unterschiedlicher motorischer Einheiten

Wie bei der herkömmlichen Methode sind Jitterwerte mit einer MCD > 2 Standardabweichungen pathologisch. Studien zeigen eine gute Übereinstimmung der Jitterwerte mit einer Einzelfasernadel und mit einer konzentrischen Nadelelektrode [1], [4] und [15].

### Referenzwerte

Referenzwerte des Jitters mit konzentrischer EMG-Nadel enthält ▸ Tab. 2.14.

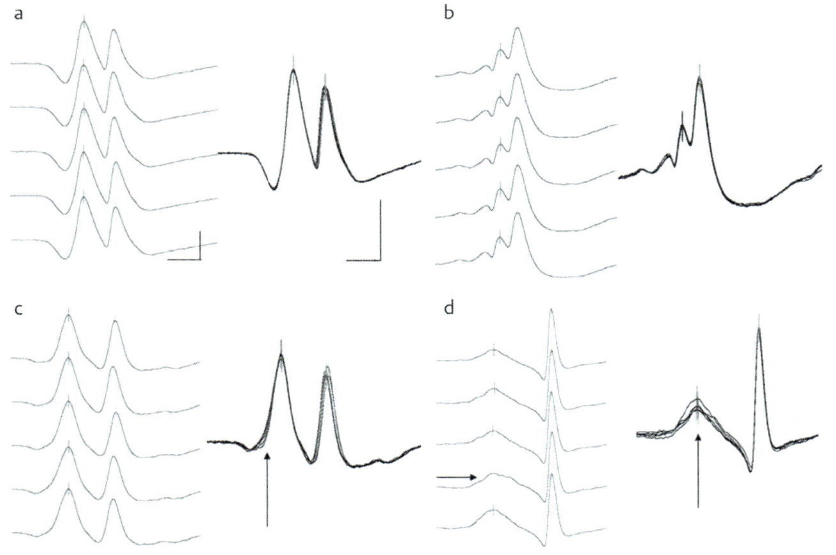


**Abb. 2.37** Jitteraufzeichnungen mit konzentrischer Nadel in einer Routineableitung mit zu akzeptierenden und zu verwerfenden Signalen (0,2 mV/Div; 0,5 ms/Div). Bei der Superposition Verstärkung um den Faktor 2). Vertikale Linien zeigen die Peaks an, die für die Jittermessung herangezogen werden können. (Bischoff: Klinische Neurophysiologie 2000)

**a** Beide Peaks können ausgewertet werden.
**b** Typisches Beispiel für viele ASFAP. Die ersten beiden Peaks sind zu klein, nur die letzten beiden kommen zur Aufwertung.
**c** Ein zusätzliches Einzelfaseraktionspotenzial ist in der ersten Komponente zu entdecken. Der Peak kann dennoch mit in die Auswertung eingehen, da er eine stabile Konfiguration aufweist.
**d** Die erste Komponente weist eine instabile Konfiguration des Peaks auf, die Anstiegszeit ist zu lang, so dass diese nicht ausgewertet werden kann.

**Tab. 2.14** Übersicht über die publizierten Referenzwerte des Jitters mit konzentrischer EMG-Nadel.

| Muskel | Anzahl (n) | MCD [µs] ± SD | MCD [µs] (95 %) | Literatur |
|---|---|---|---|---|
| EDC | 20 | 30,7±3,7 | 38,1 | Sarirgiannis et al. 2006 [15] |
| EDC | 67 | 23,6±3,1 | 29.8 | Kouyoumdjian u. Stålberg 2008 [8] |
| EDC | 10 | 30,2±6,9 | 43,9 | Farrugia et al. 2009 [5] |
| OO | 20 | 29,1±3,9 | 36,9 | Sarirgiannis et al. 2006 [15] |
| OO | 50 | 24,7±3,1 | 30,9 | Kouyoumdjian u. Stålberg 2008 [8] |
| OO | 10 | 26,5±4,6 | 35,7 | Farrugia et al. 2009 [5] |

EDC: M. extensor digitorum communis, MCD: mittlere konsekutive Differenz, OO: M. orbicularis oculi (Quelle: Bischoff 2011 [3])

## 2.4.7 Makro-EMG

### Definition

Die Makro-EMG ist eine Technik zur Erfassung möglichst vieler Muskelfasern, die zu einer motorischen Einheit gehören. Sie erfolgt mithilfe einer speziellen Elektrode, die in einer Zweikanalableitung verschaltet wird (▶ Abb. 2.38).

### Indikation

Indiziert ist das Makro-EMG zur Differenzierung zwischen gesunden und pathologisch veränderten Muskeln sowie bei pathologischen Veränderungen zwischen neurogenen und myopathischen Prozessen, allerdings ohne Hinweis auf Prozessdynamik.

In der Routine wird es aufgrund des Aufwands und der eingeschränkten Aussage selten durchgeführt. Vorteil ist eine im Vergleich zur konventionellen Potenzialanalyse motorischer Einheiten geringere Abhängigkeit der Potenzialveränderungen von der Nadellage in Bezug zu den Muskelfasern der motorischen Einheit.

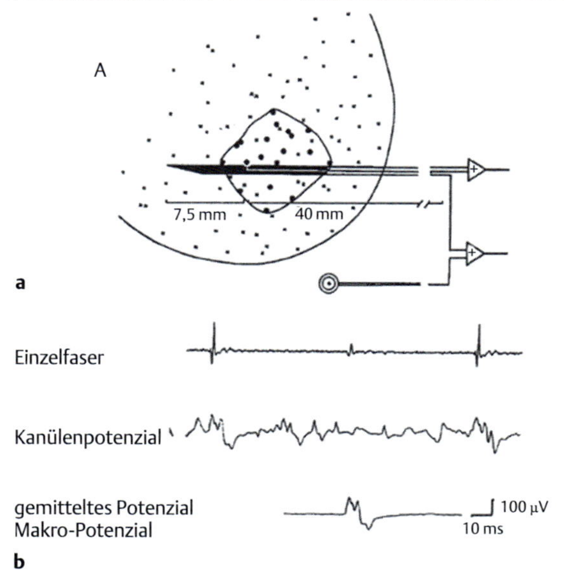


**Abb. 2.38** Prinzip der Makro-EMG-Ableitung. (mit freundlicher Genehmigung von E. Stålberg)
**a** Darstellung der Verschaltung der Makro-EMG-Nadel im 2-Kanal-EMG-Gerät.
**b** Darstellung der abgeleiteten Potenziale.

## Geräteeinstellung

Die Geräteeinstellung bei der Makro-EMG-Untersuchung enthält ▶ Tab. 2.15.

## Technische Durchführung

▶ **Voraussetzungen.** Voraussetzungen bei der technischen Durchführung sind:

- Makro-EMG-Nadel, modifizierte Einzelfaser-EMG Nadel mit 2-Kanal Ableitung (▶ Abb. 2.38)
- 2-Kanal-EMG-Gerät:
  - Kanal 1: Einzelfaser-EMG einer Muskelfaser zur Identifizierung der motorischen Einheit und als Trigger für das Makro-EMG-Signal
  - Kanal 2: Makrosignalableitung von der Stahlkanüle als Ableitelektrode, die für 15 mm an der Spitze abisoliert ist, gegen eine Oberflächenelektrode als Referenzelektrode
- Trigger und Verzögerungseinheit
- Mittelwertbildung (Averaging) im Makrokanal

Das Einzelfaserpotenzial, das mit einem stabilen Trigger erkannt werden muss, setzt die Aufnahme des Makropotenzials in Gang. In zeitlicher Koppelung zum Einzelfaserpotenzial wird die elektrische Aktivität aller Muskelfasen einer motorischen Einheit im Aufnahmebereich des Nadelschafts aufgenommen und gemittelt. Mit dieser Anordnung erfasst das Makro-EMG-Potenzial zum einen die elektrische Aktivität möglichst vieler Fasern einer motorischen Einheit, zum anderen wird die gleichzeitig aktivierte, nicht gekoppelte elektrische Aktivität anderer motorischer Einheiten herausgemittelt.

### Praktisches Vorgehen

**Makro-EMG-Ableitung**

1. Einstechen der Nadel bei entspanntem Muskel
2. Anspannung mit geringer Kraft
3. Einstellung eines sauberen Triggerpotenzials auf dem Einzelfaserkanal (Kanal 1)
4. Start der Mittelwertbildung auf dem Makro-EMG-Kanal (Kanal 2)
5. Vermessung des gemittelten Makropotenzials
6. Verschieben der Elektrode zur Aufnahme weiterer Makro-EMG-Potenziale
7. Aufnahme von mindestens 20 Potenzialen verschiedener motorischer Einheiten
8. Auswertung von Amplitude und Fläche der Makro-EMG-Potenziale

## Referenzwerte

Referenzwerte der Makro-EMG-Amplituden enthält ▶ Tab. 2.16.

## Pathologische Befunde

Pathologische Befunde sind bei folgenden Erkrankungen zu finden:

- neurogene Prozesse: Zunahme der Amplitude bzw. Fläche der Makro-EMG-Potenziale (▶ Abb. 2.39)
- Myopathie: niedrige Amplitude und Fläche der Makro-EMG-Potenziale

**Tab. 2.15** Geräteeinstellung bei der Makro-EMG-Untersuchung.

| Paramater | Kanal 1: Einzelfasersignal (Trigger) | Kanal 2: Makro-EMG-Signal |
|---|---|---|
| Verstärkung | 0,1–2 mV/Div (je nach Amplitude) | 0,1–0,5 mV/Div (je nach Amplitude) |
| Zeitachse | 10 ms/Div | 10 oder 20 ms/Div |
| Filter | 500 Hz–10 kHz | 8 Hz–8 kHz |
| Signaldarstellung | getriggerte Einzeldarstellung | gemitteltes Signal |
| Zahl der Mittelungsschritte | nicht notwendig | 50–500 |

Tab. 2.16 Referenzwerte der Makro-EMG-Amplituden (alle Werte in µV) [17].

| Alter | M. biceps brachii | | | | M. vastus lateralis | | | | M. tibialis anterior | | | |
|---|---|---|---|---|---|---|---|---|---|---|---|---|
| | Median | | individueller Grenzwert | | Median | | individueller Grenzwert | | Median | | individueller Grenzwert | |
| | Min. | Max. | Min. | Max. | Min. | Max. | Min. | Max. | Min. | Max. | Min. | Max. |
| 10–19 | 65 | 100 | 30 | 350 | 70 | 150 | 20 | 50 | 65 | 200 | 30 | 350 |
| 20–29 | 65 | 140 | 30 | 350 | 70 | 240 | 20 | 525 | 65 | 250 | 30 | 450 |
| 30–39 | 65 | 180 | 30 | 400 | 70 | 240 | 20 | 550 | 65 | 260 | 30 | 450 |
| 40–49 | 65 | 180 | 30 | 500 | 70 | 250 | 20 | 575 | 65 | 330 | 30 | 575 |
| 50–59 | 65 | 180 | 30 | 500 | 70 | 260 | 20 | 575 | 65 | 375 | 40 | 700 |
| 60–69 | 65 | 250 | 30 | 650 | 80 | 370 | 20 | 1250 | 120 | 375 | 45 | 700 |
| 70–79 | 65 | 250 | 30 | 650 | 90 | 600 | 20 | 1250 | 120 | 620 | 65 | 800 |

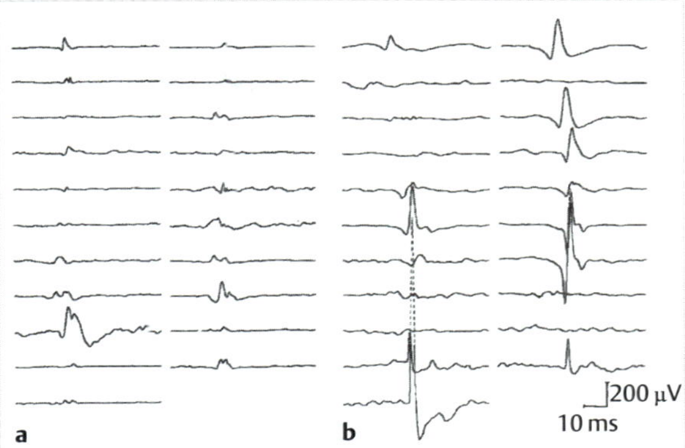


Abb. 2.39 Beispiele für Makro-EMG-Potenziale. (mit freundlicher Genehmigung von E. Stålberg)
**a** Beim Gesunden.
**b** Bei einem Patienten mit myatropher Lateralsklerose.

## 2.4.8 Literatur


[1] **Benatar** M, Hammad M, Doss-Rinev H. Concentric-needle fiber electromyografy for the diagnosis of myasthenia gravis. Muscle Nerve 2006; 34: 163–168

[2] **Bischoff** C. Bedeutung der Einzelfaser-Elektromyografie für die Diagnostik neuromuskulärer Erkrankungen. Klin Neurophysiol 2000; 31: 136–143

[3] **Bischoff** C. Einzelfaser-EMG mit konzentrischen Nadelelektrode: eine Alternative in der Diagnositik der Myasthenia gravis. Klin Neurophysiol 2011; 4: 212–214

[4] **Ertas** M, Baslo MB, Yildiz N et al. Concentric needle electrodes for neuromuscular jitter analysis. Muscle Nerve 2000; 23: 715–719

[5] **Farrugia** ME, Weir AI, Clearly M et al. Concentric and single fiber needle electrodes yield comparable results in myasthenia gravis. Muscle Nerve 2009; 39: 579–585

[6] **Fawcett** PRW. Macroelectromyografy: a review of the technique and its value in the investigation of neuromuscular disorders. Muscle Nerve 2002; Suppl. 11: S 36–S 45

[7] **Gilchrist** GM. Ad hoc Committee. Single fiber EMG reference values: a collaborative effort. Muscle Nerve 1992; 15: 151–161

[8] **Kouyoumdjian** JA, Stalberg E. Concentric needle single fiber EMG: comparative jitter on voluntary-activated and stimulated extensor digitorum communis. Clin Neuropyhsiol 2008; 119: 1614–1618

[9] **Kraft** GH. Fibrillation potential amplitude and muscle atrophy following peripheral nerve injury. Muscle Nerve 1990; 13: 814–821

[10] **Krarup** C, Trojaborg W. Segmental innervation of lumbosacral nerves. Muscle Nerve 1994; 17: 956–957

[11] **Nardin** R, Raynor EM, Rutkove SB. Electromyografy of lumbosacral paraspinal muscles in normal subjects. Neurology 1977; 48 (Suppl.): A147–158

[12] **Payan** J. The blanket principle: a technical note. Muscle Nerve 1978; 1: 423–426

[13] **Phillips** PH, Park TS. Electrophysiological mapping of the segmental anatomy of the muscles of lower extremity. Muscle Nerve 1991; 14: 1213–1218

[14] **Sanders** D, Howard JFJ. Single fiber electromyografy in myasthenia gravis. Muscle Nerve 1986; 9: 809–819

[15] **Sarrigiannis** PG, Kennett RP, Read S et al. Single-fiber EMG with a concentric needle electrode: validation in myasthenia gravis. Muscle Nerve 2006; 33: 61–65

[16] **Stålberg** E, Thiele B. Motor unit fiber density in the extensor digitorum communis muscle. J Neurol Neurosurg Psychiatry 1975; 38: 74–880

[17] **Stålberg** E, Fawcett PRW. Macro EMG in healthy subjects of different ages. J Neurol Neurosurg Psychiatry 1982; 45: 870–878

[18] **Stålberg** E. Use of single fiber EMG and macro EMG in the study of reinnervation. Muscle Nerve 1990; 13: 804–813

[19] **Stålberg** E. Macro EMG. Methods Clin Neurophysiol 1990; 1: 1–14

[20] **Stålberg** E,Trontelj JV. Single fiber electromyografy. Studies in healthy and diseased muscles. New York: Raven Press; 1994

[21] **Stålberg** EV, Sanders DB. Jitter recording with concentric needle electrodes. Muscle Nerve 2009; 40: 331–339

[22] **Trontelj** JV, Mihelin M, Fernandez J et al. Axonal stimulation for endplate jitter studies. J Neurol Neurosurg Psychiatry 1986; 49: 677–685

# 2.5 MUNE (Motor Unit Number Estimate)

*R. Dengler*

## 2.5.1 Grundlagen

### Definition

**MUNE**

Dies ist eine elektrophysiologische Methode zur Einschätzung der Zahl vitaler motorischer Einheiten in einem bestimmten Muskel bzw. der Zahl der Motoneurone oder motorischen Axone, die diesen Muskel innervieren. Sie ist deshalb für die Verlaufsbeurteilung von Prozessen mit motorischer Denervierung (z. B. Motoneuronerkrankungen oder motorischen Neuropathien) geeignet und kann bei familiärer ALS bereits in der präklinischen Phase einen Verlust motorischer Einheiten zeigen [11].

Es wurden verschiedene MUNE-Methoden entwickelt, die im Grundsatz jeweils die Amplitude oder Fläche eines durch supramaximale Nervenreizung erhältlichen Muskelsummenaktionspotenzials (MSAP; „compound muscle action potential", CMAP) durch den entsprechenden Wert eines mittleren Potenzials einer einzelnen motorischen Einheit dividieren. Die einzelnen Methoden unterscheiden sich in der Art, wie das mittlere Potenzial einer motorischen Einheit des untersuchten Muskels bestimmt wird.

### Ziele und Aufgaben

Ziel der Anwendung von MUNE ist die möglichst genaue Einschätzung der Zahl von Motoneuronen bzw. motorischen Axonen, die einen bestimmten Muskel versorgen, und insbesondere von Veränderungen im Verlauf neuromuskulärer Krankheiten. Diese klinisch wichtige Information kann durch andere elektrodiagnostische Techniken zumindest in den frühen Phasen einer denervierenden Erkrankung nicht geliefert werden. Bislang ist nur eine sehr indirekte Bestimmung dieser Kenngrößen möglich, z. B. über quantitative Messungen der Muskelkraft, Registrierung von Muskelsummenpotenzialen nach supramaximaler Nervenreizung oder Ableitung von Interferenzmustern bei Maximalinnervation und anderem. MUNE hat auch eine zunehmende Bedeutung für klinische Studien bei Motoneuronerkrankungen und motorischen Neuropathien und wird als entsprechender Endpunkt genutzt.

## 2.5.2 Technik und Durchführung der Untersuchung

Derzeit sind verschiedene Methoden im Gebrauch, die im Weiteren besprochen werden. Das in den letzten Jahren kaum mehr genutzte „Spike-triggered Averaging" wird nicht behandelt, ebenso nicht die jüngst beschriebenen Ansätze des „Bayesian MUNE" und des MScanFit, da sie bisher nicht reproduziert wurden. Die relativ neue Methode MUNIX hat dagegen weite Verbreitung gefunden und wird hier besprochen [10].

### Inkrementmethode

Die Inkrement-Methode ist die älteste MUNE-Technik und wurde von McComas und Mitarbeitern entwickelt [9]. Die modernen Varianten nutzen EDV-Unterstützung [13]. Die Methodik entspricht weitgehend dem Vorgehen bei der motorischen Neurographie unter Einsatz üblicher Oberflächenelektroden in typischer Lokalisation. Abgeleitet wird in der Regel von einem kleinen, distalen Muskel, z. B. dem M. abductor pollicis brevis, dem M. abductor digiti minimi oder dem M. extensor digitorum brevis bei hoher Verstärkung (50 µV/Division). Der zugehörige Nerv wird distal mit ansteigender Reizstärke stimuliert, bis eine erste, sehr kleine, aber stabile Antwort („all or nothing") erscheint. Die Reizstärke wird weiter langsam gesteigert, so dass es zu einer schrittweisen Vergrößerung (quantaler Anstieg, Inkrement) des Antwortpotenzials kommt (► Abb. 2.40).

Jedes Inkrement zeigt die Aktivierung eines zusätzlichen motorischen Axons bzw. einer motorischen Einheit an und muss mehrmals zweifelsfrei reproduziert werden. Die Werte für die Amplitude oder Fläche des Potenzials jeder einzelnen motorischen Einheit werden durch Subtraktion des kleineren Potenzials vom nächst größeren gewonnen. Gefordert werden 10 Inkremente, aus denen die mittlere Potenzialamplitude (Fläche) einer motorischen Einheit errechnet werden kann. Abschließend wird ein maximales MSAP evoziert und seine Amplitude (Fläche) durch die mittlere Amplitude (Fläche) einer motorischen Einheit dividiert. Hieraus ergibt sich die Zahl motorischer Einheiten.

Die Methode basiert auf verschiedenen Annahmen und birgt eine Reihe von Ungenauigkeiten. Man geht davon aus, dass mit der beschriebenen Stimulationstechnik sukzessive unterschiedlich große motorische Einheiten aktiviert werden, deren Mittelwert tatsächlich einen repräsentativen Durchschnittswert für den jeweiligen Muskel darstellt. Zudem muss man eine lineare Aufsummierung der einzelnen Potenziale unterstellen. Hauptproblem ist jedoch die Alternation, d. h. die wechselnde Kombination motorischer Einheiten mit ähnlicher Reizschwelle und ihrer Potenziale bei den einzelnen Inkrementen, wodurch die Bestimmung des mittleren Potenzials einer motorischen Einheit zu fälschlich kleinen Werten tendiert und

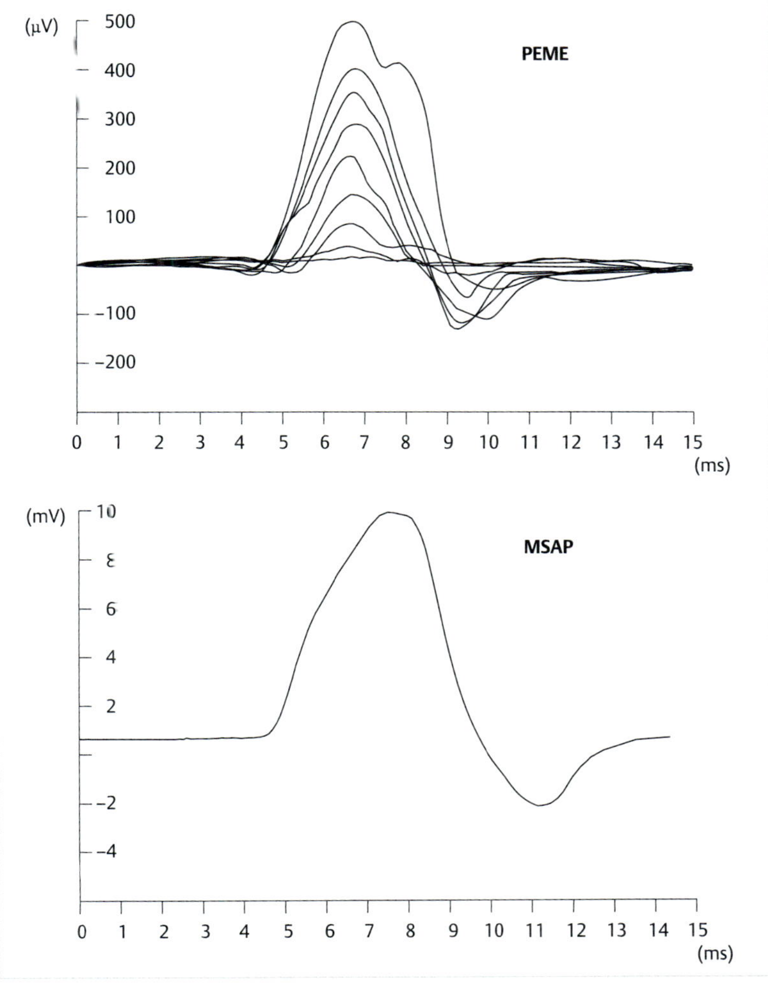


**Abb. 2.40** Quantaler Potenzialanstieg (Einzelheiten s. Text; PEME).

im Endeffekt eine zu große Zahl motorischer Einheiten errechnet wird. Diese Fehlerquelle ist auch bei entsprechender Erfahrung nicht völlig zu vermeiden.

Die Autoren haben diese Irrtumsmöglichkeiten ausführlich diskutiert und sprechen deshalb von einer Schätzung und nicht von einer präzisen Bestimmung der Zahl motorischer Einheiten [9], [13].

## Multipunktmethode (Multiple Point)

Die Methode wurde von Doherty und Brown beschrieben [3]. Zielmuskel und stimulierte Nerven entsprechen denen der Inkrementmethode, verwendet werden ausschließlich Oberflächenelektroden. Der Nerv wird an verschiedenen Stellen mit ansteigender Reizstärke stimuliert und jeweils nur das erste Potenzial als Antwort einer motorischen Einheit akzeptiert. Diese Potenziale haben in der Regel eine charakteristische und kaum verwechselbare Konfiguration, die nahezu unverändert auch bei wiederholten Untersuchungen gefunden werden kann. Aus einer größeren Zahl von an verschiedenen Reizstellen gesammelten individuellen Potenzialen wird digital das mittlere Potenzial (Amplitude und/oder Fläche) errechnet. MUNE wird dann durch Division des MSAP durch dieses mittlere Potenzial berechnet.

Problem der Methode kann sein, dass nicht genügend unterschiedliche motorische Einheiten aktiviert werden können bzw. dass die einzelnen Potenziale, obwohl reproduzierbar, nicht von einer einzigen, sondern von zwei oder mehreren nicht auftrennbaren motorischen Einheiten stammen. Insofern ist diese MUNE-Methode mit ähnlichen Ungenauigkeiten behaftet wie die Inkrementmethode.

Die Multipunkt- und die Inkrementmethode können kombiniert werden. An jedem Reizpunkt werden dann bis zu 3 Inkremente verwertet, wodurch die Ausbeute erhöht und die Untersuchungszeit verkürzt wird [14].

## Statistische Methode

Diese Methode wurde von J. Daube entwickelt [2]. In einem mathematisch komplexen Ansatz wird aus der Varianz von Muskelantworten auf 30 konsekutive Nervenreize auf die Potenzialgröße einzelner motorischer Einheiten geschlossen. Die Untersuchung wird mit 1 bis 3 unterschiedlich starken Reizen deutlich unterhalb des Maximums wiederholt und ist somit gut tolerabel. Im Weiteren wird zur Ermittlung von MUNE wie bei den anderen Methoden die Fläche des MSAP durch die Fläche dieses Potenzials dividiert. Wenngleich der theoretische Hintergrund dieses Ansatzes nicht allgemein akzeptiert ist (persönliche Mitteilungen), wird er aufgrund der einfachen, digital unterstützten Durchführung häufiger verwendet [15]. Die Fehlerquellen sind ähnlich wie bei den zuvor beschriebenen Methoden.

### MUNIX (Motor Unit Number Index)

MUNIX fand in den letzten Jahren wegen seiner einfachen Anwendbarkeit und schnellen Durchführbarkeit starke Verbreitung [6], [10], [12]. Es kann an proximalen und distalen Muskeln eingesetzt werden, vorausgesetzt, dass ein repräsentatives MSAP registriert werden kann. Die Größe des Durchschnittspotenzials einer motorischen Einheit wird durch einen mathematischen Prozess aus dem Muskel-Oberflächenpotenzial während willkürlicher Kontraktionen verschiedener Stärke berechnet. Die mit MUNIX ermittelten absoluten Schätzwerte für die Zahl motorischer Einheiten eines Muskels sind kleiner als die der anderen MUNE Methoden, sind aber im Vergleich proportional und weniger variabel [6], [12]. MUNIX scheint sich deshalb, als Biomarker für Verlaufsstudien bei amyotropher Lateralsklerose oder Neuropathien zu eignen [4], [5], [6].

## 2.5.3 Klinische Anwendung und Wertigkeit

Die absoluten Zahlen motorischer Einheiten in bestimmten Muskeln sind nicht genau bekannt, da sie weder morphologisch noch mit funktionellen Tests ermittelt werden können. Dies wäre aber die dringend benötigte Information in der Beurteilung von Patienten mit Motoneuronerkrankungen oder motorischen Neuropathien. MUNE ist ein relativ grobes Maß, erlaubt jedoch zumindest eine klinisch brauchbare Schätzung dieser Zahl und ist insbesondere in der Erfassung relativer Veränderungen im Verlauf von Erkrankungen hinreichend aussagekräftig.

Verbindliche MUNE-Normwerte existieren bisher noch für keine Methode und müssen deshalb für jedes Labor individuell erhoben werden. Die Bandbreite der veröffentlichten Messdaten ist allerdings erheblich und zeigt z. B. für die gesunde Thenarmuskulatur einen mittleren MUNE-Wert von 154 mit einem Normalbereich von 89 bis 308 für die statistische Methode. Die Schwankungsbreite bei wiederholter Messung innerhalb einer untersuchten Person liegt für diese Methode bei 12,5–16,5 % [15]. Die Zahlen sind für die Inkrement-Methode etwas höher mit MUNE-Werten der Thenarmuskeln bis 340 [9]. Die Werte der Multipunktmethode liegen im direkten Vergleich ca. 10 % über denen der Inkrementmethode, da sich hier ein etwas kleineres mittleres Potenzial einer motorischen Einheit ergibt [13]. Für gesunde Hypothenarmuskeln wurde mit dieser Methode ein mittleres MUNE von 311 angegeben [1]. Für MUNIX wurden erste Referenzwerte für verschiedene Altersgruppen und für 5 verschiede Muskeln (APB = abductor pollicis brevis; ADM = abductor digiti minimi; BB = biceps brachii; TA = tibialis anterior; AH = abductor hallucis) berichtet [12]. Naturgemäß werden die Messungen aller Methoden präziser mit abnehmender Zahl der vitalen motorischen Einheiten.

Die beschriebenen Methoden scheinen in den Ergebnissen weitgehend vergleichbar, insbesondere im Hinblick auf wiederholte Untersuchungen [13]. MUNE wird deshalb zunehmend für Verlaufs- und insbesondere für medikamentöse Therapiestudien bei Motoneuronerkrankungen, wie der amyotrophen Lateralsklerose [5], [6], [8], [14] oder spinalen Muskelerkrankungen [7] eingesetzt. Die digitale Implementierung verschiedener MUNE-Methoden in moderne EMG-Geräte hat die Untersuchungsdauern wesentlich verkürzt (ein Test ca. 20 min; für MUNIX kürzer) und könnte zu einer weiteren Verbreitung führen. Der Einsatz ist für EMG Labore, die in die regelmäßige Betreuung von Patienten mit Motoneuronerkrankungen und motorischen Neuropathien eingebunden sind und an entsprechenden klinischen Studien teilnehmen, sinnvoll.

## 2.5.4 Literatur


[1] **Bromberg** MB, Swoboda KJ. Motor unit number estimation in infants and children with spinal muscular atrophy. Muscle Nerve 2002; 25: 445–447

[2] **Daube** JR. Estimating the number of motor units in a muscle. J Clin Neurophysiol 1995; 12: 585–594

[3] **Doherty** TJ, Brown WF. The estimated numbers and relative sizes of thenar motor units as selected by multiple point stimulation in young and older adults. Muscle Nerve 1993; 16: 355–366

[4] **Escorcio-Bezerra** ML, Abrahao A, de Castro I et al. MUNIX: Reproducibility and clinical correlations in Amyotrophic Lateral Sclerosis. Clin Neurophysiol. 2016;127:2979–2984

[5] **Fathi** D, Mohammadi B, Dengler R et al. Lower motor neuron involvement in ALS assessed by motor unit number index (MUNIX): Long-term changes and reproducibility. Clin Neurophysiol. 2016; 127:1984–1988

[6] **Furtula** J, Johnsen B, Christensen PB et al. MUNIX and incremental stimulation MUNE in ALS patients and control subjects. Clin Neurophysiol 2013; 124: 610–618

[7] **Gawel** M, Kostera-Pruszczyk A, Lusakowska A et al. Motor unit loss estimation by the multipoint incremental MUNE method in children with spinal muscular atrophy–a preliminary study. Neuromuscul Disord. 2015; 25:216–221

[8] **Jacobsen** AB, Bostock H, Fuglsang-Frederiksen A et al. Reproducibility, and sensitivity to motor unit loss in amyotrophic lateral sclerosis, of a novel MUNE method: MScanFit MUNE. Clin Neurophysiol. 2017;128:1380–1388

[9] **McComas** AJ. Invited review: motor unit estimation: methods, results, and present status. Muscle Nerve. 1991;14:585–697

[10] **Nandedkar** SD, Barkhaus PE, Stålberg EV Motor unit number index (MUNIX): principle, method, and findings in healthy subjects and in patients with motor neuron disease. Muscle Nerve 2010; 42: 798–807

[11] **Neuwirth** C, Barkhaus PE, Burkhardt C et al. Motor Unit Number Index (MUNIX) detects motor neuron loss in pre-symptomatic muscles in Amyotrophic Lateral Sclerosis. Clin Neurophysiol. 2017;128:495–500

[12] **Neuwirth** C, Nandedkar S, Stålberg E et al. Motor Unit Number Index (MUNIX): reference values of five different muscles in healthy subjects from a multi-centre study. Clin Neurophysiol. 2011;122:1895–1898

[13] **Shefner** JM, Cudkowicz ME, Brown RH. Comparison of incremental with multipoint MUNE methods in transgenic mice. Muscle Nerve 2002; 25: 39–42

[14] **Shefner** JM, Watson ML, Simionescu L et al. Multipoint incremental motor unit number estimation as an outcome measure in ALS. Neurology 2011; 77: 235–241

[15] **Simmons** Z, Epstein DK, Borg B et al. Reproducibility of motor unit number estimation in individual subjects. Muscle Nerve 2001; 24: 467–473

# 2.6 Interferenzmusteranalyse und Rekrutierungsverhalten

*W. Schulte-Mattler*

## 2.6.1 Definitionen und Grundlagen

Die augenblickliche Kontraktionskraft eines Muskels wird beim Menschen durch die Zahl der aktivierten motorischen Einheiten und durch deren Entladungsrate bestimmt. Bei geringster willkürlicher Muskelanspannung sind nur einige motorische Einheiten aktiv. Deren Entladungsrate liegt dabei um 10/s. Im Nadel-EMG aus diesem Muskel werden hierbei Potenziale einer einzelnen motorischen Einheit registriert (▶ Abb. 2.41a oben). Steigt die willkürliche Muskelanspannung und damit die Muskelkraft, steigt die Zahl der aktivierten motorischen Einheiten. Dieser Mechanismus wird *Rekrutierung* genannt. Im Nadel-EMG finden sich Potenziale weniger (bis zu 4) motorischer Einheiten, deren Entladungsraten um 10/s und nicht über 17/s liegen (▶ Abb. 2.41a oben). Wird die Muskelkraft willkürlich weiter gesteigert, werden weitere motorische Einheiten rekrutiert. In dieser Situation setzt sich das Elektromyogramm aus Potenzialen von mehr als 4 motorischen Einheiten zusammen. Die Zuordnung von einzelnen Potenzialen zu motorischen Einheiten ist hier ohne spezielle Hilfsmittel nicht möglich. Derartige EMG-Kurven werden *Übergangsmuster* genannt.

Mit *Interferenzmuster* werden EMG-Kurven bezeichnet, die bei maximaler willkürlicher Anspannung des untersuchten Muskels entstehen. Beim Gesunden registriert die Nadelelektrode in dieser Situation Aktionspotenziale von mehr als 10 motorischen Einheiten. So besteht die EMG-Kurve aus superponierten Entladungen motorischer Einheiten ohne dazwischen liegende erkennbare Abschnitte der Nulllinie (▶ Abb. 2.41a unten).

Unter *Interferenzmusteranalyse* werden Verfahren zur quantitativen Analyse von EMG-Kurven, die ein Übergangsmuster oder ein Interferenzmuster darstellen, zusammengefasst. Eine Übersicht gibt ▶ Tab. 2.18.

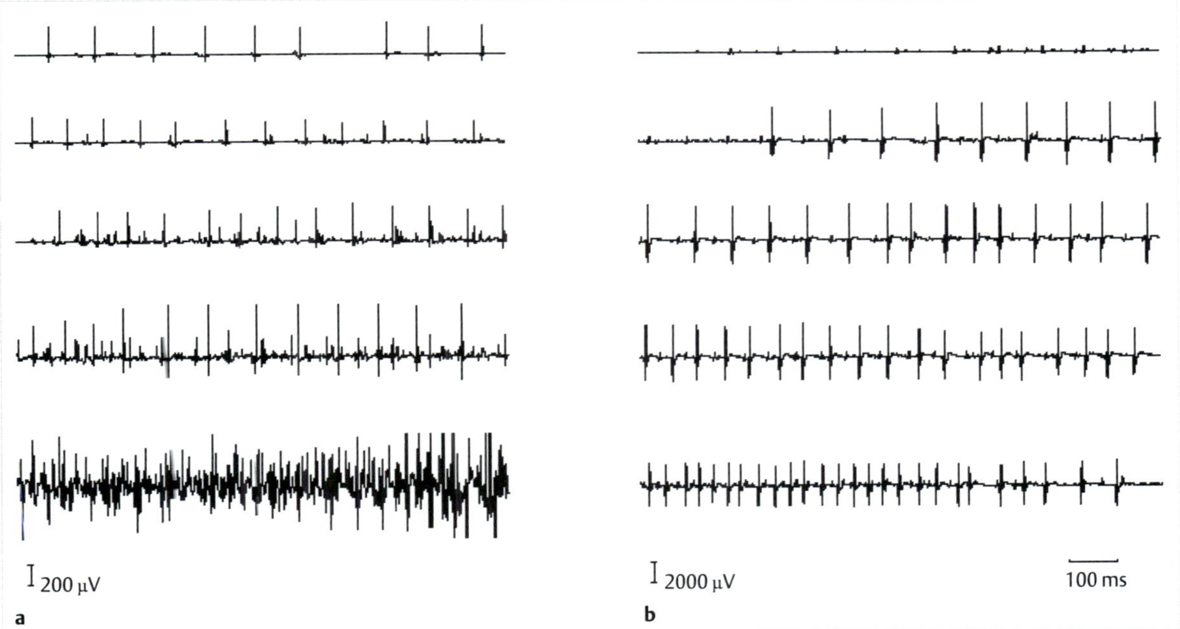


**Abb. 2.41** Rekrutierung motorischer Einheiten.
**a** Gesunder Patient. Nadel-EMG-Registrierungen aus dem M. biceps brachii. Von oben nach unten zunehmende willkürliche Anspannung des Muskels, entsprechend den Graden 1–5 in ▶ Tab. 2.17.
**b** Patient mit radiogener Neuropathie. Bei maximaler Willkürinnervation kommt es infolge eines hochgradigen Verlusts motorischer Einheiten kein Interferenzmuster zustande. So werden Entladungsraten motorischer Einheiten von weit über 20/s sichtbar (unten).

Tab. 2.17 EMG-Befunde bei zunehmender Muskelanspannung (konzentrische Nadelelektrode, gesunder Muskel).

| Grad | Grad der Anspannung | Muskelkraft | EMG: Muster | EMG: Zahl der sichtbaren motorischen Einheiten | EMG: Entladungsrate motorischer Einheiten | EMG: Amplitude der PME |
|---|---|---|---|---|---|---|
| 0 | keine | keine | Grundlinie, evtl. Endplattenpotenziale | 0 | | |
| 1 | minimal (Schwelleninnervation) | eben sichtbare Kontraktion | Entladung einer einzelnen motorischen Einheit, zwischen den PME stets Grundlinie erkennbar | 1 | < ca. 15/s | < 1 mV, vereinzelt bis 2 mV |
| 2 | | eben wahrnehmbare Kraftentfaltung | Entladung weniger motorischer Einheiten, die sich gut gegeneinander abgrenzen lassen; zwischen den PME stets Grundlinie erkennbar | 1–4 | < 20/s | < 1 mV, vereinzelt bis 2 mV |
| 3 | | wahrnehmbare Kraftentfaltung, kaum Bewegung | Entladung weniger motorischer Einheiten, die sich meist gegeneinander abgrenzen lassen; Grundlinie meist erkennbar (▶ Video 2.6) | 2–4 | < 20/s | < 1 mV, vereinzelt bis 2 mV |
| 4 | kräftig, nicht maximal | Bewegung gegen leichten Widerstand | Entladung mehrerer motorischer Einheiten, die sich nicht zuverlässig gegeneinander abgrenzen lassen; Grundlinie an einigen Stelle nicht erkennbar, „Übergangsmuster“ | > 4[a] | z. T. > 20/s [a] | |
| 5 | maximal | maximal | Entladung aller verfügbaren motorischen Einheiten, die sich nicht gegeneinander abgrenzen lassen; Grundlinie an keiner Stelle erkennbar, „Interferenzmuster“ | > > 4[a] | z. T. > 20/s, meist < 50/s [a] | < 4 mV, vereinzelt bis 8 mV |

[a] Werte mit konzentrischer Nadelelektrode nicht messbar
PME: Potenzial motorischer Einheiten

Tab. 2.18 Übersicht über EMG-Methoden zur Interferenzmusteranalyse.

| Methode | kurze Beschreibung | Einsatz in der Diagnostik neuromuskulärer Erkrankungen | sonstige klinische Einsatzmöglichkeiten |
|---|---|---|---|
| Beurteilung des EMG-Signals am Bildschirm | subjektive Beurteilung von Dichte und Amplitude der EMG-Kurve während der Registrierung | Einsatz weit verbreitet, aber subjektives Verfahren, diagnostischer Wert begrenzt | |
| Messung der Maximalamplitude | Bestimmung des höchsten Ausschlags der EMG-Registrierung während einer definierten Zeit | obsolet | weitgehend von den weiter unten angegebenen Methoden ersetzt |
| Messung der Fläche | Messung der Fläche zwischen EMG-Kurve und Nulllinie über eine definierte Zeitspanne | obsolet | Längsschnittuntersuchungen, intraindividuelle Vergleiche, kinesiologische Untersuchungen; Analyse von Bewegungsstörungen, muskulärer Ermüdung |
| Spektralanalyse | Messung von Kenngrößen der Fourier-Spektren von EMG-Kurven | experimentelle Verfahren, die sich trotz theoretisch zu erwartendem Nutzen in der klinischen Diagnostik neuromuskulärer Erkrankungen nicht durchgesetzt haben | wie Flächenmessung, geringere Verbreitung da methodisch aufwendiger |
| Zählen der Umkehrpunkte | Messung des Abstands (Zeit und Amplitude) der Umkehrpunkte (Turns) in einer EMG-Kurve (▶ Abb. 2.42) | kann bei einigen Myopathien und (seltener) neurogenen Störungen sensitiver sein als die übrigen elektrodiagnostischen Verfahren, als ergänzende EMG-Methode wichtig | wie Flächenmessung, möglicherweise etwas reliablere Methode |
| Messung der Entladungsrate motorischer Einheiten | Identifikation aller Entladungen einer motorischen Einheit in einer EMG-Kurve, daraus Bestimmung der Entladungsrate | zuverlässiges Verfahren zur Feststellung eines höhergradigen (ca. 60–80 %) Verlusts motorischer Einheiten | bisher keine |

**Video 2.6 Normales EMG bei geringer Anspannung.** EMG aus einem gesunden Muskel bei leicht wechselnder geringer Muskelanspannung. Es setzt sich aus PME von maximal 3 ME zusammen, deren Entladungsraten sämtlich deutlich unter 20/s liegen.

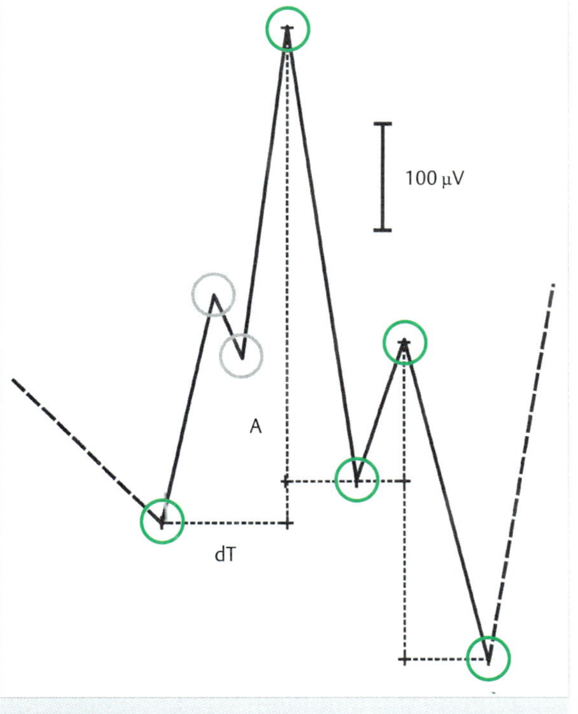


**Abb. 2.42** Turns-Amplitude-Analyse. Im EMG-Signal werden alle Umkehrpunkte gesucht, die mindestens um 100 µV voneinander entfernt liegen (Turns, hier durch Kreise markiert; die beiden grau markierten Umkehrpunkte haben einen Abstand von weniger als 100 µV und werden aus diesem Grunde nicht ausgewertet). Ergebnis der Analyse ist die Zahl der Turns je Sekunde sowie deren mittlerer Abstand in µV (A). Die Auswertung der zeitlichen Abstände (dT) hat sich nicht durchgesetzt.

**Tab. 2.19** Geräteeinstellung zur Interferenzmusteranalyse.

| Parameter | Beschreibung |
|---|---|
| Verstärkung | 1–2 mV/Div (abhängig von der Amplitude) |
| Ablenkgeschwindigkeit | 100 ms/Div |
| Filtereinstellung | 5 Hz (2 Hz)–10 kHz (5 kHz) |
| Triggerfunktion | abgeschaltet |
| Lautsprecher | immer mit akustischer Kontrolle |

## 2.6.2 Indikationen

Alle in diesem Kapitel genannten Verfahren ergänzen die EMG-Untersuchung mit der konzentrischen Nadelelektrode. Ziel aller Verfahren ist eine Quantifizierung von EMG-Befunden, die bei stärkerer willkürlicher Anspannung gewonnen werden. Dies wird angestrebt, um Befunde verschiedener Untersucher oder verschiedener Untersuchungszeitpunkte miteinander vergleichen zu können. Die Untersuchung bei stärkerer willkürlicher Anspannung ermöglicht es außerdem – zumindest prinzipiell – Potenziale motorischer Einheiten zu registrieren, die bei schwächerer Anspannung nicht rekrutiert werden. Erkrankungen, die überwiegend diese motorischen Einheiten schädigen, würden nicht erkannt, wenn nur bei geringer Willküranspannung untersucht wird.

## 2.6.3 Methoden und Fallstricke

### Geräte und Einstellungen

Die EMG-Ableitung der Interferenzmusteranalyse erfolgt mit denselben konzentrischen Nadelelektroden, Geräten und Einstellungen wie bei der EMG-Untersuchung der Willküraktivität. Einzig die Ablenkgeschwindigkeit am Bildschirm ist demgegenüber geändert (▸ Tab. 2.19).

#### Praktisches Vorgehen

**Interferenzmusteranalyse**

Günstig ist es, wenn das EMG-Gerät so eingestellt werden kann, dass das Eingangssignal simultan in 2 verschiedenen Bildschirmfenstern dargestellt wird. In diesem Fall sollte abweichend von der Tabelle in einem Fenster die bei der EMG-Untersuchung auch sonst verwendete Ablenkgeschwindigkeit (5 ms/Div oder 10 ms/Div) eingestellt sein, um auch Einzelpotenziale beurteilen zu können; im anderen Fenster Kaskadendarstellung oder Einstellung wie in der Tabelle angegeben.

Auch hier gilt, dass die Untersuchung möglichst am Liegenden vorgenommen wird. Da der untersuchte Muskel deutlich kräftiger angespannt werden muss als bei der Potenzialanalyse, ist eine ergonomische Gestaltung des Untersuchungsplatzes besonders wichtig. Insbesondere sollte der Untersucher die Registrierung von Signalen am EMG-Gerät starten und stoppen können, ohne die Hände vom Patienten nehmen zu müssen, z. B. mittels Fußschalter.

**Fallstricke**

**Interferenzmusteranalyse: Abtastrate**

Bei den heute praktisch ausschließlich verwendeten digitalen EMG-Geräten kann es vorkommen, dass beim Einstellen der Ablenkgeschwindigkeit geräteintern die Abtastrate auf einen zu niedrigen Wert gesetzt wird; dies verursacht falsche Messwerte. Es muss sichergestellt sein, dass die Abtastrate mindestens das Doppelte der oberen Grenzfrequenz des verwendeten Tiefpassfilters, d. h. nicht unter 10 kHz, beträgt.

Zur differenzierten Diagnostik neuromuskulärer Erkrankungen sind von den in ▶ Tab. 2.18 aufgezählten Verfahren nur die Analyse der Umkehrpunkte (Turns-Amplitude-Analyse) und der Entladungsrate motorischer Einheiten von praktischer Bedeutung. Beiden Verfahren gemeinsam ist, dass sie ohne speziellen apparativen Aufwand auskommen und sich in die übliche Nadel-EMG-Untersuchung integrieren lassen. Aus diesem Grunde wird im Folgenden auf diese beiden Verfahren näher eingegangen.

## Subjektive Analyse am Bildschirm

Die Beurteilung des Interferenzmusters durch den Untersucher am Bildschirm ist das am häufigsten eingesetzte Verfahren. Zur Beschreibung des Interferenzmusters werden folgende Begriffe verwendet:

- *Volles oder dichtes Interferenzmuster*: Beschreibt den Normalbefund (▶ Abb. 2.41a unten), der dadurch gekennzeichnet ist, dass das gesamte Signal aus PME besteht und kein Abschnitt der Grundlinie sichtbar wird.
- *Gelichtetes Interferenzmuster*: beschreibt EMG-Signale, in welchen Abschnitte der Grundlinie sichtbar sind (s. ▶ Abb. 2.41, links, 4. Kurve).
- *Einzelentladungen oder Einzelentladungsmuster*: beschreibt EMG-Signale, die sich aus den Entladungen von nur einzelnen motorischen Einheiten zusammensetzen (▶ Abb. 2.41b unten).

Wird der untersuchte Muskel tatsächlich maximal angespannt, weist ein gelichtetes Interferenzmuster auf eine neurogene Störung hin, Einzelentladungen in Verbindung mit erhöhten Entladungsraten motorischer Einheiten (s. unten) belegen, dass die Störung hochgradig ist. Wird ein dichtes Muster beobachtet, ohne dass der Muskel volle Kraft entwickelt, ist das ein Hinweis auf eine Myopathie.

**Merke**

**Gelichtetes Interferenzmuster**

Häufig lässt sich nicht sicherstellen, dass der untersuchte Muskel tatsächlich maximal angespannt wird, z. B. infolge von Schmerzen. In diesen Fällen ist ein gelichtetes Interferenzmuster die Regel und keineswegs als pathologisch zu werten. Im Falle von Einzelentladungen sollte die Entladungsrate angegeben werden (s. unten).

**Fallstricke**

**Interferenzmusteranalyse: Subjektivität**

Die Beurteilungdes Interferenzmusters am Bildschirm unterliegt starken subjektiven Einflüssen – sowohl des Untersuchers als auch des Patienten – und sollte folglich nicht das wesentliche Element eines EMG-Befunds sein. Ein erfahrener Untersucher kann gleichwohl die Beurteilung des Interferenzmusters am Bildschirm verwenden, um eine erste Einschätzung des Befunds vorzunehmen.

## Analyse der Umkehrpunkte (Turns-Amplitude-Analyse)

Dies ist ein vollautomatisches Verfahren, das auf EMG-Signale angewendet werden kann, die bei kräftiger bis maximaler Muskelanspannung abgeleitet werden (Übergangsmuster oder Interferenzmuster). In den EMG-Signalen wird maschinell die Zahl der Umkehrpunkte (Turns) und deren Abstand in Amplitudenrichtung (▶ Abb. 2.42) gemessen. Bei gegebener Muskelkraft ist im neurogen veränderten Muskel die Zahl der Turns gegenüber einem gesunden Muskel vermindert, da die Zahl der aktivierbaren motorischen Einheiten und damit die Zahl der Aktionspotenziale je Zeiteinheit vermindert ist. Umgekehrt ist im myopathisch veränderten Muskel die Zahl der Turns erhöht, da zur Entwicklung einer vorgegebenen Kraft mehr motorische Einheiten rekrutiert werden müssen als beim Gesunden. So betrieben, erfordert das Verfahren die Messung der Muskelkraft, was es impraktikabel macht.

Auf die Messung der Muskelkraft kann verzichtet werden, wenn neben der Zahl der Turns auch deren Amplitude gemessen wird (▶ Abb. 2.42). Wie beim üblichen Nadel-EMG sind die Amplituden im neurogen umgebauten Muskel gegenüber dem gesunden erhöht. Das Umgekehrte gilt für den myopathisch veränderten Muskel. Anzahl der Turns und deren Amplitude verhalten sich also in pathologischen Fällen gegensinnig (▶ Tab. 2.20).

**Tab. 2.20** Interferenzmusteranalyse nach der Turns-Amplitude-Methode: typische Befundkonstellationen.

| | chronisch neurogen umgebauter Muskel | chronisch myopathisch veränderter Muskel | total denervierter Muskel | Reinnervation durch kollaterale Aussprossung | frische Reinnervation durch axonale Regeneration | ungünstige Positionierung der Nadelelektrode |
|---|---|---|---|---|---|---|
| Zahl der Turns | – | + | (-) | + | – | – |
| mittlere Amplitude/Turn | + | – | – | – | – | – |

–: gegenüber dem Normalbefund vermindert, +: gegenüber dem Normalbefund vermehrt

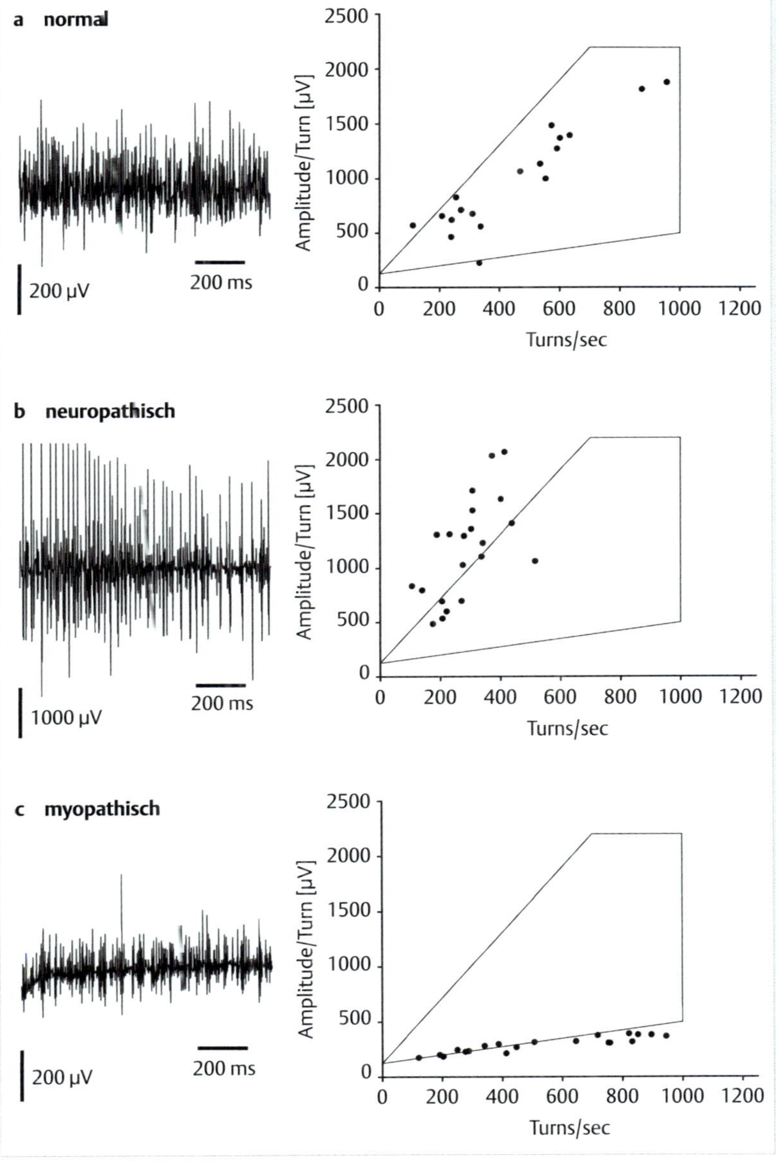


**Abb. 2.43** Turns-Amplitude-Analyse: typische Befundkonstellationen. Links jeweils ein typisches EMG-Signal, das bei starker Muskelanspannung abgeleitet wurde. Rechts die numerischen Resultate der Turns-Amplitude-Analyse von mindestens 15 derartiger EMG-Signale (unterschiedliche Kalibrierung in b!)

## Praktisches Vorgehen

**Turns-Amplitude-Analyse**

Um dieses Verfahren praktisch anzuwenden, geht man so vor wie bei der üblichen EMG-Untersuchung der Willkürpotenziale. Der Unterschied liegt in einer veränderten Geräteeinstellung (s. oben) und darin, dass bei stärkerer Muskelanspannung untersucht wird. Auch hier ist es wichtig, verschiedene Areale eines Muskels zu sondieren! In jedem Areal werden einige Kurven bei jeweils unterschiedlich starker Anspannung registriert. Die Zahl der Turns und deren mittlere Amplitude werden in ein Diagramm eingetragen, das die Normgrenzen enthält (▶ Abb. 2.43, s. auch [8]). Ist eine ausreichende Zahl von Arealen untersucht, kann entschieden werden, ob und ggf. welcher pathologische Befund vorliegt.

## Fallstricke

**Interferenzmusteranalyse: Turns-Amplitude-Analyse**

Die Turns-Amplitude-Analyse ist zwar ein objektives Verfahren, aber eher einfach aufgebaut. Aus diesem Grunde gibt es einige typische Situationen, in denen sie keine brauchbaren oder sogar irreführende Ergebnisse liefert (▶ Tab. 2.20):

- In einem total denervierten Muskel mit massiver pathologischer Spontanaktivität kann durch die hohe Zahl kleiner Aktionspotenziale ein myopathischer Befund vorgetäuscht werden.
- In frühen Phasen einer Reinnervation durch kollaterale Aussprossung haben die Potenziale der motorischen Einheiten eine vermehrte Anzahl von Turns, was ebenfalls einen myopathischen Befund vortäuschen kann.
- Die kleinen, aufgesplitterten Potenziale motorischer Einheiten bei Reinnervation durch axonale Regeneration werden für myopathisch gehalten.
- Artifiziell niedrige Amplituden und eine reduzierte Anzahl von Turns werden gefunden, wenn die Nadelelektrode zu weit entfernt von den zu registrierenden motorischen Einheiten liegt.

Zur Vermeidung der genannten Fallstricke sei empfohlen, an jeder Position der EMG-Elektrode zunächst die Potenziale motorischer Einheiten bei Schwelleninnervation zu registrieren, bevor bei höherer Muskelanspannung mit dem Turns-Amplitude-Verfahren begonnen wird.

## Merke

Auch mit der Turns-Amplitude-Analyse ist es nicht möglich, brauchbare Befunde zu erhalten, indem lediglich eine Elektrode im Muskel platziert und der Rest der Untersuchung einem Automaten überlassen wird!

## Messung der Entladungsrate motorischer Einheiten

Dies ist ein Verfahren, das auf EMG-Signale angewendet werden kann, in denen sich die Potenziale motorischer Einheiten gut voneinander abgrenzen lassen (▶ Abb. 2.41a: obere 3 Kurven, ▶ Abb. 2.41: alle Kurven). In den EMG-Signalen wird manuell oder automatisch die Zahl der Entladungen pro Sekunde jeder einzelnen motorischen Einheit bestimmt (Entladungsrate). Dieser Wert liegt beim Gesunden in nicht durch Hirnnerven versorgten Muskeln um 10/s, stets aber unter 20/s. Ein Ausfall motorischer Einheiten kann dazu führen, dass im EMG, das bei starker willkürlicher Anspannung abgeleitet wird, kein Interferenzmuster zustande kommt, sondern sich Potenziale

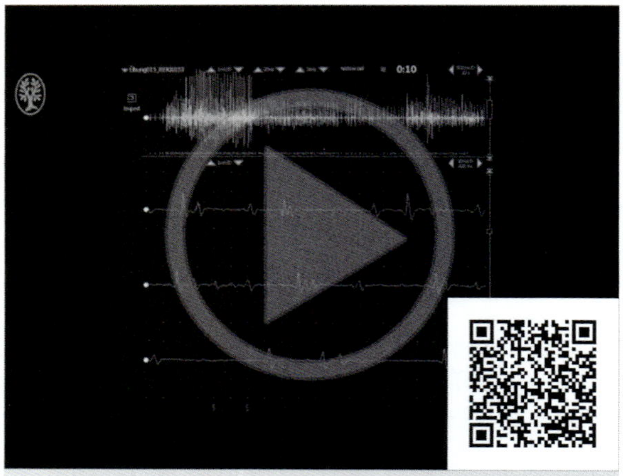

**Video 2.7 EMG bei Ausfall motorischer Einheiten.** EMG aus dem Gastrocnemius eines Patienten mit S 1-Syndrom. Es setzt sich aus PME von maximal 4 ME zusammen, deren Entladungsraten teilweise über 20/s liegen.

**Video 2.8 EMG bei Reinnervation durch Axonwachstum.** EMG aus dem Trapzius eines Patienten mit einer mittels Interponat operativ versorgten iatrogenen Neurotmesis des N. akzessorius. Es besteht aus polyphasischen PME nur einer einzigen ME. Die Entladungsraten liegen teilweise über 20/s.

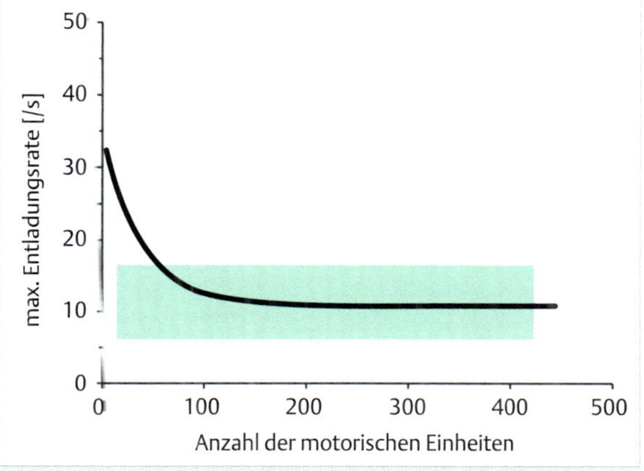


**Abb. 2.44** Verhältnis der Zahl rekrutierbarer motorischer Einheiten eines Muskels zur höchsten mit der konzentrischen Nadelelektrode gemessenen Entladungsrate einer motorischen Einheit (Rechteck: Normbereich).

motorischer Einheiten gut voneinander abgrenzen lassen (Einzelentladungen s. oben). In diesem Fall können die Entladungsraten der motorischen Einheiten trotz der starken willkürlichen Anspannung des Muskels bestimmt werden. Sie liegen über 20/s (▶ Abb. 2.41b, ▶ Video 2.7, ▶ Video 2.8). Je mehr motorische Einheiten in einem Muskel ausgefallen sind, desto höhere Entladungsraten können beobachtet werden (▶ Abb. 2.44).

### Praktisches Vorgehen

**Messung der Entladungsrate motorischer Einheiten**

Um dieses Verfahren praktisch anzuwenden, ist es lediglich erforderlich, bei der üblichen EMG-Untersuchung der Willkürpotenziale den Muskel etwas stärker anspannen zu lassen. Hierbei gibt es 2 Situationen:

1. Es werden weitere motorische Einheiten rekrutiert. So wird ein Übergangsmuster registriert und Entladungsraten einzelner Einheiten können nicht mehr gemessen werden.
2. Es können *keine* weiteren motorischen Einheiten rekrutiert werden. Eine höhere Muskelanspannung wird in dieser Situation durch eine Steigerung der Entladungsraten bewirkt, die gut gemessen werden können und über 20/s liegen (▶ Video 2.7) [6]. In diesem Fall kann mit großer Zuverlässigkeit auf einen Ausfall motorischer Einheiten geschlossen werden. Dieser Befund ist im Lautsprecher während der Ableitung gut zu erkennen.

### Fallstricke

**Interferenzmusteranalyse: Messung der Entladungsrate motorischer Einheiten**

Die Hauptschwierigkeit bei der Messung der Entladungsrate motorischer Einheiten liegt darin, dass es erforderlich ist, die Entladungen stets *derselben* motorischen Einheit in der EMG-Registrierung zu identifizieren.

- Werden irrtümlich die Entladungen zweier verschiedener motorischer Einheiten zusammengezählt, wird dadurch eine fälschlich zu hohe Entladungsrate vorgetäuscht. Der Fehler ist meist daran erkennbar, dass die zeitlichen Abstände zwischen den so gezählten Entladungen stark schwanken.
- Gelegentlich gelingt es, die Entladungen einer einzelnen motorischen Einheit aus einem Übergangsmuster herauszugreifen und so deren Entladungsrate zu messen. Da im Übergangsmuster auch beim Gesunden Entladungsraten über 20/s liegen können, ist dies nicht pathologisch.
- Selten kommt es vor, dass schnell entladende pathologische oder physiologische Spontanaktivität mit der Aktivität motorischer Einheiten verwechselt wird.
- An Muskeln, die von Hirnnerven versorgt werden, können auch beim Gesunden Entladungsraten von bis zu ca. 40/s gemessen werden.

## 2.6.4 Befunde

### Analyse der Umkehrpunkte (Turns-Amplitude-Analyse)

Am ergiebigsten ist die Turns-Amplitude-Analyse bei chronisch und weniger als hochgradig veränderten Muskeln. Exemplarische Befundkonstellationen sind in ▶ Tab. 2.20 und ▶ Abb. 2.43 wiedergegeben. Der Einsatz dieser Methode kann vor allem dann sinnvoll sein, wenn die EMG-Untersuchung auf pathologische Spontanaktivität und die Einzelpotenzialanalyse trotz des Verdachts auf eine neuromuskuläre Störung keinen klaren Befund ermöglichen. Gelegentlich – speziell bei Patienten mit einer Myopathie – gibt die Quantifizierung mit diesem Verfahren den deutlichsten Hinweis auf die Art der Erkrankung.

### Messung der Entladungsrate motorischer Einheiten

Am ergiebigsten ist die Messung der Entladungsrate motorischer Einheiten in deutlich paretischen Muskeln (Kraftgrad 3/5 oder geringer). Den typischen Befund bei einer neurogenen Ursache der Parese zeigt ▶ Abb. 2.41b. Hierbei spielt das Alter der Parese keine Rolle [3].

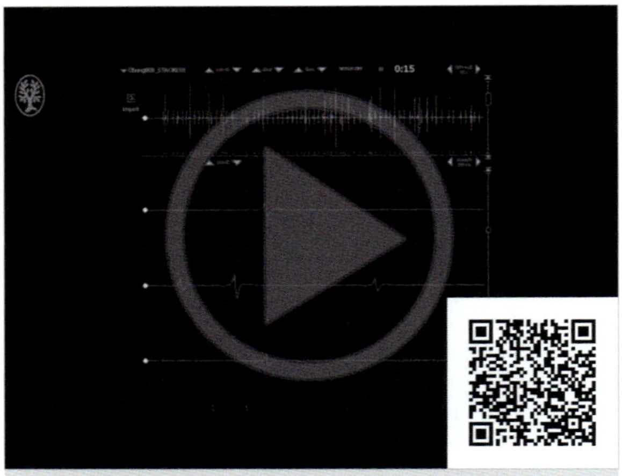

**Video 2.9 EMG bei zentraler Lähmung.** EMG aus einem hochgradig gelähmten Muskel eines Patienten mit Hirninfarkt. Es setzt sich aus PME von über 4 ME zusammen, deren Entladungsraten teilweise deutlich unter 20/s liegen.

**Merke**

**Erhöhte Entladungsraten**

Auch wenn die ursächliche periphere Nervenläsion erst wenige Stunden zurück liegt, werden erhöhte Entladungsraten gefunden.

Ist eine Myopathie die Ursache der Parese, werden meist normale Entladungsraten gefunden. Nur bei extremen myopathischen Veränderungen können ausnahmsweise erhöhte Entladungsraten beobachtet werden. In diesen Fällen sind die PME jedoch so eindeutig verändert, dass eine Fehleinschätzung nicht vorkommen sollte.

Bei zentralnervös verursachten Paresen, so auch bei einer psychogenen Lähmung, sind die Entladungsraten tendenziell eher erniedrigt, jedenfalls nicht erhöht (▸ Video 2.9). Umgekehrt zeigen erhöhte Entladungsraten eine ausgezeichnete Kooperation an. Diese Tatsache kann bei gutachterlichen Fragestellungen hilfreich sein.

## 2.6.5 Literatur


[1] **Fuglsang-Fredriksen** A. The utility of interference pattern analysis. Muscle Nerve 2000; 23:18–36

[2] **Gilai** AN. Analysis of Turns and Amplitude in EMG. In: Desmedt JE, ed. Computer-aided Electromyografy and Expert Systems. Clinical Neurophysiology Updates. Vol. 2. Amsterdam: Karger; 1989

[3] **Jürgens** TP, Puchner C, Schulte-Mattler WJ. Discharge rates in electromyography distinguish early between peripheral and central paresis. Muscle Nerve 2012; 46: 591–559

[4] **Nirkko** AC, Rösler KM, Hess CW. Sensitivity and specificity of needle electromyografy: a prospective study comparing automated interference pattern analysis with single motor unit potential analysis. Electroencephalogr Clin Neurophysiol 1995; 1: 1–10

[5] **Petajan** JH. AAEM minimonograf #3: motor unit recruitment. Muscle Nerve 1991; 14: 489–502

[6] **Schulte-Mattler** WJ, Georgiadis D, Tietze K et al. Relation between maximum discharge rates on EMG and motor unit number estimates. Muscle Nerve 2000; 23: 231–238

[7] **Schulte-Mattler** WJ. Elektromyografie: Analyse von Entladungsfrequenz und -rhythmus. Klin. Neurophysiol. 2017; 48 (03): 138–143.

[8] **Stålberg** E, Chu J, Bril V et al. Automatic analysis of the EMG interference pattern. Electroencephalogr Clin Neurophysiol 1983; 56: 672–81

# Kapitel 3

## Elektrophysiologisch typische Befundkonstellationen

# 3 Elektrophysiologisch typische Befundkonstellationen

C. Bischoff

## 3.1 Einleitung

Eine Einordnung neuromuskulärer Störungen setzt in der Mehrzahl der Fälle eine Kombination verschiedener neurophysiologischer Techniken (sensible Neurografie, motorische Neurografie einschließlich Spätantworten, repetitive Nervenstimulation, EMG, evozierte Potenziale) voraus. Damit kann meist eine Zuordnung zu einer primär neurogenen oder myopathischen Störung bzw. zu einer Störung der neuromuskulären Übertragung vorgenommen werden. Bei neurogenen Prozessen ist darüber hinaus eine Einteilung in demyelinisierende und axonale Prozesse und bei Letzteren meist auch eine Aussage über den Zeitverlauf (akut, subakut, chronisch) möglich. Auskunft über die Lokalisation einer Schädigung gibt häufig das Verteilungsmuster der Veränderungen. Der Einsatz der verschiedenen Methoden hängt immer von der klinischen Verdachtsdiagnose ab und kann sich in Abhängigkeit von den Untersuchungsergebnissen ändern.

Eine abschließende Diagnosestellung ist aber immer nur unter Berücksichtigung der anamnestischen Daten, des klinischen und des neurophysiologischen Befunds ggf. unter Hinzuziehung anderer technischer Untersuchungen und von Laborwerten möglich.

Nachfolgend werden typische Befundsituationen, wie sie in der täglichen Untersuchungssituation immer wieder vorkommen, methodenübergreifend dargestellt. Die hier beschriebenen Situationen kommen im Rahmen unterschiedlicher Erkrankungen oder neuromuskulärer Störungen vor, wie sie in Kapitel 4 (S. 135) ausführlich dargestellt werden.

## 3.2 Leitungsblock

### 3.2.1 Grundlagen

**Definition**

**Leitungsblock**

Unter einem Leitungsblock versteht man die Störung der Fortleitung eines Aktionspotenzials an einer oder mehreren Stellen eines Nervs, meist im Rahmen einer lokalen Demyelinisierung, mit ungestörter Erregungsleitung diesseits und jenseits der Schädigungsstelle. Eine Demyelinisierung über 2–3 Ranvier-Schnürringe reicht aus, um eine Leitungsblockierung zu erzeugen.

Bei einem *kompletten Leitungsblock* kommt es zu einer Leitungsunterbrechung aller Fasern eines Nervs. Bei *inkompletten Blöcken* leitet nur ein unterschiedlich großer Anteil der Fasern die Erregung nicht weiter.

Das klinische Korrelat eines Leitungsblocks ist eine Parese (inkompletter Block) oder eine Plegie (kompletter Block) der Muskulatur bzw. eine sensible Störung. Durch eine Wiederherstellung der Myelinscheide an der Schädigungsstelle (Remyelinisierung) tritt eine Wiederherstellung der Nervenleitung, d. h. in der Regel eine komplette Remission, innerhalb von Stunden bis Wochen ein. Selten halten Leitungsblöcke auch über Monate an. Bei der multifokalen motorischen Neuropathie (MMN) persistieren Leitungsblöcke unter Umständen lebenslang.

#### Ursachen

Ursacheneines Leitungsblocks können sein:

- akute Druckschädigung: Ausprägungsgrad in Abhängigkeit von Dauer und Ausmaß des Drucks; unter Umständen besteht neben einem Leitungsblock zusätzlich auch eine axonale Läsion und bei rezidivierenden Schädigungen ist auch eine Leitungsverzögerung möglich:
  - N. ulnaris: Ulnarisrinnensyndrom, Loge-de-Guyon-Syndrom
  - N. medianus: Karpaltunnelsyndrom, Pronator-teres-Syndrom, sehr selten ein N.-interosseus-anterior-Syndrom
  - N. radialis: Supinatorlogensyndrom, Druckparese am Oberarm
  - N. peronaeus: Läsion am Fibulaköpfchen
  - N. facialis: Fazialisparese
- akutes Guillain-Barré-Syndrom (GBS): Leitungsblöcke in der Frühphase an allen Abschnitten eines Nervs möglich, mitunter auch nur distaler Leitungsblock mit zum Teil erheblicher Verlängerung der DML; im Spätstadium von der Demyelinisierung nur schwer zu trennen
- chronisch idiopathische demyelinisierende Polyneuropathie (CIDP): asymmetrische Leitungsblöcke und Demyelinisierung
- hereditäre Neuropathie mit Neigung zu Druckläsionen (HLPP)
- multifokale motorische Neuropathie (MMN)

### 3.2.2 Neurophysiologische Befunde

#### Kompletter Leitungsblock

##### Motorische Neurografie

**MSAP:**

- Stimulation proximal der Läsion: kein MSAP auslösbar
- Stimulation distal der Läsion: normales MSAP auslösbar (▶ Abb. 3.1)

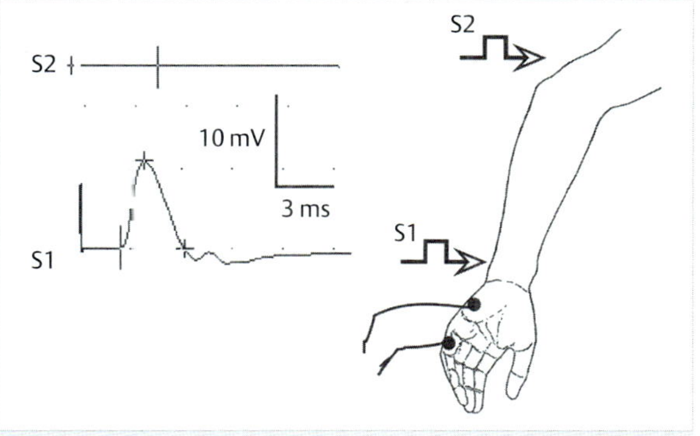


**Abb. 3.1** Neurografie bei komplettem Leitungsblock: bei distaler Stimulation (S 1) normales MSAP erhältlich, bei Stimulation proximal der Läsionsstelle (S 2) wird keine Antwort ausgelöst.

**MNLG:** über den Block nicht bestimmbar, distal (und proximal) des Blocks normal
**F-Welle:** nicht erhältlich

### Sensible Neurografie

**SNAP:**
- normal bei Untersuchung distal des Blocks
- nicht bestimmbar bei Stimulation proximal des Blocks

**SNLG:** distal normal

### EMG

**PSA:** nicht vorhanden
**PME:** nicht erhältlich
**Interferenz:** kein Willkürpotenzial

> **Merke**
>
> Erst nach Abschluss der Waller-Degeneration, d. h. 5–10 Tage nach einer Läsion, ist eine verlässliche Aussage möglich, da auch bei einer Axo- oder Neuronotmesis (axonale Läsion) eine komplette Leitungsunterbrechung vorliegt. In diesen Fällen ist 5–10 Tage nach Auftreten der Läsion auch bei Stimulation distal der Läsion kein MSAP mehr erhältlich.

## Inkompletter Leitungsblock

### Motorische Neurografie

**MSAP:**
- Stimulationproximal der Läsion: MSAP-Amplitude oder -Fläche mehr als 40–50 % kleiner als bei Stimulation distal (▶ Abb. 3.2), ohne deutliche Zunahme der MSAP-Dauer und ohne wesentliche Konfigurationsänderung (DD der Amplitudenabnahme: bei temporaler Dispersion). Die Amplitudenabnahme ist von Nerv und untersuchtem Segment abhängig [10]
- Stimulation distal der Läsion: normales MSAP auslösbar

**MNLG:** normal; bei chronischer bzw. rezidivierender Druckschädigung kann aufgrund der früher stattgehabten Remyelinisierung eine Verlangsamung über dem aktuellen Block vorliegen
**F-Welle:** Persistenz herabgesetzt oder fehlend, Latenz in der Regel normal

### Sensible Neurografie

**SNAP:** distal der Schädigungsstelle normal
**SNLG:** über dem Block verlangsamt oder normal

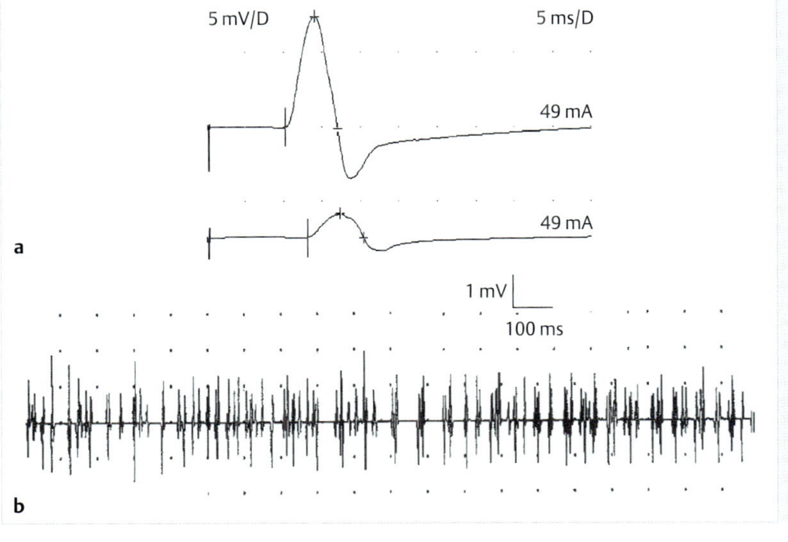


**Abb. 3.2** Inkompletter Leitungsblock.
**a** Amplitudenabnahme bei Stimulation proximal um > 50 % (untere Spur) im Vergleich zu distal (obere Spur).
**b** Lichtung des Interferenzbilds im EMG mit hochfrequent entladenden PME.

## EMG

**PSA:** nicht vorhanden
**PME:** normal
**Interferenz:** gelichtet je nach Ausmaß der Blockierung, hochfrequente Entladung einzelner PME (> 20 Hz) (▶ Video 3.1)

### Fallstricke

**Leitungsblöcke**

- Die Untersuchung ist erst nach Abschluss der Waller-Degeneration, d. h. 5–10 Tage nach einer Läsion, aussagekräftig. Auch bei einer Axo- oder Neuronotmesis kommt eine komplette Leitungsunterbrechung vor. Hierbei ist aber 5–10 Tage nach Einsetzen der Läsion auch bei Stimulation distal der Läsion kein MSAP mehr erhältlich.
- Abgrenzung einer erhöhten Dispersion, bei der die Amplituden auch erniedrigt sein können, ist mitunter schwierig; in diesem Fall fraktionierte Ableitung oder – wenn möglich – Inching-Technik zum Nachweis eines umschriebenen Amplitudensprungs durchführen (▶ Abb. 3.3); MSAP hierbei aber meist aufgesplittert.
- Bei proximal niedrigerer MSAP-Amplitude als distal sollten zuerst immer eine submaximale Stimulation und eine Innervationsanomalie ausgeschlossen werden.
- Bei proximaler Stimulation erfolgt aufgrund der temporalen Dispersion und der damit verbundenen Phasenauslöschung (zeitversetztes Auftreten der Potenziale einzelner Axone führt zur teilweisen Auslöschung der Amplituden) auch physiologischerweise eine geringe Amplitudenabnahme, die jedoch < 20 % (in Abhängigkeit vom Nerv) im Vergleich zum distal ausgelösten MSAP sein sollte.
- Bei proximalen Leitungsblöcken sind F-Wellen nicht auslösbar oder mit verminderter Persistenz erhältlich; hier ist mitunter mit der Hochvoltstimulation der Nachweis eines proximalen Leitungsblocks möglich.
- Fehlendes oder niedriges MSAP nach distaler Stimulation kann auch Ausdruck eines Leitungsblocks distal dieser Stimulationsstelle sein; hier ist der Versuch einer noch weiter distalen Stimulation z. B. des N. medianus in der Hohlhand angezeigt (▶ Abb. 4.3).
- Sensible Leitungsblöcke sind aufgrund der physiologischen Amplitudenabnahme bei zunehmender Leitungsstrecke nur schwer zu erfassen.

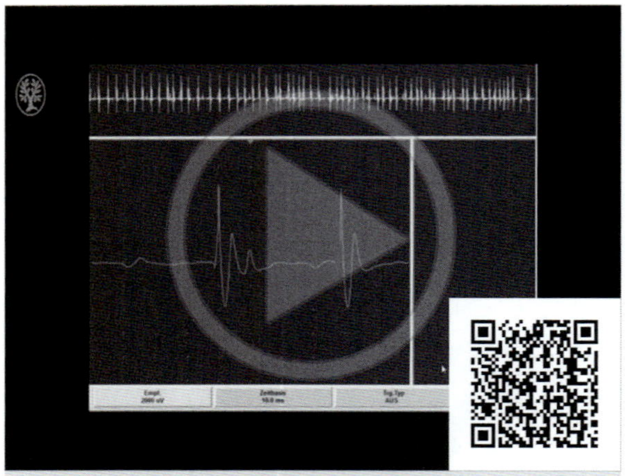

**Video 3.1 Ein hochfrequent entladenes PME.** Entladungsfrequenz über 20 Hz ohne weitere PME.

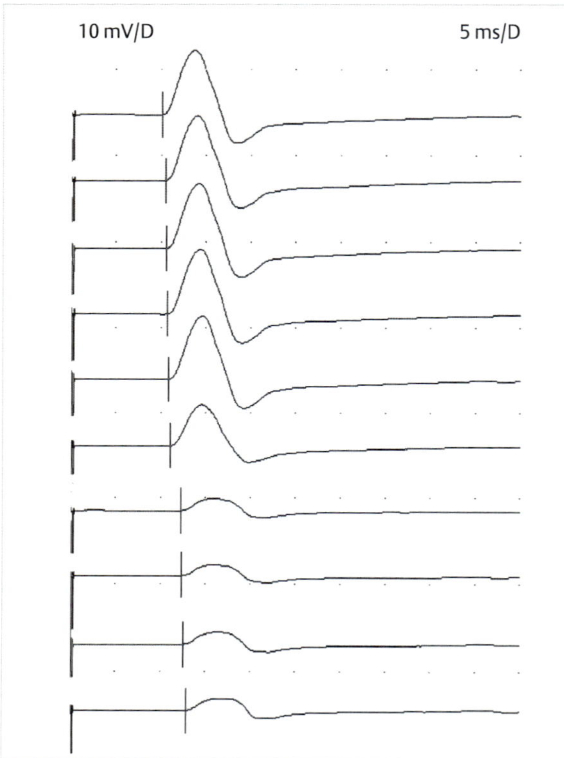


**Abb. 3.3** Inching des N. ulnaris am Oberarm. Bei einem Patienten mit einer multifokalen motorischen Neuropathie kommt es zum Amplituden- und Latenzsprung an der Stelle der Leitungsblockierung ca. 5 cm proximal des Sulcus n. ulnaris.

# 3.3 Leitungsverzögerung (Demyelinisierung)

## 3.3.1 Grundlagen

### Definition

**Demyelinisierung**
Hierbei handelt es sich um einen Krankheitszustand, der überwiegend oder ausschließlich die Myelinscheide des peripheren Nervs betrifft. Eine angeborene Myelinisierungsstörung bzw. die sich an eine erworbene Demyelinisierung anschließende Remyelinisierung führen im Wesentlichen zu einer Verlangsamung der Nervenleitung und/oder zu einer Zunahme der DML mitunter in Kombination mit Leitungsblöcken.

Da bei erworbenen Myelinisierungsstörungen die Impulsleitung in den verschiedenen Axonen und Nervenabschnitten unterschiedlich stark geschädigt sein kann, kommt es neben der Leitungsverzögerung oft zu einer Konfigurationsänderung mit Verbreiterung, Aufsplitterung und Amplitudenreduktion der Potenziale.

### Merke

Die reine Verlangsamung der NLG hat bis auf wenige Ausnahmen (NLG < 10 m/s) kein klinisches Korrelat. Sofern Paresen oder sensible Ausfälle auftreten, müssen zusätzlich Leitungsblöcke oder axonale Störungen vorliegen!

### Ursachen

Folgende Ursachen kommen unter anderem für eine Demyelinisierung infrage:

- Polyneuropathien:
  - Morbus Charcot-Marie-Tooth (hereditäre motorisch-sensible Neuropathie) Typ 1 und Typ 3
  - hereditäre Neuropathie mit Neigung zu Druckparesen (HLPP)
  - Guillain-Barré-Syndrom
  - chronisch inflammatorische demyelinisierende Polyneuropathie (CIDP)
  - diabetische Neuropathie (teilweise)
  - Neuropathie bei Gammopathie (teilweise)
- chronische Nervenkompressionssyndrome:
  - Karpaltunnelsyndrom
  - N.-ulnaris-Kompression am Ellbogen

## 3.3.2 Neurophysiologische Befunde

### Motorische Neurografie

**MSAP:** Konfiguration aufgesplittert, verbreitert, vor allem bei proximaler Stimulation; Amplitude aufgrund der Phasenauslöschung reduziert, bei proximaler Stimulation mehr als bei distaler (▶ Abb. 3.4). Dies findet man vorwiegend bei erworbenen Demyelinisierungen. Bei hereditären Neuropathien meist homogene Leitungsverlangsamung entlang des gesamten Nervs.

**MNLG:** deutlich herabgesetzt (< 70 % des alterskorrigierten unteren Referenzwerts), DML verlängert (> 120 % des alterskorrigierten oberen Referenzwerts)

**F-Welle:** minimale Latenz bzw. F-minus-M-Latenz deutlich verlängert (> 120 % des alters- und längenkorrigierten oberen Referenzwerts), verbreiterte Potenziale mit vergrößerter Chronodispersion

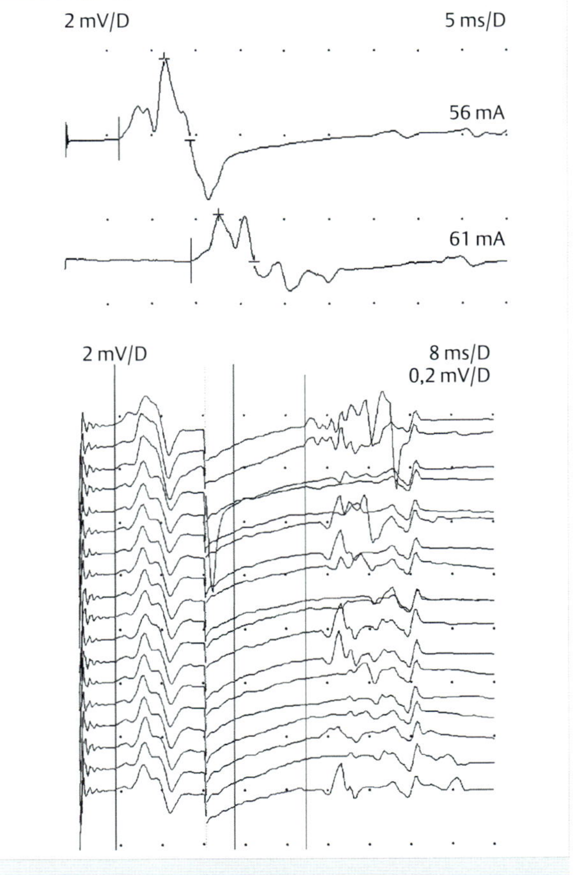


**Abb. 3.4** Motorische Neurografie bei einem Patienten mit einer erworbenen demyelinisierenden Polyneuropathie: verbreitertes MSAP und verlangsamte NLG (28 m/s), Aufsplitterung des MSAP proximal ausgeprägter als distal. Verlängerung der F-Wellen-Latenz und verbreiterte Antworten (der zweite vertikale Strich gibt den alters- und längenkorrigierten obersten Grenzwert der F-Wellen-Latenz an).

**Merke**

Ein sicheres Kriterium einer demyelinisierenden Störungen ist eine motorische NLG < 30 m/s.

## Sensible Neurografie

**SNAP:** aufgesplittert, verbreitert, Amplitude aufgrund der Phasenauslöschung reduziert; mitunter ist kein SNAP mit Oberflächenelektroden ableitbar
**SNLG:** verlangsamt (< 80 % des alterskorrigierten unteren Referenzwerts), mitunter fehlend

## EMG

**PSA:** nicht vorhanden
**PME:** normal
**Interferenz:** normal

## Diagnose einer demyelinisierenden Neuropathie

3 der folgenden 4 Kriterien müssen erfüllt sein (Ad hoc Committee [1]):

1. Reduktion der NLG von 2 oder mehr Nerven auf:
   - < 80 % des unteren Grenzwerts der NLG bei MSAP-Amplitude > 80 % der unteren Grenze des Normwerts
   - < 70 % des unteren Grenzwerts der NLG bei MSAP Amplitude < 80 % der unteren Grenze des Normwerts
2. partieller Leitungsblock in einem oder mehreren Nerven, definiert als Veränderung der MSAP-Dauer zwischen proximaler (Zunahme > 15 %) und distaler Stimulation und Abfall der MSAP-Amplitude > 20 %
3. Zunahme der DML von zwei oder mehr Nerven:
   - > 125 % des oberen Grenzwerts der DML bei MSAP-Amplitude > 80 % der unteren Grenze des Normwerts
   - > 150 % des oberen Grenzwerts der DML bei MSAP-Amplitude < 80 % der unteren Grenze des Normwerts
4. Fehlen der F-Wellen oder Zunahme der minimalen F-Wellen-Latenz in zwei oder mehr Nerven:
   - > 120 % des unteren Grenzwerts der Latenz bei MSAP-Amplitude > 80 % der unteren Grenze des Normwerts
   - > 150 % des unteren Grenzwerts der Latenz bei MSAP Amplitude < 80 % der unteren Grenze des Normwerts

**Fallstricke**

**Demyelinisierende Störungen**

- häufig Konfigurationsänderungen der SNAP ausgeprägter als die der MSAP
- Kombination aus axonalen und demyelinisierenden Prozessen erschweren die Bewertung der Amplitudenreduktion
- bei hereditären Prozessen eher generalisierte, d. h. entlang des Nervs homogene und symmetrische Veränderungen, bei erworbenen Störungen eher Unterschiede in verschiedenen Nervensegmenten
- bei proximaler Stimulation sensibler Nerven mitunter wegen der Phasenauslöschung kein SNAP mehr erhältlich
- fehlende SNAP können auch bei schwerer Demyelinisierung vorkommen (ggf. sensible Nadelneurografie)
- stabile Spätkomponenten der MSAP auch bei kollateraler axonaler Reinnervation; Differenzierung durch Zunahme der Zahl der Spätkomponenten nach proximaler Stimulation bei Demyelinisierung

# 3.4 Axonale Läsionen

## 3.4.1 Grundlagen

**Definition**

**Axonale Läsionen**

Untergang eines Nervs distal des Zellkörpers mit Verlust der Fasern. Bei motorischen Nerven ist eine axonale Degeneration nicht von einer Neuronopathie, also Verlust bzw. Untergang von Vorderhornzellen, zu unterscheiden. Unterschieden werden wie beim Leitungsblock *komplette* axonale Läsionen mit Verlust aller zu einem Nerven gehörigen Fasern und *inkomplette* Läsionen, bei denen mehr oder wenig viele Fasern degenerieren.

### Symptomatik

Die klinischen Symptome setzen bei akuten neurogenen Prozessen sofort ein. Die Waller-Degeneration mit daraus resultierenden Veränderungen der Nervenleitung ist erst nach 5–10 Tagen abgeschlossen, pathologische Spontanaktivität im EMG ist frühestens nach 10–21 Tagen nachweisbar. Bei inkompletten Läsionen kommt es innerhalb kürzester Zeit zu Regenerationsvorgängen auf muskulärer Ebene im Sinne einer kollateralen Reinnervation mit Aussprossung intakter terminaler Nervenfasern in denervierte Muskelfasern. Ein typischer Kompensationsversuch des Muskels ist aufgrund des Verlusts motorischer Einheiten eine Erhöhung der Entladungsfrequenz der noch funktionstüchtigen Einheiten (Frequenz > 20 Hz) bei zunehmender Kraftentfaltung. Dieses Phänomen ist bereits unmittelbar nach Eintritt der Läsion zu registrieren.

### Ursachen

Ursachen für axonale Läsionen können sein:

- Verletzungen: Schnitt, Stich, Schuss, Zerreißung, Zerrung eines Nervs
- schwere oder langanhaltende Druckschädigungen
- Polyneuropathien:
  - toxisch
  - metabolisch
  - vaskulitisch
  - Morbus Charcot-Marie-Tooth (hereditäre motorisch-sensible Neuropathie) Typ 2
  - paraneoplastisch (rein sensible Formen)
- Vorderhornzellerkrankungen (Neuronopathie, rein motorisch)

## 3.4.2 Neurophysiologische Befunde

### Komplette axonale Läsion (Frühphase)

#### Vorkommen

Sie tritt nach einer kompletten akuten Nervenläsion auf, unabhängig davon, ob der Nerv durchtrennt ist (Neurotmesis) oder nur eine komplette Läsion des Axons (Axonotmesis) vorliegt.

#### Ursachen

Ursachen für eine komplette axonale Läsion können sein:

- scharfe Verletzungen
- Druckläsionen

#### Motorische Neurografie

**MSAP:** an allen Stimulationspunkten kein MSAP erhältlich (5–10 Tage nach der Schädigung)
**MNLG:** nicht bestimmbar
**F-Welle:** nicht erhältlich

> **Merke**
>
> In den ersten 5–10 Tagen, d. h. vor Abschluss der Waller-Degeneration, ist bei Stimulation distal der Läsion noch ein von Tag zu Tag in der Amplitude abnehmendes MSAP oder SNAP auslösbar.

#### Sensible Neurografie

**SNAP:** kein SNAP erhältlich(nach Abschluss der Wallerschen Degeneration, 5–10 Tage nach der Schädigung)
**SNLG:** nicht bestimmbar

#### EMG

**PSA:** nicht in der ersten 10–21 Tagen, im Anschluss daran immer nachweisbar
**PME:** nicht erhältlich
**Interferenz:** kein Willkürpotenzial

### Inkomplette axonale Läsion (Frühphase)

#### Motorische Neurografie

**MSAP:** an allen Stimulationspunkten niederamplitudiges MSAP (5–10 Tage nach der Schädigung, ▶ Abb. 3.5)
**MNLG:** nicht wesentlich verlangsamt, bei hochgradiger Erniedrigung der Amplitude Untergang auch schnell leitender Fasern mit NLG-Verlangsamung bis 80 % des unteren NLG-Grenzwerts
**F-Welle:** Latenz und Persistenz nicht wesentlich verändert, bei Amplituden der M-Antwort < 1 mV meist keine F-Wellen mehr erhältlich

#### Sensible Neurografie

**SNAP:** an allen Stimulationspunkten niederamplitudiges SNAP (5–10 Tage nach der Schädigung);
*Cave:* bei präganglionären Schädigungen (Wurzel) bleibt auch bei axonaler Läsion das SNAP erhalten!
**SNLG:** nicht wesentlich verlangsamt, bei hochgradiger Erniedrigung der Amplitude auch hier NLG-Verlangsamung bis 80 % des unteren Grenzwerts

#### EMG

**PSA:** in den ersten Tagen fehlend, 10–21 Tagen nach der Läsion nachweisbar
**PME:** in den ersten 3–4 Wochen normal konfigurierte PME, dann vermehrt Reinnervationspotenziale vom kollateralen Typ (▶ Abb. 3.7, ▶ Video 2.3)
**Interferenz:** Interferenzmuster je nach Schweregrad leicht bis hochgradig gelichtet, hohe Entladungsfrequenz einzelner PME (▶ Video 3.1), Amplitude über längere Zeit normal

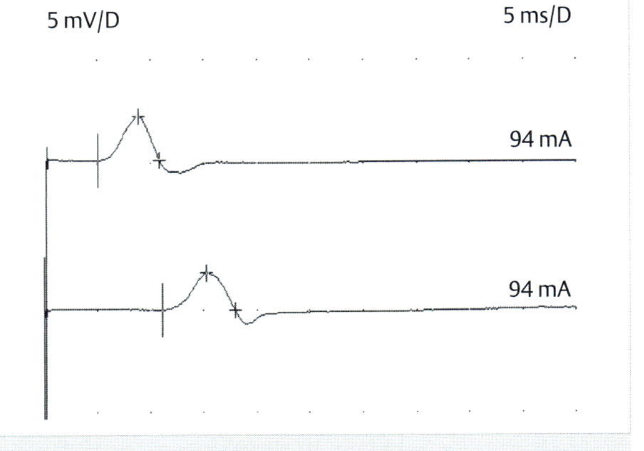


**Abb. 3.5** Motorische Neurografie bei axonaler Läsion: MSAP-Amplitude nach Reizung proximal und distal niedrig (beachte die hohe Reizintensität); *Cave:* distaler Leitungsblock.

### Fallstricke

**Inkomplette axonale Läsionen**

- Eine Differenzierung zwischen Leitungsblock und axonaler Läsion mit der Neurografie ist nach 5–10 Tagen, mit dem EMG nach 10–21 Tagen möglich.
- Je weiter die Läsion von der Untersuchungsstelle entfernt ist, desto später kann PSA nachgewiesen werden.
- Die Lokalisation einer rein axonalen Läsion ist mit der Neurografie nicht möglich, da das MSAP an allen Stellen niedrig ist! Dazu bedarf es der EMG-Untersuchung zur Bestimmung des Verteilungsmusters der PSA.
- Ein erhaltenes SNAP bei klinischem sensiblem Defizit und pathologischer motorischer Neurografie spricht für einen präganglionären Schaden (Wurzelausriss oder Radikulopathie).
- Differenzialdiagnose eines distal niedrigen MSAP oder SNAP: distaler Leitungsblocks (z. B. bei Guillain-Barré-Syndrom oder Karpaltunnelsyndrom), vermehrte temporale Dispersion oder axonale Läsion.
- Bei Vorderhornschäden ist das SNAP unverändert.
- Da Paresen erst bei einem Verlust von mindestens > 60 % der Muskelfasern klinisch manifestiert werden, kann trotz fehlender klinischer Symptome das EMG bereits pathologisch sein.

## Frühe Reinnervation nach kompletter axonaler Läsion

### Definition

Nach einer kompletten Nervenläsion (traumatisch, Druckschädigung) kommt es zu einem langsamen Aussprossen der Axone vom Ort der Läsion nach distal, wo sie anfangs geringer myelinisiert sind als in den proximalen Abschnitten.

Sofern das Aussprossen nicht behindert ist (Nervendurchtrennung, Bildung eines Neuroms), wächst der Nerv mit 1 mm/Tag nach distal aus und erreicht nach einer entsprechenden Zeit den Muskel. Noch erhaltene Muskelfasern können so reinnerviert werden. Mitunter kommt es zu Fehlaussprossungen, bei denen die Nervenfasern proximal der Läsion in andere als die ursprünglich von ihnen versorgten Muskeln oder Hautareale einwachsen.

### Motorische Neurografie

**MSAP:** niederamplitudiges MSAP, unter Umständen bei distaler Stimulation niedriger als bei proximaler Stimulation, MSAP mitunter anfangs nur bei proximaler Stimulation auslösbar

**MNLG:** anfangs aufgrund inkompletter Remyelinisierung deutlich, später gering verlangsamt

**F-Welle:** nicht erhältlich

### Sensible Neurografie

**SNAP:** wenn überhaupt nur niederamplitudiges SNAP erhältlich

**SNLG:** anfangs deutlich, später gering verlangsamt

### EMG

**PSA:** noch deutlich ausgeprägt

**PME:**

- Reinnervationspotenziale vom *axonalen Typ* (▶ Abb. 3.6, ▶ Video 3.2)
- Amplitude: deutlich erniedrigt
- Dauer: verlängert
- Konfiguration: deutliche Aufsplitterung
- instabile Potenzialkomponenten
- Satellitenpotenziale

**Interferenz:** Einzelentladung, hohe Entladungsfrequenz der PME (> 20 Hz), Hüllamplitude niedrig

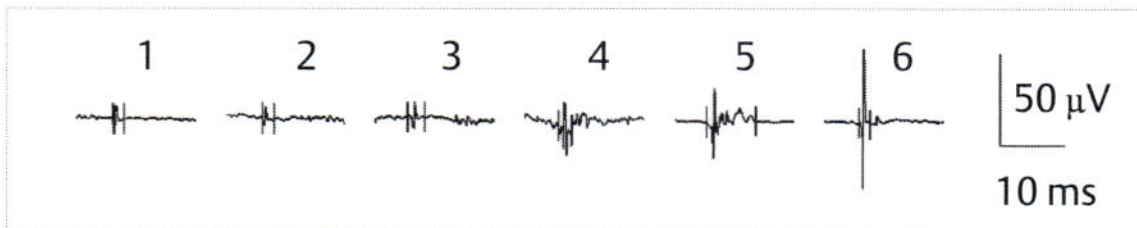


**Abb. 3.6** Reinnervationspotenziale nach akuter kompletter Nervenläsion bei axonaler Wiederaussprossung, niederamplitudige, zum Teil aufgesplitterte PME (N.B. Verstärkung bei 50 µV/Div).

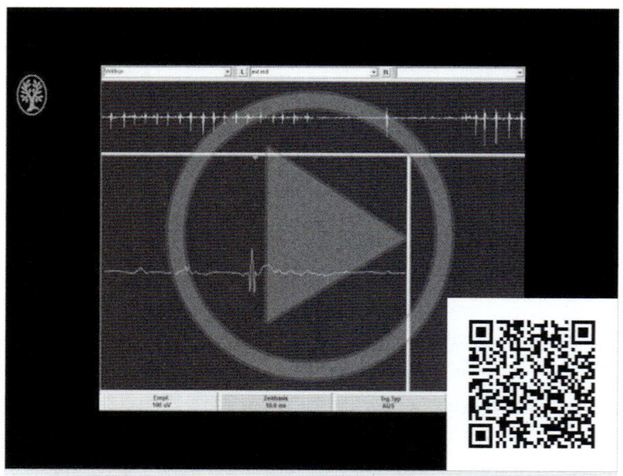

**Video 3.2 Niederamplitudige Reinnervationspotenziale.** Die Amplitude ist niedrig, aufgesplittert unter Umständen mit Teilblockierungen.

### Fallstricke

**Axonale Läsionen: axonale Reinnervation**

- Reizschwelle aussprossender Nerven sind meist distal höher, d. h. sind distal höhere Stimulusintensitäten zur Auslösung eines Antwortpotenzials notwendig. Daher nach kompletten Nervenläsionen immer eine proximale Stimulation versuchen, auch wenn distal noch keine Antwort ausgelöst werden kann.
- PME ähneln „myopathischen" Potenzialen.
- Sensible Potenziale werden mitunter erst nach den motorischen Antworten wieder ableitbar oder bleiben erloschen, obwohl klinisch die Sensibilität bereits wieder zurückgekehrt ist.
- Bei präganglionären Schädigungen (Wurzelausriss) bleiben die SNAP trotz Anästhesie im Versorgungsgebiet des Nervs erhalten.

## Frühe Reinnervation nach inkompletter axonaler Läsion

### Definition

Innerhalb weniger Tage nach einer inkompletten axonalen Läsion (Trauma, Druckschädigung) sprossen zum Teil funktionstüchtige, nicht geschädigte Axone innerhalb des Muskels aus und bilden neue Synapsen mit denervierten Muskelfasern. Dadurch kommt es zur sog. kollateralen Reinnervation denervierter Muskelfasern und damit zu einer Zunahme der Faserdichte der überlebenden motorischen Einheiten. Anfangs leiten die terminalen Nervenendigungen noch langsamer und die neuromuskuläre Übertragung an den Synapsen ist noch inkomplett.

### Motorische Neurografie

**MSAP:** in Abhängigkeit vom Ausmaß der Schädigung bei Stimulation an beliebiger Stelle des Nervs mehr oder weniger stark amplitudenerniedrigtes MSAP, unter Umständen mit Aufsplitterungen im Endteil und mit Spätpotenzialanteilen, die bei distaler und proximaler Stimulation im gleichen Abstand zur Hauptkomponente bleiben
**MNLG:** nicht wesentlich verlangsamt, bei hochgradiger Erniedrigung der Amplitude durch den Untergang der schnell leitenden Fasern Verlangsamung bis 80 % des unteren Grenzwerts
**F-Welle:** unauffälliger Befund, sofern erhältlich

### Sensible Neurografie

**SNAP:** in Abhängigkeit vom Ausmaß der Schädigung mehr oder weniger stark amplitudenerniedrigtes SNAP an allen Stimulationsstellen
**SNLG:** normal oder gering verlangsamt (bis 80 % des unteren Grenzwerts)

### EMG

**PSA:** Fibrillationspotenziale und positive scharfe Wellen nachweisbar, Ausprägung abhängig vom Ausmaß der Schädigung
**PME:**

- Reinnervationspotenziale vom *kollateralen Typ* (▸ Abb. 3.7, ▸ Video 2.3)
- Amplitude: normal oder gering erhöht
- Dauer: mäßig verlängert
- Konfiguration: Aufsplitterung mit Zunahme der Zahl der Phasen und/oder Turns
- instabile Potenzialkomponenten (pathologischer Jitter)
- Satellitenpotenziale (▸ Abb. 2.17, ▸ Video 2.5)

**Interferenz:** gering bis mäßige Lichtung in Abhängigkeit vom Schädigungsausmaß (▸ Abb. 3.7), Amplitude anfangs noch normal

### Fallstricke

**Axonale Läsionen: kollaterale Reinnervation**

- Die Spätanteile der M-Antwort ähneln den aufgesplitterten MSAP bei Demyelinisierung, im Unterschied dazu erfolgt aber bei kollateraler Reinnervation keine weitere Zunahme späterer Potenzialanteile bei proximaler Stimulation.
- Mitunter besteht Ähnlichkeit der Spätanteile der MSAP mit A-Wellen.
- F-Wellen sind in der Regel nur bei MSAP-Amplitude > 1 mV ableitbar.
- NLG-Verlangsamungen < 30 m/s sprechen für eine Demyelinisierung.
- Bei länger zurückliegenden Läsionen nehmen Ausprägung und Amplitude der PSA ab.

## Subakute (anhaltende) neurogene Schädigungen

### Definition

Subakute neurogene Schädigungen sind axonale Schädigungen, bei denen es zu einem fortlaufenden Untergang von Axonen und gleichzeitig zu Reinnervationsprozessen im Sinne einer kollateralen Aussprossung kommt. Bei chronischen Prozessen mit langsamem Untergang der Axone kann klinisch der Verlust von 50–60 % der Axone kompensiert werden, ohne dass es zu einer erkennbaren Schwäche kommen muss.

### Ursachen

Ursachen können sein:

- axonale Polyneuropathien
- chronische Radikulopathien und andere Druckläsionen
- myatrophe Lateralsklerose (ALS)

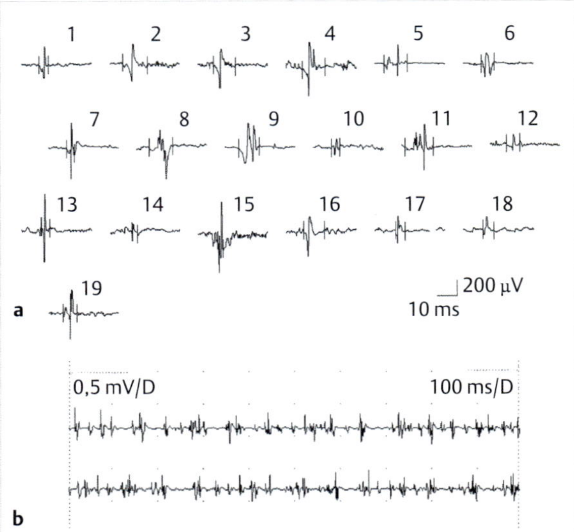


**Abb. 3.7** PME bei kollateraler Reinnervation nach einer inkompletten Nervenläsion.
**a** Vermehrt polyphasische Potenziale mit normaler Amplitude.
**b** Gelichtetes Interferenzbild mit normaler mittlerer Hüllamplitude.

## Motorische Neurografie

**MSAP:** in Abhängigkeit vom Ausmaß der Schädigung normal oder erst im Spätstadium gering bis mäßig amplitudenerniedrigtes MSAP, unter Umständen mit Aufsplitterungen und Spätpotenzialanteilen
**MNLG:** anfangs nicht wesentlich verlangsamt, im Laufe der Zeit bei deutlicher Erniedrigung der Amplitude auch Untergang der schnell leitenden Fasern mit einer Verlangsamung bis 80 % des unteren Grenzwerts (Grenze: 30–35 m/s).
**F-Welle:** unauffälliger Befund, sofern erhältlich

## Sensible Neurografie

**SNAP:** im Laufe der Zeit mehr oder weniger amplitudenerniedrigtes SNAP
**SNLG:** normal bis mäßig verlangsamt (bis 80 % des unteren Grenzwerts)

## EMG

**PSA:** Fibrillationspotenziale und positive scharfe Wellen vorhanden; unterschiedliche Ausprägung, meist gering, mitunter bei sehr langsam verlaufenden Schädigungen auch fehlend; Vorkommen von komplex-repetitiven Entladungen (▶ Abb. 2.3)
**PME:**
- Reinnervationspotenziale vom *kollateralen Typ* (▶ Abb. 3.8)
- Amplitude: anfangs gering erhöht, im weiten Verlauf vermehrt höheramplitudige PME
- Dauer: mäßig bis deutlich verlängert
- Konfiguration: Aufsplitterung mit Zunahme der Zahl der Phasen und/oder Turns

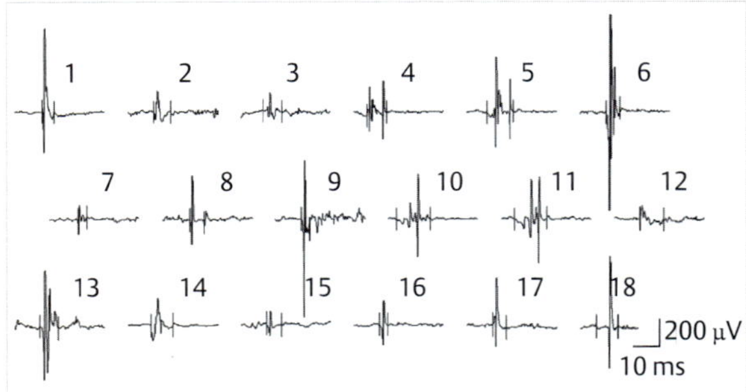


**Abb. 3.8** EMG bei subakuter neurogener Schädigung: gleichzeitiges Vorkommen von „normalen" sowie polyphasischen und höheramplitudigen PME.

- zum Teil viele Satellitenpotenziale (▶ Abb. 3.9)
- vermehrt instabile Potenzialkomponenten (pathologischer Jitter)

**Interferenz:** gering bis mäßige Lichtung in Abhängigkeit von Dauer und Ausprägung; Amplitude gering bis mäßig erhöht, erhöhte Entladungsfrequenz bei schweren Paresen

### Fallstricke

**Axonale Läsionen: subakute axonale Prozesse**
- bei rein motorischen Prozessen sensible Neurografie unauffällig (z. B. myatrophe Lateralsklerose)
- Amplitude und Ausprägung der PSA abhängig vom Ausmaß der Degeneration, je langsamer der Prozess, desto geringer die Ausprägung, so dass PSA sogar fehlen kann
- bei chronischen, langsam progredienten Verläufen Erniedrigung der MSAP-Amplitude erst sehr spät (schwache Korrelation mit dem klinischen Befund)
- bei Atrophie des untersuchten Muskels MSAP mitunter erniedrigt
- schlechte Korrelation der Höhe der Amplitude des MSAP mit dem Ausmaß der PSA
- geringe Korrelation von klinischen und elektromyografischen Befunden, sodass mit den neurophysiologischen Untersuchungen keine sicheren Aussagen zum Schweregrad gemacht werden können
- bei stark atrophischen Muskeln Gefahr der Ableitung von Muskeln, die von anderen Nerven versorgt werden
- bei rein sensiblen Prozessen motorische Neurografie und EMG-Befund unauffällig (z. B. überwiegend sensible Polyneuropathie)
- Überbewertung einer isolierten Erniedrigung des SNAP des N. suralis oder des MSAP des M. extensor digitorum brevis (Ödeme, Alter, lokales Trauma)
- F-Wellen nur bei MSAP-Amplitude > 1 mV
- Beurteilung der Stabilität der PME unter Verwendung eines Amplitudentriggers und in Rasterdarstellung (s. ▶ Abb. 3.9)

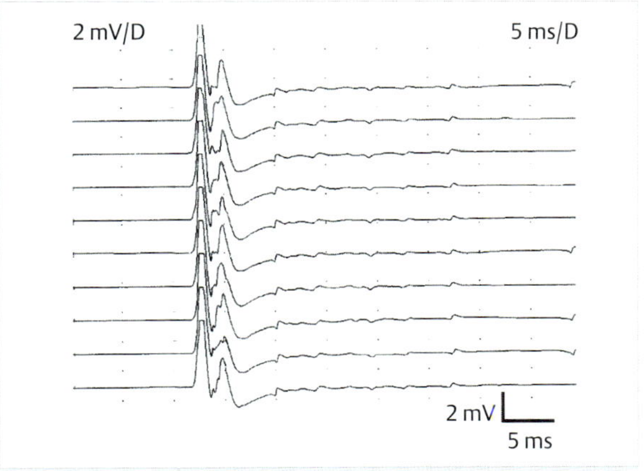


**Abb. 3.9** PME bei subakuter axonaler Läsion in getriggerter Rasterdarstellung mit erheblicher Verlängerung der Potenzialdauer und einer Vielzahl von Spätkomponenten (Satelliten).

## Chronisch neurogene Prozesse

### Definition

Chronisch neurogene Prozesse sind (weitgehend) abgeschlossene Umbauvorgänge mit Erhöhung der Faserdichte des Muskels nach einmaliger, länger zurückliegender Schädigung eines Nervs oder von Motoneuronen oder aber auch bei sehr langsam progredientem Untergang von Vorderhornzellen oder Axonen.

### Ursachen

Ursachen für chronisch neurogene Prozesse können sein:

- Zustände nach einmaliger neurogener Schädigung nach Abschluss des Reinnervationsprozesses (z. B. Postpoliosyndrom, höhergradige Radikulopathie, traumatische Nervenläsion)
- ganz langsam (über Jahre und Jahrzehnte) verlaufende axonale Degenerationen, bei denen es nur zu einer geringen „akuten Denervation" kommt (z. B. spinale Muskelatrophie, hereditäre motorische Neuropathie, Syndrom des 2. Motoneurons ohne Hinweis für eine myatrophe Lateralsklerose)

### Motorische Neurografie

**MSAP:** mäßig bis deutlich erniedrigt in Anhängigkeit von Ausmaß und Dauer der Schädigung
**MNLG:** allenfalls geringe Verlangsamung bis 80 % des unteren alterskorrigierten Grenzwerts aufgrund des Untergangs schnell leitender Fasern
**F-Welle:** wenn erhältlich, oft unauffälliger Befund; im Spätstadium vermehrt monomorphe hochamplitudige Antworten (sog. *repeater F-waves*) und Persistenz herabgesetzt (▶ Abb. 1.42)

### Sensible Neurografie

**SNAP:** Amplitude erniedrigt, wenn eine Mitbeteiligung sensibler Fasern besteht
**SNLG:** allenfalls geringe Verlangsamung bis 80 % des unteren alterskorrigierten Grenzwerts

### EMG

**PSA:** Fibrillationspotenziale und positive scharfe Wellen fehlen oft oder sind nur in geringer Ausprägung vorhanden, Faszikulationspotenziale, komplex repetitive Entladungen (Serienentladungen; ▶ Abb. 4.12)
**PME:**

- Amplituden erhöht, bei chronischen Prozessen (spinale Muskelatrophie, Postpoliosyndrom: Amplituden > 10 mV, sog. Riesenpotenziale) (▶ Abb. 3.10, ▶ Video 3.3); beachte zu Beginn viele Fernpotenziale, später ein klar abgrenzbares PME; Verstärkung 5 mV/Div!)
- Dauer: mäßig bis deutlich verlängert
- Konfiguration: nur geringe Aufsplitterung oder Erhöhung der Phasenzahl
- überwiegend stabile Potenziale

**Interferenz:** Lichtung in Abhängigkeit von Dauer und Ausmaß, Amplitude deutlich bis hochgradig erhöht, hochfrequent entladende PME bei ausgeprägten Paresen

> **Fallstricke**
>
> **Axonale Läsionen: chronisch-neurogene Veränderungen**
>
> - Bei rein motorischen Prozessen ist die sensible Neurografie unauffällig (z. B. spinale Muskelatrophie, Postpoliosyndrom).
> - Riesenpotenziale (> 10 mV) sind nie Zeichen einer typischen myatrophen Lateralsklerose, da die Ausbildung von Riesenpotenzialen Jahre dauert.
> - PSA zeigt nicht automatisch einen „aktiven" Prozess an, da mitunter auch noch Jahre nach einer einmaligen Schädigung PSA in geringer Ausprägung vorhanden sein kann; deshalb den Begriff „frische oder akute Denervierung" vermeiden.

▶ Tab. 3.1 gibt eine zusammenfassende Übersicht über die bei neurogenen (axonalen) Schädigungen auftretenden EMG-Befunde in Abhängigkeit vom Zeitverlauf.

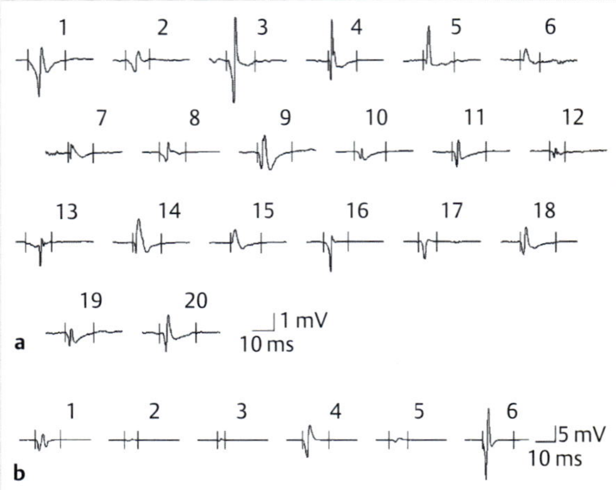


**Abb. 3.10** EMG bei chronisch neurogenem Prozess: hochamplitudige, zum Teil verbreiterte, aber nicht polyphasische PME.

**a** Bei lang verlaufender Polyneuropathie.

**b** Zustand nach einer Poliomyelitis; aufgrund der fortgeschrittenen Atrophie sind nur noch wenige Potenziale ableitbar (beachte die Verstärkung); Nr. 6: Riesenpotenzial.

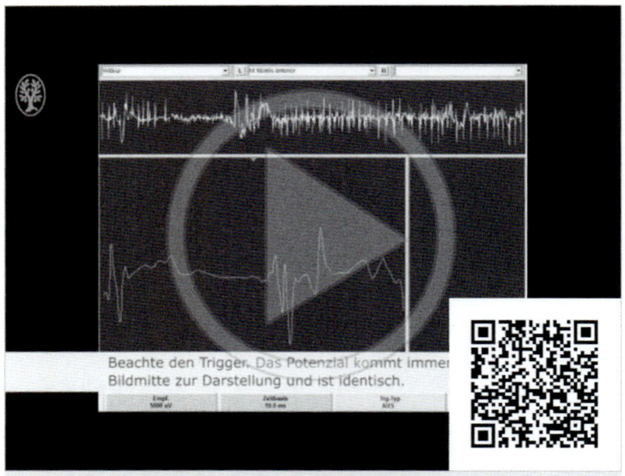


**Video 3.3 Ein chronisch neurogenes PME.** Beachte zu Beginn die vielen Fernpotenziale und später ein klar abgrenzbares PME.

**Tab. 3.1** Übersicht über den Zeitverlauf bei axonalen Läsionen und deren Befunde im EMG.

| Art der Läsion | PSA | PME | | | | Interferenzbild | Entladungsrate der PME |
|---|---|---|---|---|---|---|---|
| | | Amplitude | Dauer | Polyphasierate | Stabilität | | |
| akute Läsion | keine | normal | normal | normal | stabil | gelichtet bis fehlend[a] | hoch |
| Reinnervation nach kompletter Läsion | + + + | niedrig | kurz | hoch | instabil | hochgradig gelichtet | hoch |
| Reinnervation nach inkompletter Läsion | + bis + + + | normal | verlängert | erhöht | teils instabil | gelichtet[a] | (hoch)[b] |
| subakute Läsion | + bis + + + | erhöht[a] | verlängert | erhöht | teils instabil | gelichtet[a] | normal |
| chronisch-neurogene Schädigung, geringe Progredienz | keine oder + | vergrößert | normal bis verlängert | gering erhöht | stabil | gelichtet[a] | meist normal |
| chronisch-neurogene Schädigung, abgeschlossen | keine oder + | vergrößert | verlängert | normal oder gering erhöht | stabil | gelichtet[a] | meist normal |

[a] Ausmaß je nach Schädigungsgrad
[b] nur bestimmbar, wenn einzelne Entladungen abgrenzbar sind
[c] Ausprägungsgrad: + gering, + + mittel, + + + bildschirmfüllend
PSA: pathologische Spontanaktivität, PME: Potenziale motorischer Einheiten

# 3.5 Myopathien

## 3.5.1 Grundlagen

**Definition**

**Myopathien**

Es handelt sich dabei um primäre Schädigungen der Muskulatur aufgrund unterschiedlicher Ursachen. Es kommt zu einer Abnahme der Zahl der Muskelfasern pro motorische Einheit bei weitgehend normaler Zahl motorischer Einheiten. Außer bei einigen Systemerkrankungen kommen in der Regel keine sensiblen Störungen vor.

### Ursachen

Ursachen für Myopathien können sein:

- entzündliche Prozesse: Myositis, Polymyositis, Dermatomyositis, Einschlusskörpermyositis
- Muskeldystrophien
- metabolische Prozesse: Lipidspeichererkrankungen, Glykogenosen, mitochondriale Myopathien
- kongenitale Myopathien mit Strukturbesonderheiten
- toxische Myopathien: Alkohol, Medikamente
- endokrine Myopathien

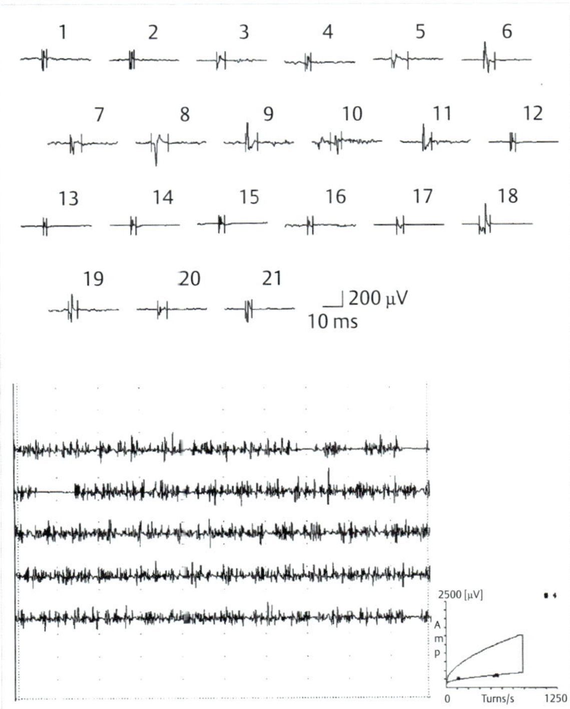


**Abb. 3.11** EMG bei einer Myopathie: PME mit niedriger Amplitude, vereinzelt polyphasische Potenziale, kurze Dauer. Interferenzbild dicht mit niedriger Amplitude, bei erhöhter Zahl von Turns (siehe rechts unten eingefügtes Diagramm einer Turns-Amplitude-Analyse).

Ebenso wie die Ursachen von Myopathien heterogen sind, sind auch die EMG-Veränderungen in ihrem Ausprägungsgrad und ihrem Verteilungsmuster unterschiedlich.

## 3.5.2 Neurophysiologische Befunde

### Motorische Neurografie

**MSAP:** mäßig bisdeutlich erniedrigte Amplitude bei Ableitung von einem betroffenen Muskel in Abhängigkeit von Ausmaß und Dauer der Schädigung
**MNLG:** in der Regel normal
**F-Wellen:** unauffälliger Befund, sofern erhältlich

### Sensible Neurografie

**SNAP:** normal
**SNLG:** normal

### EMG

▶ Abb. 3.11 zeigt ein EMG bei Myopathie.
**PSA:** außer Faszikulationspotenzialen kommen die verschiedenen Formen pathologischer Spontanaktivität (Fibrillationspotenziale, positive scharfe Wellen, komplex repetitive Entladungen, selten myotone Entladungen) wie bei neurogenen Prozessen vor; sie können vor allem bei entzündlichen Myopathien sehr ausgeprägt sein

**PME** (▶ Video 3.4)

- Amplituden: erniedrigt (< 150 µV) neben normalen PME (▶ Abb. 3.12), bei länger verlaufenden Myopathien kommen auch höheramplitudige (aber kurze) Potenziale vor (▶ Abb. 3.13)
- Dauer: vermehrt kurze PME (< 5 ms)
- Konfiguration: erhöhte Polyphasierate bei kurzer Dauer und niedriger Amplitude möglich (besonders bei Myositis)

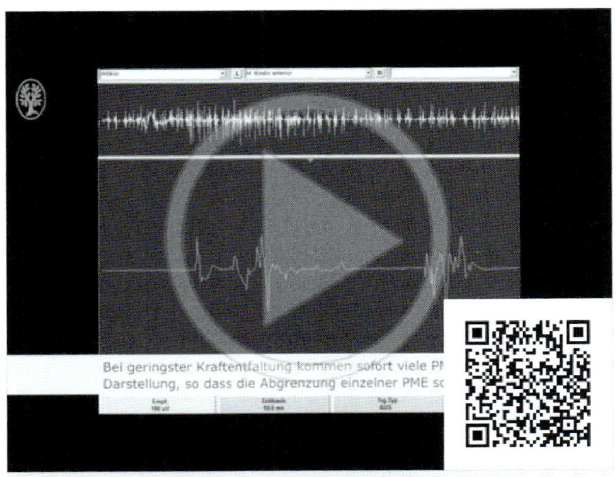

**Video 3.4 EMG bei Myopathie.** Bei geringster Kraftentfaltung kommen sofort viele PME zur Darstellung, so dass die Abgrenzung einzelner PME schwierig ist.

- mitunter Satellitenpotenzial mit stabilen Satelliten
- gelegentlich instabile Potenziale

**Interferenz:**

- rasche Rekrutierung vieler PME bei geringer Kraftentfaltung, sogenanntes frühzeitig dichtes Interferenzmuster (▶ Video 3.4): bei geringster Kraftentfaltung kommen sofort viele PME zur Darstellung, sodass die Abgrenzung einzelner PME schwierig ist.
- Entladungsfrequenz der einzelnen PME kann gering erhöht sein
- Lichtung erst bei fortgeschrittenen Verläufen
- Hüllamplitude meist erniedrigt (< 1 mV)

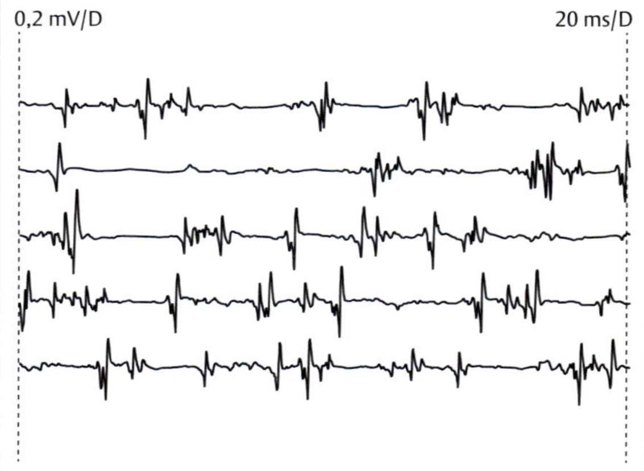


Abb. 3.12

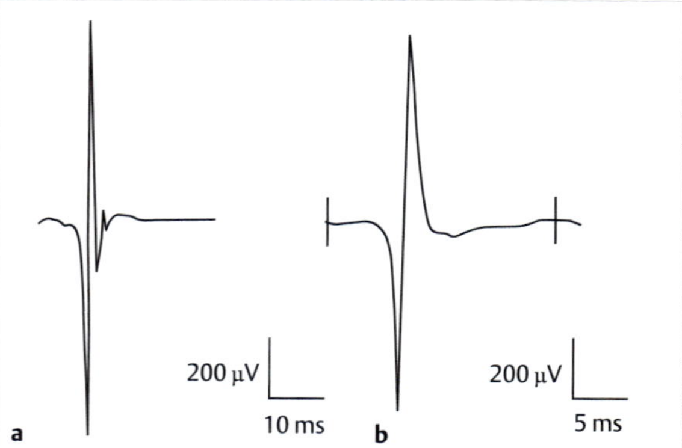


Abb. 3.13 Höheramplitudiges PME.
**a** Bei chronischer Myopathie mit steilem Anstieg und kurzer Dauer.
**b** Bei einer chronisch neurogenen Veränderung.

### Fallstricke

**Myopathien**

- intensive Suche nach den genannten Veränderungen erforderlich, da Ausprägung und Ausmaß der EMG-Veränderungen innerhalb eines Muskels sehr variabel
- bei den meisten Myopathien proximale Muskeln mehr betroffen als distale
- besonders bei Myositiden Nachweis von PSA in der paravertebralen Muskulatur des thorakolumbalen Übergangs mitunter früher möglich als in den Extremitätenmuskeln
- quantitatives EMG mit Auswertung von bis zu 20 PME mitunter erforderlich, wenn nicht schon vorher zwei oder mehr eindeutig veränderte PME nachweisbar sind
- Suche nach Ausreißerpotenzialen hilfreich
- bei geringer Verstärkung oder Untersuchung bei mittlerem Innervationsgrad können kleine, kurze PME übersehen werden
- bei frühzeitig dichtem Interferenzbild quantitative Potenzialanalyse schwierig (▶ Abb. 3.12, ▶ Video 3.4)
- PME mit hoher Amplitude, wie sie im Rahmen von Myopathien auch vorkommen können, weisen oft eine kurze Dauer und eine hohe Anstiegssteilheit auf (▶ Abb. 3.13)
- wegweisend frühzeitige Rekrutierung mit mehreren PME bei nicht sichtbarer oder nur geringer Muskelanspannung (▶ Video 3.4)
- Befunde der motorischen Neurografie meist unauffällig, da die Mehrzahl der Myopathien vorwiegend proximale Muskeln befällt
- bei chronischen Myopathien in der PME-Analyse ein komplexes Bild mit niederamplitudigen, kurzen PME neben normalen und solchen mit hohen Amplituden und kurzer Dauer
- auch bei Myopathien geringe Korrelation zwischen Höhe der MSAP-Amplitude und EMG-Befunden
- Auffälligkeiten der SNAP bei zusätzlichen Nervenkompressionssyndromen oder Systemerkrankungen
- myopathische PME mitunter auch bei schweren Myasthenien
- ein Normalbefund schließt eine Myopathie nicht aus

# 3.6 Neuromuskuläre Übertragungsstörungen

## 3.6.1 Grundlagen

### Definition

**Neuromuskuläre Übertragungsstörungen**
Es handelt sich um Erkrankungen an der Endplatte mit Störung der prä- oder postsynaptischen Erregungsübertragung vom Nerv auf den Muskel.

## Ursachen

Ursachen für neuromuskuläre Übertragungsstörungen können sein:

- Myasthenia gravis
- kongenitale Myasthenie
- Lambert-Eaton-myasthenisches-Syndrom (LEMS)
- Botulismus

## 3.6.2 Neurophysiologische Befunde

### Motorische Neurografie

**MSAP:**

- Amplitude allenfalls mäßig erniedrigt bei Myasthenia gravis, aber hochgradig (< 2 mV) erniedrigt bei LEMS (hier meist an allen Muskeln)
- Dekrement bei niederfrequenter (3–5 Hz) Serienstimulation (▶ Abb. 3.14a)
- Inkrement nach tonischer Muskelanspannung (nur noch sehr selten durchgeführt bei hochfrequenter 20–30 Hz Serienstimulation): bis 20 % Inkrement bei Myasthenia gravis, > 50 % Inkrement bei LEMS (bis mehr als 1000 %, ▶ Abb. 3.14b)

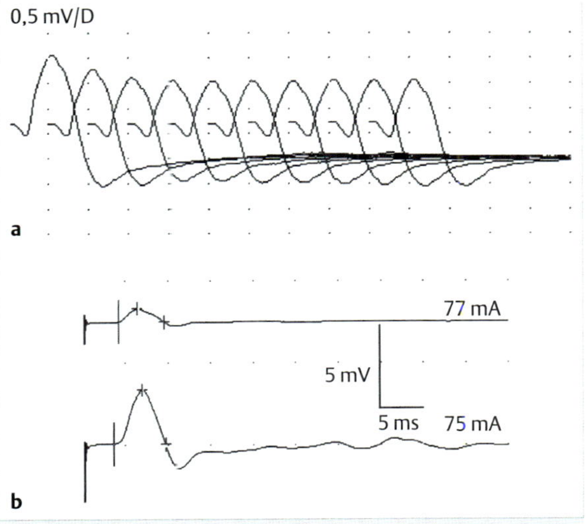


**Abb. 3.14** Neuromuskuläre Übertragungsstörungen.
**a** Dekrement des MSAP des M. nasalis bei Stimulation (3/s) des N. facialis bei Myasthenia gravis.
**b** Zunahme der Amplitude des MSAP um 350 % nach einer tonischen Innervation eines Muskels für 10 Sekunden bei einem Patienten mit einem LEMS.

- bei kongenitaler Myasthenie (slow channel syndrome): repetitives MSAP, 5–10 Sekunden nach dem 1. MSAP folgt eine 2. Reizantwort, die bei wiederholter Reizung abnimmt

**MNLG:** normal
**F-Welle:** normal

### Sensible Neurografie

**SNAP:** normal
**SNLG:** normal

### EMG

**PSA:** nicht vorkommend, nur bei Botulismus mitunter Fibrillationspotenziale
**PME:** in der Regel normal, wobei Schwankungen der Amplituden vorkommen können (▶ Abb. 3.15); bei polyphasischen Potenzialen Blockierungen einzelner Anteile
**Interferenz:** Lichtung in Abhängigkeit vom Paresegrad (Schweregrad, Verlauf) möglich; Amplituden normal bei Myasthenia gravis oder erniedrigt bei LEMS

Einzelfaser-EMG-Untersuchungen (S. 94) haben die höchste Sensitivität bei neuromuskulären Übertragungsstörungen; pathologischer Jitter bei allen Formen der neuromuskulären Übertragungsstörungen

#### Fallstricke

**Neuromuskuläre Übertragungsstörungen**

- in fortgeschrittenen Fällen einer Myasthenia gravis mitunter auch PME mit kurzer Dauer und niedrigen Amplituden wie bei „myopathischen“ Veränderungen
- Amplitudenschwankungen im Nadel-EMG häufiger durch Nadelbewegungen als durch Endplattenstörungen
- Potenzialvariationen und Jitter besser im Einzelfaser-EMG beurteilbar und quantifizierbar
- in der Frühphase eines LEMS kein oder geringes Inkrement, in diesen Fällen auch noch normale MSAP-Amplituden
- Dekrement auch bei anderen Störungen der Endplatte, so bei Prozessen mit anhaltender Reinnervation, z. B. myatropher Lateralsklerose und bei Organophosphatvergiftung
- MSAP-Amplituden der Gesichtsmuskeln niedriger als die der Extremitätenmuskeln

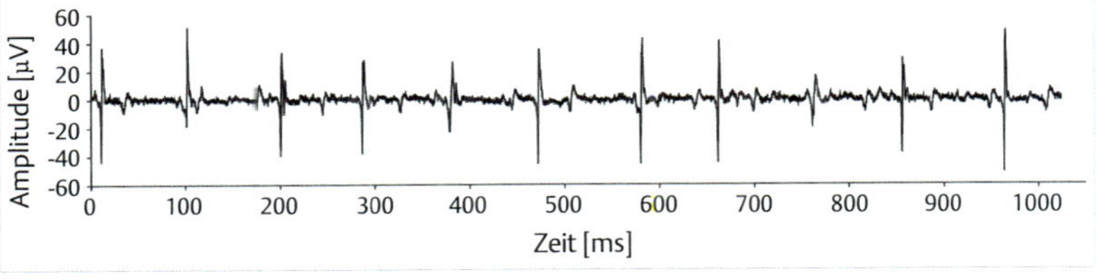


**Abb. 3.15** Amplitudenvariation im Rahmen der EMG-Ableitung bei einem Patienten mit einer neuromuskulären Übertragungsstörung.

**Tab. 3.2** Neurophysiologische Befunde bei neuromuskulären Übertragungsstörungen.

| Erkrankung | MSAP-Amplitude | Dekrement bei 3-Hz-Stimulation | Inkrement bei tonischer Innervation | Einzelfaser-EMG | PME |
|---|---|---|---|---|---|
| Myasthenia gravis | normal[1] | ja | nein[2] | Jitter erhöht, Blockierungen | normal oder selten myopathisch |
| LEMS | niedrig | ja (gering) | > 50 % | Jitter erhöht, Blockierungen | normal |
| Botulismus | normal | ja | Ja | Jitter erhöht, Blockierungen | normal |

[1] im Spätstadium gering erniedrigt
[2] allenfalls geringe Zunahmen bis etwa 20 %
LEMS: Lambert-Eaton-myasthenisches-Syndrom, MSAP: Muskelsummenaktionspotenzial, PME: Potenziale motorischer Einheiten

In ▸ Tab. 3.2 sind die neurophysiologischen Befunde bei den verschiedenen neuromuskulären Übertagungsstörungen zusammengefasst.

## 3.7 Zentrale Schwäche

**Definition**

**Zentrale Schwäche**
Hierunter werden Paresen aufgrund einer Affektion des ersten Motoneurons verstanden.

### 3.7.1 Neurophysiologische Befunde

#### Motorische Neurografie

**MSAP:** allenfalls gering erniedrigte Amplitude bei hochgradiger Inaktivitätsatrophie
**MNLG:** normal
**F-Welle:**
- normal oder Dauer verlängert und Amplitude erhöht
- erhöhte Persistenz
- mitunter vermehrt monomorphe hochamplitudige Antworten

#### Sensible Neurografie

**SNAP:** normal
**SNLG:** normal

#### EMG

**PSA:** in der Regel nicht vorhanden;
**PME:** normal
**Interferenz:**
- Lichtung in Abhängigkeit vom Paresegrad (Schweregrad, Verlauf)
- Amplituden normal
- keine Zunahme der Entladungsfrequenz der einzelnen PME bei vermehrter Anstrengung, sondern vermehrtes Nachrekrutieren weiterer Einheiten; auch bei Einzelentladung normale Entladungsfrequenz

**Fallstricke**

**Zentrale Schwäche**
- Der klinische Befund ist wichtig zur Differenzialdiagnose peripherer und zentraler Paresen.
- Einziger aussagekräftiger elektrophysiologischer Befund ist das Verhalten einer motorischen Einheit bei zunehmender Kraftentfaltung.
  Bei gelichtetem Interferenzmuster:
  - bei peripheren Läsionen: Zunahme der Entladungsfrequenz der einzelnen PME (> 20 Hz)
  - bei zentralen Läsionen: Nachrekrutierung weiterer PME (wenn möglich) bei normaler Entladungsfrequenz der einzelnen PME (10–15 Hz)
  - bei mangelnder Kooperation: fehlende Nachrekrutierung bei normaler Entladungsfrequenz der einzelnen aktivierten PME (Befund wie bei zentraler Läsion).
- Elektromyografisch ist eine Differenzierung zwischen zentraler Parese und psychogener Störung (auch zentral) nicht möglich.
- In der Frühphase zentraler Läsionen können die F-Wellen ausgefallen sein.

## 3.8 Tetaniesyndrom

**Definition**

**Tetaniesyndrom**
Aufgrund der bei Tetanie jeglicher Genese auftretenden Hypokalzämie kommt es zu einer erhöhten Erregbarkeit der Nerven mit spontanen Entladungen. Kennzeichen sind mehrfache Entladungen einer motorischen Einheit (Multipletten).

### 3.8.1 Neurophysiologische Befunde

#### Motorische Neurografie

**MSAP:** normal
**MNLG:** normal
**F-Welle:** normal

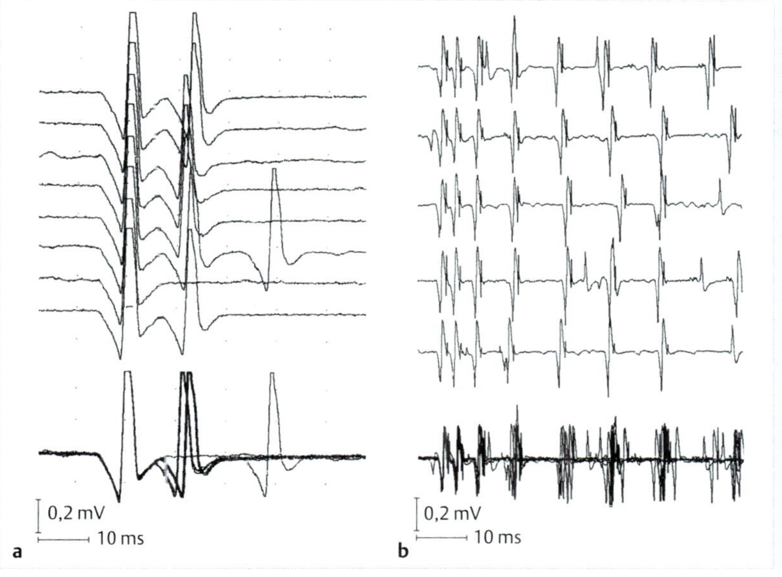


**Abb. 3.16** Mehrfachentladungen bei Tetanie.
**a** Triggerung am ersten Potenzial; unten: Überlagerung.
**b** Multipletten.

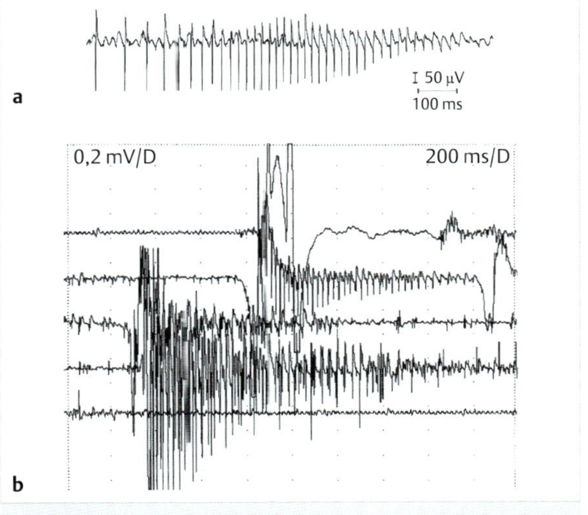


**Abb. 3.17** Myotone Entladung.
**a** Bei proximaler myotoner Myopathie.
**b** Bei myotoner Dystrophie Typ 1.

## Sensible Neurografie

**SNAP:** normal
**SNLG:** normal

## EMG

**PSA:**

- spontan oder nach Provokation (3 Minuten Hyperventilation, nach suprasystolischer Stauung) auftretende repetitive Entladung motorischer Einheiten mit Wechsel von Dubletten, Tripletten und Multipletten in irregulärer Folge (▶ Abb. 3 16)
- keine Fibrillationspotenziale, positive scharfe Wellen oder Faszikulationspotenziale

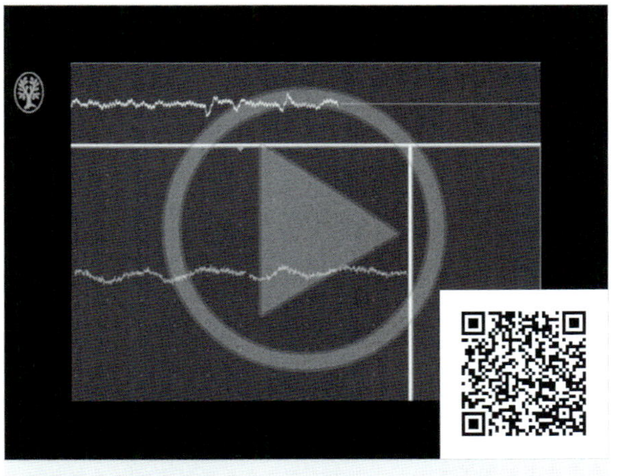

**Video 3.5** Myotone Serienentladung.

**PME:** normal
**Interferenz:** normal; im Anfall bei klinisch sichtbaren Tetaniezeichen Rekrutierung neuer motorischer Einheiten, so dass spontan ein inkomplettes (gelichtetes) Interferenzmuster resultiert

# 3.9 Myotonie

### Definition

**Myotonien**
Hierbei handelt es sich um Ionenkanalerkrankungen mit Störungen an unterschiedlichen Kanälen in Abhängigkeit von der zugrundeliegenden Erkrankung (▶ Tab. 3.3). Kennzeichen sind die bei allen Erkrankungen – allerdings mit unterschiedlichem Verteilungsmuster und Ausprägungsgrad – myotonen Entladungen (▶ Abb. 3.17, ▶ Video 3.5).

**Tab. 3.3** Differenzialdiagnostische Aspekte der Myotonien und verwandter Krankheitsbilder.

| | MD Typ 1 | MD Typ2 PROMM | Mytonia congenita Thomson | Mytonia congenita Becker | Natriumkanal-myotonie[1] | hyperkalämische Paralyse | hypokalämische Lähmung |
|---|---|---|---|---|---|---|---|
| **Alter bei Auftreten** | jedes Alter | ab Jugendalter | Säuglinge | Kleinkinder | Kinder, Jugendliche | Säuglinge, Kleinkinder | Kinder |
| **Vererbung** | AD | AD | AD | AR | AD | AD | AD |
| **Gendefekt** | 19q13, CTG-Repeats | 3q21, CCTG-Repeat-Vermehrung | 7q, Chloridkanal | 7q, Chloridkanal | 17q, Natriumkanal | 17q, Natriumkanal | 1q, Kalziumkanal |
| **Verteilung der Myotonie** | distal betont | generalisiert, oft nur im EMG | generalisiert | generalisiert | proximal betont | generalisiert | keine Myotonie |
| **periodische Schwäche** | nein | nein | nein | mitunter | nein | ja | ja |
| **Dauer der Schwäche** | keine | keine | keine | variabel | keine | Minuten bis Tage | Stunden bis Tage |
| **progressive Schwäche** | ja | ja | nein | selten | nein | variabel | ja |
| **extramuskuläre Manifestationen** | ja | ja | nein | nein | nein | nein | nein |
| **Provokationsfaktoren** | keine | keine | Kälte | Kälte | Kaliumbelastung | Fasten, Ruhe nach Belastung | Kälte, Kohlenhydrate |

[1] außerdem hypokalämische periodische Paralyse (HypoPP) bei Natriumkanalmutation (ca. 10–20 % der HypoPP)
AD: autosomal-dominant, AR: autosomal-rezessiv, MD: myotone Dystrophie, PROMM: proximale myotone Myopathie

## 3.9.1 Neurophysiologische Befunde

### Motorische Neurografie

**MSAP:** normal; Dekrement bei niederfrequenter repetitiver Stimulation
**MNLG:** normal
**F-Welle:** normal

### Sensible Neurografie

**SNAP:** normal
**SNLG:** normal

### EMG

**PSA:** myotone Entladungen bei Nadeleinstich oder -bewegung (▸ Abb. 3.17)
**PME:**
- normal bei den kongenitalen Myotonien
- klein, kurz bei myotoner Dystrophie

**Interferenz:** normal

#### Fallstricke

**Myotonie**

- Der Nachweis myotoner Entladungen ist per se unspezifisch, da sie neben den Myotonien auch bei anderen Störungen vorkommen, wie Myositiden und Neuromyotonie.
- Die quantitative Potenzialanalyse ist mitunter schwierig, da bei jeder Bewegung myotone Serien ausgelöst werden können.
- Bei der automatischen Potenzialanalyse besteht die Gefahr, Fibrillationspotenziale als Willkürpotenziale zu erfassen und damit, myopathische Prozesse vorzutäuschen.
- Auch wenn die Dauer der myotonen Serien bei den unterschiedlichen Störungen unterschiedlich lang ist, kann daraus keine sichere differenzialdiagnostische Abtrennung vorgenommen werden.

## 3.10 Literatur


[1] **Ad hoc subcommittee of the American Academy of Neurology AIDS task force.** Research criteria for the diagnosis of chronic inflammatory demyelinating polyneuropathy. Neurology 1991; 41: 617–618

[2] **Barkhaus** PE, Periquet MI, Nandedkar SD. Quantitative electrophysiological studies in sporadic inclusion body myositis. Muscle Nerve 1999; 22: 480–487

[3] **Chaudry** V, Cornblath DR. Wallerian degeneration in human nerves: serial neurophysiological studies. Muscle Nerve 1992; 15: 687–693

[4] **Dorfman** LJ. Quantitative clinical electrophysiology in the evaluation of nerve injury and regeneration. Muscle Nerve 1990; 9: 822–829

[5] **Eder** M, Schulte-Mattler W, Pöschl P. Neurographic course of Wallerian degeneration after human peripheral nerve injury. Muscle Nerve. 2017 Aug;56 247–252

[6] **Kleopa** KA, Barchi RL. Genetic disorders of neuromuscular ion channels. Muscle Nerve 2002; 9: 299–325

[7] **Kraft** GH. Fibrillation potential amplitude and muscle atrophy following peripheral nerve injury. Muscle Nerve 1990; 9: 814–822

[8] **Mechler** F. Changing electromyografic findings during the chronic course of polymyositis. J Neurol Sci 1974; 23: 237–242

[9] **Nicolas** G, Maisonobe T, LeForestier N et al. Proposed revised electrophysiological criteria for chronic inflammatory demyelinating polyradiculoneuropathy. Muscle Nerve 2002; 25: 26–30

[10] **Olney** RK. Consensus criteria for the diagnosis of partial conducton block. Muscle Nerve 1999; Suppl. 8: S 225–229

[11] **Partanen** J, Lang H. EMG dynamics in polymyositis. J Neurol Sci 1982; 57: 221–234

[12] **Ricker** K, Koch MC, Lehmann-Horn F et al. Proximal myotone myopathy. Arch Neurol 1995; 52: 25–31

[13] **Stålberg** E. Invited review: electrodiagnostic assessment and monitoring of motor unit changes in diseases. Muscle Nerve 1991; 14: 293–303

[14] **Streib** EW, Wilbourn AJ, Mitsumoto H. Spontaneous electrical muscle fiber activity in polymyositis and dermatomyositis. Muscle Nerve 1979; 2: 14–18

[15] **Trojaborg** W. Quantitative electromyografy in polymyositis: a reappraisal. Muscle Nerve 1990; 13: 964–971

[16] **Yanagisawa** N. Goto A. Dystonia musculorum deformans. Analysis with electromyografy. J Neurol Sci 1971; 13: 39–65


### Lehrbücher mit Befundmustern und Falldemonstrationen


[17] **Binnie** CD, Cooper R, Fowler CJ et al. Clinical Neurophysiology. Oxford: Butterworth-Heinemann; 1995

[18] **Bischoff** C, Schulte-Mattler W. Das EMG-Buch. 3. Aufl. Stuttgart: Thieme; 2009

[19] **Brown** WF, Bolton CF. Clinical Electromyografy. Oxford: Butterworth; 1984

[20] **Preston** DC, Shapiro BE. Electromyografy and neuromuscular disorders. Oxford: Butterworth-Heinemann; 1997

# Kapitel 4

## Neurophysiologische Methoden und Ergebnisse bei ausgewählten Erkrankungen



4

# 4 Neurophysiologische Methoden und Ergebnisse bei ausgewählten Erkrankungen

## 4.1 Einleitung

*C. Bischoff*

In diesem Kapitel wird ein Überblick gegeben über den Einsatz von EMG- und NLG-Techniken bei den wichtigsten neuromuskulären Störungen einschließlich der differenzialdiagnostischen Aspekte und praktisch wichtiger Fallstricke.

Bei den Darstellungen der Ergebnisse wird auf das Kapitel über die Befundmuster verwiesen, in dem die Befunde auch in ihrer differenzialdiagnostischen Wertung allgemein und erkrankungsübergreifend dargestellt werden.

Die Hinweise für das praktische Vorgehen sind nur Vorschläge und müssen im Einzelfall anhand des klinischen Befunds, aber auch aufgrund der bei den vorangegangenen Untersuchungen erhobenen neurophysiologischen Befunde für jeden Patienten individuell angepasst bzw. abgewandelt werden.

## 4.2 Nervenkompressionssyndrome

*C. Bischoff*

### 4.2.1 Einleitung

Da dick bemarkte sensible Axone bezüglich rezidivierender Druckerscheinungen vulnerabler sind als die motorischen Axone, ist zu Beginn der Symptomatik und in leichteren Fällen eines Nervenkompressionssyndroms die Untersuchung der sensiblen Nervenleitung häufig ergiebiger als die Bestimmung der DML oder der motorischen NLG. Häufigste Befunde sind Zeichen einer De- und Remyelinisierung mit Leitungsblöcken und einer Verlangsamung der NLG. Erst in fortgeschrittenen Fällen oder bei sehr großer Druckeinwirkung kommt es zu einem Untergang von Axonen mit entsprechenden Veränderungen.

Zu unterscheiden sind akute Nervenkompressionssyndrome durch Druckeinwirkungen (direktes Trauma, Schwellungen) mit Leitungsblöcken oder axonalen Schädigungen und chronisch rezidivierende Schädigungen an Engpassstellen, die eher zu einer DML-Zunahme bzw. einer Verlangsamung der NLG führen.

#### Ziele der Elektrodiagnostik

Ziele der Elektrodiagnostik sind:

- Lokalisation der Schädigung
- Aussagen zur Pathophysiologie: axonale Schädigung und/oder Leitungsblock, chronische Myelinisierungsstörung
- Aussagen zur Prognose
- Ausschluss einer generalisierten Störung (unterlagernde Polyneuropathie)
- Abgrenzung gegen
  - Radikulopathien
  - Plexusläsionen
  - andere Nervenkompressionssyndrome
  - nicht neurologische Krankheitsbilder

#### Sinnvolle Untersuchungen zur Bestätigung der Diagnose

► **Motorische und sensible Neurografie.** Sie erfolgt zur Lokalisation der Schädigung und zum Nachweis des Pathomechanismus (Leitungsblock (S. 116), Myelinisierungsschädigung (S. 119), axonale Schädigung (S. 120)).

► **F-Wellen-Untersuchung.** Sie zeigt Abnahmen der Persistenz oder Verlust der F-Wellen als Nachweis der Leitungsunterbrechung (Leitungsblock), vor allem bei proximalen Schädigungen.

► **EMG.** Sie ist bei rein motorischen Störungen sinnvoll, mitunter hilfreich zur Abschätzung der Prognose bei akuten Schädigungen oder ausgeprägtem Amplitudenverlust bei distaler Stimulation (zur Abgrenzung einer axonalen Läsion mit Amplitudenverlust).

### 4.2.2 Karpaltunnelsyndrom

#### Sinnvolle Untersuchungen zur Bestätigung der Diagnose

Am häufigsten ist die *Bestimmung der DML* des N. medianus zum Thenar bei standardisierter Distanz zwischen Ableit- und Stimulationselektrode.

Ebenfalls sinnvoll ist ein **Vergleich der DML** des N. medianus mit der ipsilateral gemessenen DML des N. ulnaris zum M. abductor digiti quinti bei gleicher Distanz zwischen Stimulations- und Ableitelektrode; pathologisch ist eine Differenz > 1,0 ms. Alternativ kann auch eine Ableitung der motorischen Antwort von der Palmarseite des 2. Interdigitalraums (► Abb. 4.1) nach Stimulation des N. medianus (Ableitung vom M. lumbricalis II) und des N. ulnaris (Ableitung vom M. interosseus dorsalis manus II an gleicher Stelle) erfolgen; pathologisch ist eine Latenzdifferenz > 0,4 ms.

► **Sensible Neurografie.** Amplitudenabnahme oder Verlust des SNAP immer im Vergleich zur Gegenseite und zum SNAP des N. radialis oder N. ulnaris. Abnahme der sensiblen NLG bei fraktionierter Messung über dem Karpalkanal ist der empfindlichere Parameter (► Abb. 1.29).

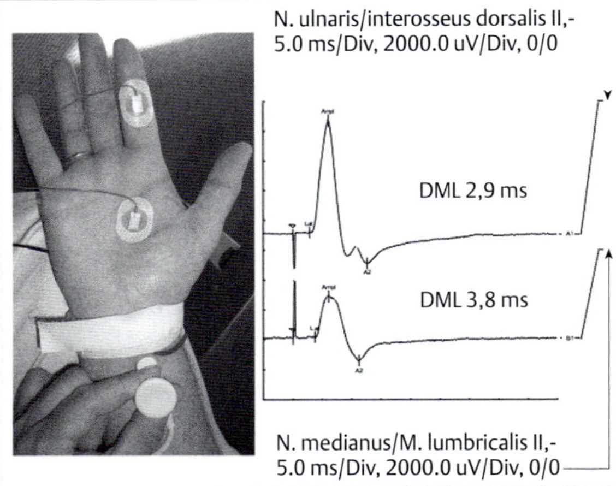


**Abb. 4.1** Ableitung vom 2. palmaren Interdigitalraum nach Stimulation des N. medianus (untere Spur) mit Ableitung vom M. lumbricalis II und des N. ulnaris (obere Spur) mit Ableitung vom tiefer liegenden M. interosseus dorsalis manus II zur Diagnostik eines Karpaltunnelsyndroms; Latenzdifferenz von 0,9 ms ist pathologisch (> 0,4 ms).

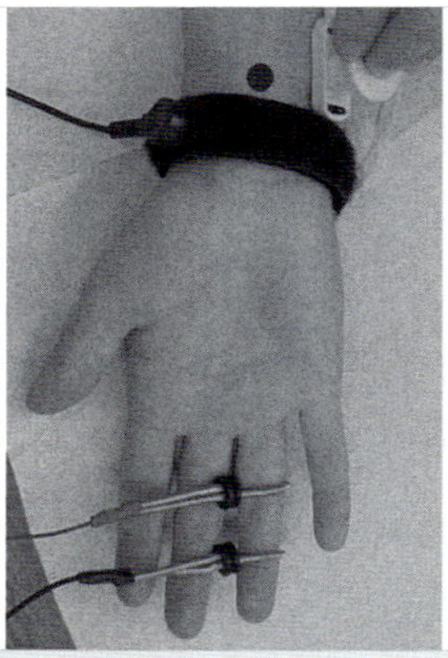

**Abb. 4.2** Ableitung der antidromen SNAP vom Ringfinger mit Ringelektroden. Da der Ringfinger vom N. ulnaris (Reizblock) und vom N. medianus (Stimulationsstelle mit einem schwarzen Punkt gekennzeichnet) versorgt wird, ist ein Vergleich der beiden NLG unter gleichen Bedingungen (Distanz, Temperatur) möglich. *Cave:* bei 20 % der Bevölkerung ist der Ringfinger ausschließlich N. ulnaris versorgt!

Pathologisch ist eine Abnahme der NLG über dem Karpalkanal > 10 m/s im Vergleich zur distalen sensiblen NLG des N. medianus. Es ist auch möglich, die sensible NLG zum D 4 zu bestimmen, der bei etwa 80 % der Menschen ulnar vom N. ulnaris und radial vom N. medianus versorgt wird, um somit von einem Ableitort beide sensiblen NLG im Vergleich zu erhalten (▸ Abb. 4.2). Empfindlichste Methode ist die fraktionierte Bestimmung der NLG über das Handgelenk.

▸ **EMG.** Es ist in der Regel zur Diagnosestellung eines Karpaltunnelsyndroms nicht erforderlich, man findet subakut neurogene Veränderungen bei fortgeschrittenen Fällen; wichtig für die Differenzialdiagnose.

## Differenzialdiagnose und zusätzliche Untersuchungen zur Differenzierung

Zur Differenzierung kommen folgende Untersuchungen infrage:

- proximale Neuropathie des N. medianus:
  - motorische Neurografie mit Stimulation in der Fossa cubitalis, F-Wellen-Untersuchung
  - EMG des M. flexor pollicis longus oder eines anderen proximalen vom N. medianus versorgten Muskels
- Plexus-brachialis-Läsion:
  - sensible Neurografie des N. cutaneus antebrachii medialis und des N. ulnaris
  - EMG des M. interosseus dorsalis manus I oder anderer vom N. ulnaris versorgter Handmuskeln
- Radikulopathie C 6 oder C 7:
  - EMG der Mm. biceps brachii, triceps brachii oder extensor digitorum und der Paravertebralmuskulatur

### Fallstricke

**Karpaltunnelsyndrom**

- Durchgehend niedrige MSAP-Amplituden müssen nicht Zeichen einer axonalen Schädigung sein, sondern können auch Ausdruck eines distalen Leitungsblocks sein, daher immer auch Versuch der weiter distalen Stimulation (▸ Abb. 4.3) oder EMG zum Nachweis von pathologischer Spontanaktivität als Zeichen einer axonalen Läsion bzw. Nachweis einer erhöhten Entladungsfrequenz einzelner PME ohne pathologische Spontanaktivität (2 Wochen nach einer Schädigung) als Zeichen eines Leitungsblocks.
- Elektrophysiologisch häufig nachweisbarer (subklinischer) pathologischer Befund auch der Gegenseite.
- Ableitung des SNAP vom am meisten betroffenen Finger, oft dem Mittelfinger.
- Wegen einer mitunter auch subklinischen Affektion des N. ulnaris im Bereich des Ellbogens ist beim Vergleich der SNAP-Amplituden von N. medianus und N. ulnaris Vorsicht geboten.
- Wegen der oberflächlichen Lage des Nervs ist der Temperatureinfluss zu beachten. Bei pathologischem Befund und Temperaturen < 34 °C Kontrollmessung nach Aufwärmen, sonst falsch-positive Befunde!
- Zur Bestimmung der DML muss die Distanz zwischen Ableit- und Stimulationselektrode normiert sein, sonst werden die Werte unzuverlässig.
- EMG-Untersuchung des M. abductor pollicis brevis ist schmerzhaft und in der Regel für die Diagnose eines Karpaltunnelsyndroms entbehrlich; wenn notwendig, so kurz wie möglich.

- Keine feste Korrelation zwischen der Amplitude des MSAP und dem Auftreten von PSA.
- Selten sind alle Untersuchungen trotz klinisch eindeutiger Symptomatik unauffällig.
- Beim N.-interosseus-anterior-Syndrom sind nur die motorischen Äste zum M. flexor pollicis longus, M. flexor digitorum (D 2, 3) und M. pronator quadratus betroffen, DML zum M. abductor pollicis brevis und sensible NLG sind normal.
- Bei alleiniger Untersuchung des N. medianus besteht die Gefahr, Veränderungen im Rahmen einer Polyneuropathie fehlzudeuten.
- Ultraschalluntersuchung bei atypischen Befunden oder v. a. bei symptomatischer Ursache.
- Neurographie ist für die Verlaufskontrolle nicht sehr geeignet.
- Bei der Frage nach einem Rezidiv oder unvollständiger Spaltung des Retinakulums ist eine Ultraschalluntersuchung besser geeignet.

**Praktisches Vorgehen**

**Karpaltunnelsyndrom**

1. motorische Neurografie des N. medianus und N. ulnaris
2. sensible Neurografie des N. medianus und N. ulnaris
3. ggf. fraktionierte sensible Neurografie oder Vergleich mit anderen distalen Nerven
4. ggf. EMG der C 6/C 7-Muskulatur zur differenzialdiagnostischen Abgrenzung einer Radikulopathie

## 4.2.3 Neuropathie des N. ulnaris am Ellbogen

Läsionen des N. ulnaris kommen am häufigsten am Ellbogen vor. Dabei kann zwischen dem eigentlichen Ulnarisrinnensyndrom mit Schädigung des Nervs innerhalb des knöchernen Kanals und dem distal davon gelegenen Kubitaltunnelsyndrom bei Durchtritt des Nervs durch die Unterarmbeuger unterschieden werden. Ursächlich sind direkte Traumen, Ulnarisspätläsionen nach Ellbogenfrakturen und ein idiopathisches Kompressionssyndrom durch eine chronische Nervenschädigung bei Unterarmbeugung und -streckung, ggf. aufgrund einer angeborenen Luxation des Nervs.

### Sinnvolle Untersuchungen zur Bestätigung der Diagnose

► **Motorische Neurografie.** Es erfolgt eine fraktionierte Messung vor und nach dem Sulcus n. ulnaris zum Nachweis eines Leitungsblocks oder einer umschriebenen Leitungsverlangsamung. Wegen des ungleichen Befalls einzelner Nervenfaszikel ist die Ableitung, vom M. interosseus dorsalis manus I (meist mehr betroffen) und vom

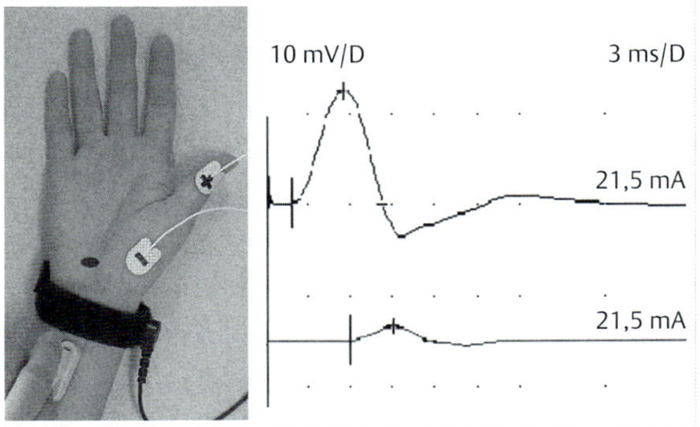


**Abb. 4.3** Stimulation des N. medianus proximal und distal des Handgelenks (Kennzeichnung der Stimulationsstelle mit schwarzem Punkt): niedrige MSAP-Amplitude bei Stimulation proximal des Handgelenks (rechts unten); Zunahme der MSAP-Amplitude bei Stimulation in der Hohlhand als Zeichen eines distalen Leitungsblocks.

M. abductor digiti minimi vorzunehmen; weniger zuverlässig ist die Bestimmung der DML zum M. flexor carpi ulnaris, Untersuchung immer im Seitenvergleich bei gleicher Distanz; Inching des N. ulnaris am Ellbogen zur genauen Lokalisation der Veränderungen (► Abb. 4.4).

► **Sensible Neurografie.** In schwereren Fällen zeigt sich eine Amplitudenabnahme des SNAP bei distaler Stimulation und Ableitung vom 5. Finger, aber auch bei Reizung des R. dorsalis n. ulnaris aufgrund der axonalen Degeneration; bei einem reinen Leitungsblock unauffällige distale Neurografie; in Zweifelsfällen fraktionierte sensible Neurografie über dem Ellbogensegment mit Nadelableitung, sensitiv, aber schmerzhaft und aufwendig.

► **EMG.** Pathologische Spontanaktivität und subakut oder chronisch neurogene PME in den, vom N. ulnaris versorgten Muskeln, finden sich nur bei ausgeprägten axonalen Veränderungen. Bei einem Leitungsblock nur hochfrequent entladende PME. Da alle vom N. ulnaris versorgten Muskeln distal des Ellbogensegments liegen, trägt das EMG zur Lokalisationsdiagnostik (DD: proximale Läsionen am Oberarm) nichts bei.

### Differenzialdiagnose und zusätzliche Untersuchungen zur Differenzierung

Zur Differenzierung kommen folgende Untersuchungen infrage:

- distale Neuropathie des N. ulnaris (Loge-de-Guyon-Syndrom):
  - motorische Neurografie mit Ableitung vom M. abductor digiti quinti und M. interosseus dorsalis manus I mit Stimulation in der Palma manus, pathologische Latenzdifferenz zum M. interosseus dorsalis manus I > 1,6 ms
  - sensible Neurografie des R. dorsalis n. ulnaris: normales SNAP

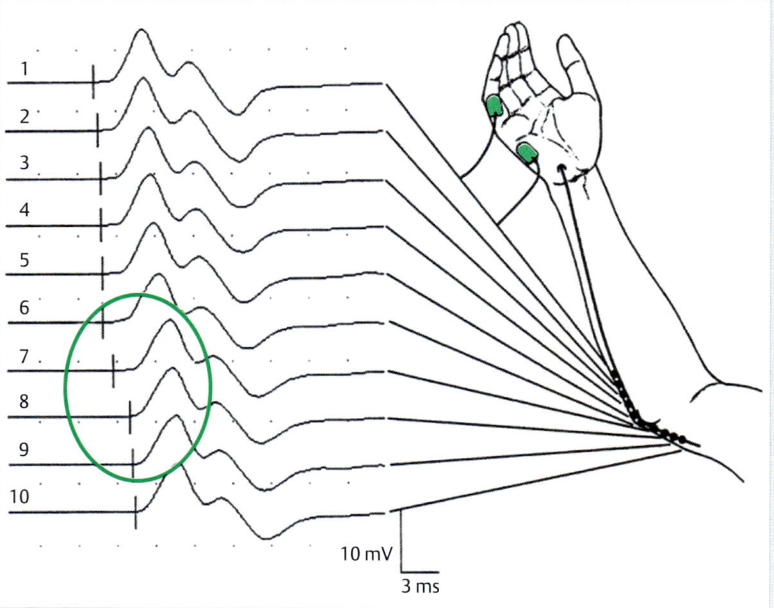


**Abb. 4.4** Inching-Untersuchung des N. ulnaris am Ellbogen mit Stimulation des Nervs im Abstand von jeweils 1 cm und Ableitung vom M. abductor digiti quinti. Latenzsprung innerhalb des Sulcus n. ulnaris.

- Plexus-brachialis-Läsion (einschließlich neurogenes Thoracic-Outlet-Syndrom)
  - pathologische sensible Neurografie des N. cutaneus antebrachii medialis und des N. medianus
  - EMG der N.-medianus-versorgten Hand- und Unterarmmuskeln, z. B. des M. flexor pollicis longus
- Radikulopathie C 8:
  - EMG des M. flexor pollicis longus und der Paravertebralmuskulatur
  - normale sensible Neurografie (!)

## Fallstricke

### Neuropathie des N. ulnaris am Ellbogen

- Bei Stimulation direkt unterhalb des Sulcus n. ulnaris Reizort unter Umständen vor dem Kubitaltunnel, sodass ein Block zwischen Ellbogen und Handgelenk vorgetäuscht wird, daher immer Stimulation 3–4 cm distal des Ellbogens.
- Wegen der tiefen Lage des Nervs distal des Ellbogens ist meist eine höhere Stromstärke für die supramaximale Stimulation notwendig als am Handgelenk oder proximal des Sulkus (▸ Abb. 4.5).
- Bei chronischen Schädigungen besteht häufig auch eine axonale Komponente, sodass Neurografie und EMG keinen lokalisatorischen Hinweis geben müssen.
- Bei proximal niedrigerem MSAP als distal immer Ausschluss einer Martin-Gruber-Innervationsanomalie (▸ Abb. 4.6) erforderlich mit zusätzlicher Stimulation des N. medianus in der Fossa cubitalis und Ableitung vom Hypothenar (▸ Abb. 1.13).
- Standardisierte Ableitbedingungen erforderlich, insbesondere Beibehaltung der Position des Ellbogens (am besten 110–130 Grad angewinkelt) bei Reizung und anschließender Distanzmessung.
- Distanzen < 10 cm zwischen 2 Stimulationsorten vergrößern den Messfehler.
- NLG-Verlangsamung ist erst signifikant > 18 m/s, da Verlangsamungen der NLG über dem Ellbogensegment auch bei klinisch asymptomatischen Personen vorkommen und außerdem die Messungenauigkeit groß ist.
- Distal niedrige Amplituden des SNAP sind lokalisatorisch unspezifisch.
- Sensible Messung über dem Sulkusabschnitt mit distaler Ableitung an den Fingern ist wegen der physiologischen Amplitudenabnahme nach proximal nicht hilfreich.
- R. dorsalis n. ulnaris mitunter bei proximalen Läsionen ausgespart wegen unterschiedlicher Druckempfindlichkeit der Fasern.
- bei Läsionen am Ellbogen oft M. flexor carpi ulnaris ausgespart, da der motorische Ast oberhalb des Sulkus abgehen kann.
- Proximale axonale Läsionen des N. ulnaris am Oberarm oder in der Axilla haben das gleiche EMG-Muster, da der N. ulnaris keine Muskeln am Oberarm versorgt.
- Mitunter ist die fraktionierte Neurografie zum M. abductor digiti minimi normal, zum M. interosseus dorsalis manus I jedoch pathologisch.

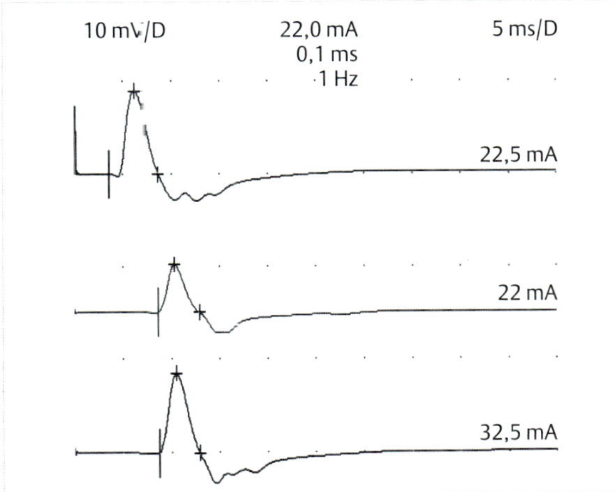


**Abb. 4.5** Vorgetäuschter Leitungsblock bei einer submaximalen Stimulation: kleinere Amplitude des MSAP vom M. abductor digiti quinti nach Stimulation distal des Ellbogens (Spur 2) im Vergleich zur Stimulation am Handgelenk (Spur 1). Nach Erhöhung der Reizstärke proximal erreicht die MSAP-Amplitude den distalen Wert (Spur 3).

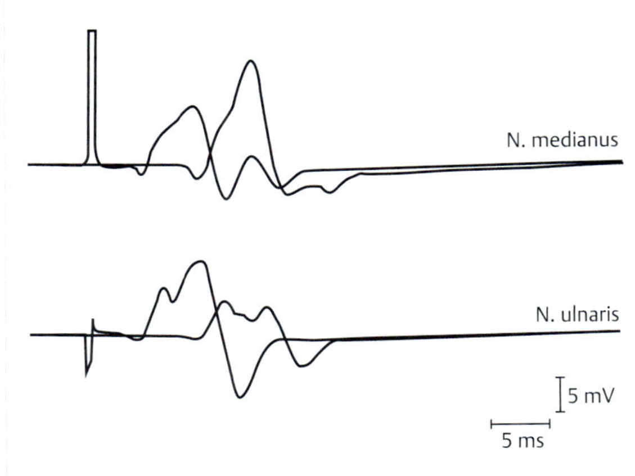


**Abb. 4.6** Befundkonstellation bei einer Martin Gruber Anastomose. Bei alleiniger Ableitung des N. ulnaris besteht die Verwechslungsmöglichkeit mit einem proximalen Leitungsblock.

### Praktisches Vorgehen

**Neuropathie des N. ulnaris am Ellbogen**

1. motorische Neurografie des N. ulnaris mit Stimulation am Handgelenk, distal und proximal des Ellbogens (Distanz > 10 cm)
2. sensible Neurografie des N. ulnaris mit Stimulation distal
3. bei pathologischem Befund Neurografie des N. medianus und/oder N. cutaneus antebrachii medialis
4. EMG des M. interosseus dorsalis manus I und/oder des M. abductor digiti quinti sowie des M. flexor carpi ulnaris
5. bei pathologischem EMG-Befund: EMG des M. flexor pollicis longus sowie anderer Unterarm- und Handmuskeln

## 4.2.4 Loge-de-Guyon-Syndrom

Beim Loge-de-Guyon-Syndrom handelt es sich um eine distale Schädigung des N. ulnaris im Bereich des Handgelenks oder der Hohlhand. Je nach Schädigungsort werden unterschiedliche Typen mit und ohne Sensibilitätsstörungen unterschieden (▶ Abb. 4.7). Neben chronischen Druckschädigungen kommen hier vor allem Traumata, Raumforderungen am Handgelenk und akute Druckläsionen (z. B. Fahrradgriff) in Betracht.

**Tab. 4.1** Elektroneurografische Befunde bei den unterschiedlichen Typen eines Loge-de-Guyon-Syndroms (▶ Abb. 4.7).

| Typ | DML zum M. abductor digiti V | DML zum M. interosseus dorsalis manus I | SNAP Digitus V |
|---|---|---|---|
| Typ I | verlängert | verlängert | pathologisch |
| Typ II | verlängert | verlängert | normal |
| Typ III | normal | verlängert | normal |

### Sinnvolle Untersuchungen zur Bestätigung der Diagnose

▶ **Motorische Neurografie.** Sie erfolgt zur Differenzierung der unterschiedlichen Typen distaler N.-ulnaris-Schädigungen (▶ Tab. 4.1); Bestimmung der:

- DML zum M. abductor digiti quinti
- DML zum M. interosseus dorsalis manus I (bei Typ 3: pathologisch DML > 4,4 ms oder Differenz im Vergleich zu M. abductor digiti quinti > 1,6 ms, ▶ Abb. 4.8)

▶ **Sensible Neurografie.** Untersucht werden die distalen Abschnitte des N. ulnaris, je nach Schädigungsort amplitudenreduziertes bzw. ausgefallenes SNAP oder normales SNAP (▶ Tab. 4.1). Das SNAP des R. dorsalis n. ulnaris ist immer normal!

▶ **EMG.** Je nach Typ kommt es bei axonalen Läsionen zu akuten, subakuten oder chronischen Veränderungen im Hypothenar und/oder in den Mm. interossei und dem palmaren Thenar (M. adductor pollicis und tiefer Kopf des M. flexor pollicis brevis); mitunter zur Differenzierung zwischen Leitungsblock und axonaler Läsion sowie zur Prognose notwendig.

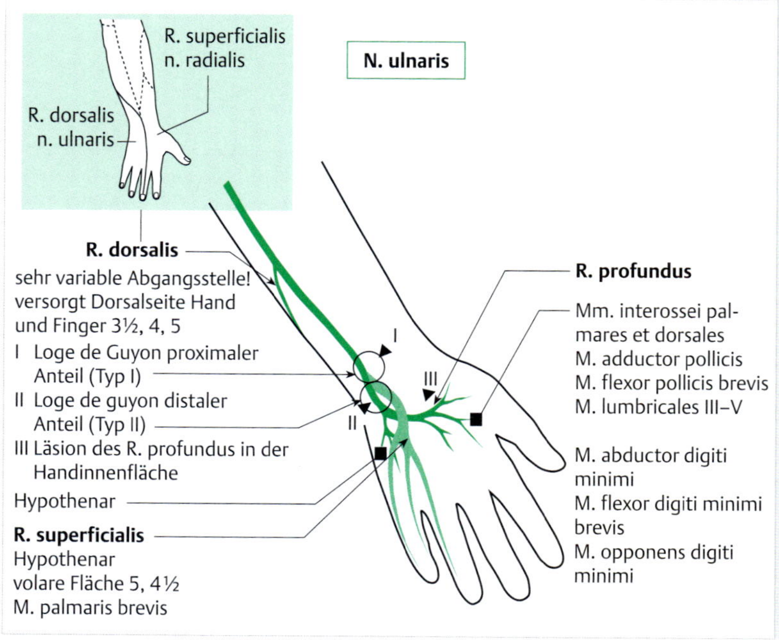


**Abb. 4.7** Schädigungsstellen des N. ulnaris am Handgelenk bzw. in der Hohlhand mit Angabe der 3 Typen des Loge-de-Guyon-Syndroms. (Conrad u. Bischoff 1999: Das EMG Buch. Stuttgart: Thieme Verlag; 1998)

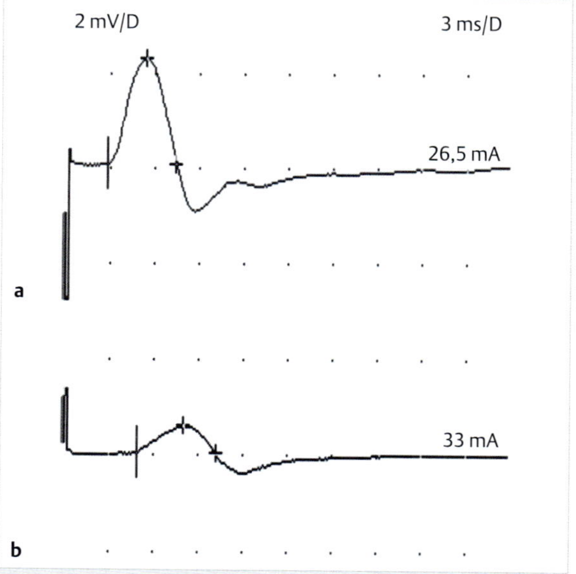


**Abb. 4.8** Stimulation des N. ulnaris proximal des Handgelenks.
**a** Ableitung vom M. abductor digiti quinti.
**b** Ableitung vom M. interosseus dorsalis manus I mit erheblicher Latenzverlängerung und Amplitudenabnahme des M. interosseus dorsalis manus I.

## Differenzialdiagnose und zusätzliche Untersuchungen zur Differenzierung

Zur Differenzierung kommen folgende Untersuchungen infrage:

- proximale Neuropathie des N. ulnaris am Ellbogen (s. oben):
  - fraktionierte motorische Neurografie am Ellbogen
  - Neurografie des R. dorsalis n. ulnaris: pathologisches SNAP
  - EMG des M. flexor carpi ulnaris
- Plexus-brachialis-Läsion (einschließlich neurogenes Thoracic-Outlet-Syndrom):
  - sensible Neurografie des N. cutaneus antebrachii medialis und N. medianus
  - EMG der N.-medianus-versorgten Handmuskeln
- Radikulopathie C 8:
  - EMG des Mm. flexor pollicis longus und der Paravertebralmuskeln
  - normale sensible Neurografie
- myatrophe Lateralsklerose:
  - EMG-Untersuchung der proximalen N. ulnaris-versorgten Muskeln
  - EMG der Gegenseite und N.-medianus-versorgten Muskeln

**Fallstricke**

**Distale N.-ulnaris-Läsionen**

- bei Läsionsort an der Hand immer Ableitung auch vom M. interosseus dorsalis manus I
- Vergleich mit der Gegenseite hilfreich (Latenzdifferenz < 1,2 ms)
- zur Differenzierung auch sensible NLG des R. dorsalis n. ulnaris, der bei distalen Läsionen immer ausgespart bleibt (Abgang etwa 10 cm proximal des Handgelenks)
- niedrige Amplituden auch bei einem distalen Leitungsblock und nicht beweisend für eine axonale Läsion, daher immer zusätzliche Stimulation in der Palma manus distal der möglichen Läsionsstelle *und* EMG-Untersuchung

**Praktisches Vorgehen**

**Distale N.-ulnaris-Läsionen**

1. Bestimmung der DML und der fraktionierten NLG zum M. interosseus dorsalis manus I *und* M. abductor digiti quinti
2. sensible Neurografie mit Ableitung vom Digitus V und Stimulation proximal des Handgelenks
3. bei pathologischem Befund: motorische und sensible Neurografie des N. medianus sowie der proximalen N.-ulnaris-Abschnitte
4. EMG der Handmuskeln und des M. flexor carpi ulnaris
5. bei pathologischem EMG-Befund Untersuchung anderer C 8- und N.-medianus-versorgter Muskeln

## 4.2.5 N.-radialis-Kompressionssyndrom

Die häufigste Schädigung wird hervorgerufen durch eine Humerusfraktur oder eine längere Druckschädigung am Oberarm an der Stelle, an der sich der N. radialis um den Humerus windet. Bei der viel selteneren, meist chronischen Druckschädigung des N. interosseus posterior, bei dessen Durchtritt durch den M. supinator, bleiben der M. brachioradialis und der M. extensor carpi radialis sowie der sensible R. superficialis n. radialis ausgespart.

### Sinnvolle Untersuchungen zur Bestätigung der Diagnose

▸ **Motorische Neurografie.** Bei proximalen Schädigungen erfolgt eine fraktionierte Messung über der Läsionsstelle zur Erfassung eines Leitungsblocks. Der Seitenvergleich der MSAP-Amplitude (5–7 Tage nach dem Trauma) spiegelt das Ausmaß der axonalen Degeneration wider und ist somit prognostisch hilfreich.

**Merke**

Beim Supinatorlogensyndrom finden sich durchgehend niedrige MSAP-Amplituden, da der Läsionsort noch distal des distalsten Stimulationsorts des N. radialis liegt!

▸ **Sensible Neurografie.** SNAP amplitudenreduziert bzw. ausgefallen nur bei (den seltenen) Schädigungen proximal des Abgangs des Ramus superficialis n. radialis.

▸ **EMG.** In den betroffenen Muskeln finden sich je nach Schädigungstyp pathologische Veränderungen. Beim Supinatorlogensyndrom ist die Untersuchung der distalen Fingerstrecker und/oder des M. extensor carpi ulnaris sinnvoll, der Befund des M. extensor carpi radialis ist unauffällig. Das EMG dient der Differenzierung zwischen Leitungsblock und axonaler Schädigung und ist damit für die Abschätzung der Prognose notwendig.

In der Akutphase kann mittels EMG zwischen einer zentralen (normale Entladungsrate) und einer peripheren (hochfrequente Einzelentladungen) differenziert werden. Eine Neurografie ist nur dann notwendig, wenn kein PME abgeleitet werden kann. Der Nachweis auch nur eines hochfrequent entladenden PME beweist eine inkomplette Läsion.

### Differenzialdiagnose und zusätzliche Untersuchungen zur Differenzierung

Zur Differenzierung kommen folgende Untersuchungen infrage:

- proximale Neuropathie des N. radialis in der Axilla:
  - EMG des M. triceps brachii
- Plexus-brachialis-Läsion:
  - sensible Neurografie des N. cutaneus antebrachii lateralis und des N. medianus
  - EMG des M. deltoideus und des M. latissimus dorsi
- Radikulopathie C 7/C 8:
  - EMG des M. flexor carpi radialis, M. interosseus dorsalis manus I und der Paravertebralmuskeln
  - normale sensible Neurografie des R. superficialis n. radialis
- zentrale Fallhand:
  - normale Entladungsfrequenz der PME

### Fallstricke

**N.-radialis-Kompressionen**

- zentrale Fallhand in der Akutphase neurophysiologisch schwer zu differenzieren, vor allem, wenn das Interferenzmuster nicht sehr gelichtet ist und so die Entladungsfrequenz einzelner PME nicht beurteilt werden kann; klinisch im Unterschied zur peripheren Läsionen Handextension bei versuchtem Faustschluss erhalten
- Bewertung der MSAP-Amplituden – gleiche Ableitbedingungen vorausgesetzt – immer nur im Seitenvergleich
- MSAP oft mit positivem Abgang
- Referenzelektrode möglichst über elektrisch nicht aktivem Gewebe (Knochen)
- beim Supinatorlogensyndrom keine Stimulation distal der Läsionsstelle möglich, daher neurografisch keine Aussage zur Pathophysiologie möglich, immer auch EMG der distalen Fingerstrecker
- SNAP des R. superficialis n. radialis oft normal

### Praktisches Vorgehen

**N.-radialis-Kompressionen**

1. EMG je eines Hand- oder Fingerstreckers proximal und distal der Supinatorloge und des M. triceps brachii; je nach klinischem Befund
2. Fraktionierte motorische Neurographie des N. radialis im Seitenvergleich
3. sensible NLG des R. superficialis n. radialis
4. im pathologischen Fall: zusätzlich EMG des M. deltoideus, M. flexor carpi radialis und anderer nicht vom N. radialis versorgter Muskeln sowie N.-medianus- und/oder N.-ulnaris-Neurografie

## 4.2.6 N.-peronaeus-Kompressionssyndrom

Die Kompression des N. peronaeus am Fibulaköpfchen ist das häufigste Nervenkompressionssyndrom an den Beinen. Die peronäalen Nervenfasern sind sehr druckempfindlich und auch bei Läsionen des N. ischiadicus und der Nervenwurzel L5 bevorzugt betroffen. Ursachen sind Druckläsionen, Traumata und perioperative Läsionen.

### Sinnvolle Untersuchungen zur Bestätigung der Diagnose

▸ **Motorische Neurografie.** Eine wichtige Untersuchung ist die fraktionierte motorische Neurografie über dem Fibulaköpfchen zum Nachweis einer NLG-Verlangsamung oder eines Amplitudensprungs als Zeichen eines Leitungsblocks. Der Seitenvergleich der MSAP-Amplitude bei distaler Stimulation 5–7 Tage nach einer Schädigung am Fibulaköpfchen spiegelt das Ausmaß der axonalen Degeneration wider und ist somit prognostisch wertvoll. Die Persistenz der F-Wellen ist im Seitenvergleich vermindert. Bei einem reinen Leitungsblock ist die Prognose günstig – mit schneller und kompletter Restitution.

▸ **Sensible Neurografie.** Abnahme der SNAP-Amplitude des R. superficialis nur bei axonalen Läsionen proximal der Aufteilungsstelle von N. peronaeus profundus und superficialis 5–10 Tage nach der Schädigung.

▸ **EMG.** Die EMG der Fuß- und Zehenheber sowie der Peronaeusgruppe wird zur Lokalisationsdiagnostik und differenzialdiagnostischen Abklärung durchgeführt: Es finden sich akute, subakute, chronisch neurogene Veränderungen entsprechend des zeitlichen Stadiums. EMG des kurzen Bizepskopfs zum Ausschluss einer proximalen N. peronaeus Schädigung.

### Differenzialdiagnose und zusätzliche Untersuchungen zur Differenzierung

Zur Differenzierung kommen folgende Untersuchungen infrage:

- proximale Neuropathie des N. peronaeus oder des N. ischiadicus mit bevorzugtem Befall der peronäalen Fasern:
  - Neurografie des ipsilateralen N. tibialis und N. suralis
  - EMG des kurzen Kopfes des M. biceps femoris
  - EMG anderer N.-tibialis-versorgter Muskeln
- Plexus-lumbosacralis-Läsion:
  - sensible Neurografie des N. suralis
  - EMG des M. gluteus medius und M. gluteus maximus
- Radikulopathie L5:
  - EMG des M. tibialis posterior oder M. gluteus medius oder M. tensor fasciae latae und der Paravertebralmuskeln
  - normale sensible Neurografie des N. peronaeus superficialis (!) ▸ Tab. 4.2

### Fallstricke

**N.-peronaeus-Kompressionen**

- Abstand der Stimulationsorte bei Bestimmung der NLG am Fibulaköpfchen > 10 cm zur Verringerung des Messfehlers
- NLG-Verlangsamungen über dem Fibulaköpfchen auch asymptomatisch (s. unten: „Praktisches Vorgehen")
- bei fehlendem MSAP bei Ableitung vom M. extensor digitorum brevis Ableitung über dem M. tibialis anterior
- mitunter nur ein Nervenast betroffen, dann bevorzugt der N. peronaeus profundus
- hohe Reizintensitäten bei proximaler Stimulation führen zur Koaktivierung des N. tibialis und damit zu einer Konfigurationsänderung des MSAP durch Potenzialeinstreuungen von den Mm. interossei (in der Nähe der Referenzelektrode); daher immer den Fuß bei der Stimulation beobachten (!); Gefahr einen Leitungsblock zu übersehen
- bei rein demyelinisierenden Schädigungen einschließlich eines Leitungsblocks am Fibulaköpfchen SNAP des N. peronaeus superficialis normal
- Amplitudenbeurteilung der SNAP und MSAP immer im Seitenvergleich
- bei älteren Personen auch asymptomatisch niedrige MSAP- und SNAP-Amplituden
- bei überwiegend axonalen Läsionen Neurografie zur Lokalisationsdiagnostik nicht hilfreich, da die MSAP-Amplituden durchgehend niedrig sind
- Innervationsanomalie: N. peronaeus accessorius beachten, selten (▶ Abb. 1.14)

### Praktisches Vorgehen

**N.-peronaeus-Kompressionssyndrom**

1. fraktionierte Neurografie des N. peronaeus über dem Fibulaköpfchen im Seitenvergleich
2. sensible Neurografie des N. peronaeus superficialis
3. Neurografie des ipsilateralen N. tibialis und N. suralis
4. EMG je eines Muskels des N. peronaeus profundus und superficialis und des kurzen Kopfes des M. biceps femoris
5. bei pathologischem EMG-Befund: Untersuchung anderer distaler und proximaler Beinmuskeln

## 4.2.7 N.-femoralis-Kompressionssyndrom

Isolierte N.-femoralis-Läsionen sind selten, mitunter kommen sie iatrogen bei Hüft- und gynäkologischen Abdominaloperationen vor.

### Sinnvolle Untersuchungen zur Bestätigung der Diagnose

▶ **EMG.** Die EMG Untersuchung ist die wichtigste Untersuchung zur Diagnosesicherung und in der Differenzialdiagnostik (▶ Tab. 4.3). Untersucht werden ein Anteil des M. quadriceps (Nachweis einer Läsion distal des Lig. inguinale) und des M. iliopsoas (Läsion proximal des Lig. inguinale).

**Tab. 4.2** Neurophysiologische Befunde zur Differenzierung von N.-peronaeus-, N.-ischiadicus-, Plexus-lumbosacralis-Läsionen und einer Wurzelkompression L 5 mit dem Leitsymptom Fallfuß.

| Befund | N. peronaeus communis | N. ischiadicus | Plexus lumbosacralis | Wurzel L 5 |
|---|---|---|---|---|
| **Neurografie** | | | | |
| Leitungsblock am Fibulaköpfchen[1] | vorhanden | nein | nein | nein |
| MSAP-Abnahme N. peronaeus[2] | ja | ja | ja | mitunter |
| MSAP-Abnahme N. tibialis[2] | nein | ja | mitunter | möglich[3] |
| SNAP-Abnahme N. peronaeus[2] | ja | ja | ja | nein |
| SNAP-Abnahme N. suralis[2] | nein | ja | ja | nein |
| **EMG-Veränderungen** | | | | |
| M. tibialis anterior | ja | ja | ja | ja |
| M. extensor hallucis longus | ja | ja | ja | ja |
| M. tibialis posterior | nein | ja | ja | ja |
| M. biceps femoris (Caput breve) | nein | ja | ja | ja |
| M. gluteus medius | nein | nein | ja | ja |
| M. tensor fasciae latae | nein | nein | ja | ja |
| Paravertebralmuskeln | nein | nein | nein | ja |

[1] überwiegend demyelinisierende Schädigung
[2] überwiegend axonale Schädigungen
[3] bei Beteiligung von S 1-Fasern

Tab. 4.3 Neurophysiologische Befunde zur Differenzierung von N.-femoralis-, Plexus-lumbalis-Läsionen und einer Wurzelkompression L2–L4.

| Befund | N. femoralis, distale Läsion | N. femoralis, proximale Läsion | Plexus-lumbalis-Läsion | Radikulopathie L2–L4 |
|---|---|---|---|---|
| **Neurografie** | | | | |
| MSAP-Abnahme N. femoralis[1] | ja | ja | ja | ja |
| SNAP-Abnahme N. saphenus[1] | ja | ja | ja | nein |
| **EMG** | | | | |
| M. iliopsoas | nein | ja | ja | ja |
| M. quadriceps[2] | ja | ja | ja | ja |
| M. adductor longus | nein | nein | ja | ja |
| M. tibialis anterior | nein | nein | ja | ja |
| Paravertebralmuskeln | nein | nein | nein | ja |

[1] überwiegend axonale Schädigungen
[2] einer oder alle Anteile

► **Motorische Neurografie.** Sie ist nur begrenzt aussagefähig; nur Bestimmung der DML und der MSAP-Amplitude bei Stimulation am Leistenband. Im Seitenvergleich gibt eine Reduktion der MSAP-Amplitude einen Hinweis auf eine axonale Degeneration.

► **Sensible Neurografie.** Die Abnahme der SNAP-Amplitude des N. saphenus zeigt eine postganglionäre Schädigung an.

## Differenzialdiagnose und zusätzliche Untersuchungen zur Differenzierung

Zur Differenzierung kommen folgende Untersuchungen infrage:

- Plexus-lumbalis-Läsion:
  - EMG des M. adductor longus
- Radikulopathie L2–L4:
  - EMG des M. tibialis anterior, M. adductor longus und der Paravertebralmuskulatur
  - normale sensible Neurografie des N. saphenus (!)
- Einschlusskörpermyositis:
  - quantitatives EMG
  - EMG proximaler, nicht N.-femoralis-versorgter Muskeln
- diabetische proximale Myatrophie:
  - Neurografie der Nn. peronaeus und tibialis mit F-Wellen-Ableitung
  - sensible Neurografie des N. suralis oder N. peronaeus superficialis
  - EMG proximaler, nicht N.-femoralis-versorgter Muskeln (► Tab. 4.3)

### Fallstricke

**N.-femoralis-Kompressionen**

- Neurografie des N. saphenus unterscheidet nicht zwischen einer N.-femoralis- und Plexus-lumbalis-Affektion
- SNAP des N. saphenus immer im Seitenvergleich beurteilen
- beidseitiges Fehlen der SNAP des N. saphenus vor allem bei älteren Menschen nicht ungewöhnlich und nicht als pathologisch zu werten
- Verteilungsmuster der EMG-Veränderungen bei diabetischer Myatrophie wie bei Plexus-lumbalis-Läsion

### Praktisches Vorgehen

**N.-femoralis-Kompressionen**

1. EMG des M. rectus femoris (oder M. vastus medialis) *und* des M. iliopsoas
2. EMG des M. adductor longus und M. tibialis anterior
3. Neurografie des N. saphenus (wenn technisch möglich, zuerst auf der gesunden Seite)
4. Neurografie des N. femoralis nur in Ausnahmefällen
5. bei pathologischem EMG-Befund: weitere proximale und distale Muskeln

## 4.2.8 Hinteres Tarsaltunnelsyndrom

Das hintere Tarsaltunnelsyndrom ist eine häufige Differenzialdiagnose bei Schmerzen im Fußbereich. Selten liegt eine echte Kompression des N. tibialis unter dem Retinaculum flexorum am medialen Sprunggelenk vor, meist ging ein Trauma voraus.

## Sinnvolle Untersuchungen zur Bestätigung der Diagnose

▸ **Motorische Neurografie.** Es erfolgt eine beidseitige Stimulation des N. tibialis vor und hinter dem Tarsaltunnel mit Ableitung vom M. abductor hallucis brevis *und* M. abductor digiti quinti pedis. Pathologisch sind ein Latenzsprung zwischen proximaler und distaler Stimulation, ggf. auch im Seitenvergleich, ein Amplitudensprung oder eine einseitige Erniedrigung des MSAP; Untersuchung über kurze Abschnitte (Inching).

▸ **Sensible Neurografie.** Untersucht werden der N. plantaris medialis und N. plantaris lateralis.

> **Merke**
>
> Mitunter ist auch bei Gesunden kein SNAP der Nn. plantares ableitbar.

▸ **EMG.** Untersuchung der kleinen Fußmuskulatur sollte immer im Seitenvergleich durchgeführt werden.

## Differenzialdiagnose und zusätzliche Untersuchungen zur Differenzierung

Zur Differenzierung kommen folgende Untersuchungen infrage:

- Morton-Metatarsalgie:
  - sensible Nadelneurografie einzelner Endäste des N. plantaris im Vergleich zueinander sehr aufwendig, selten durchgeführt; Ultraschall-Untersuchung
- Radikulopathie L 5–S 1:
  - EMG des M. tibialis anterior, M. gastrocnemius und der Paravertebralmuskeln
  - normale sensible Neurografie des N. saphenus
- distale Polyneuropathie:
  - Neurografie der Nn. peronaeus und tibialis mit F-Wellen-Ableitung
  - sensible Neurografie des N. suralis
  - EMG des M extensor hallucis und M. gastrocnemius
- proximale N.-ischiadicus-Läsionen:
  - motorische Neurografie des N. tibialis mit F-Wellen-Ableitung
  - EMG der proximalen N.-ischiadicus-versorgten Muskeln

> **Fallstricke**
>
> **Hinteres Tarsaltunnelsyndrom**
>
> - Amplituden der sensiblen Neurografie des N. plantaris lateralis klein; Mittelwertbildung oft erforderlich
> - keine Bewertung beidseitig fehlender SNAP
> - bei beidseitig auffälligen Befunden Vorsicht bei der Interpretation
> - willkürliche Aktivierung der Fußmuskulatur für viele Menschen schwierig
> - gering ausgeprägte PSA oder neurogen veränderte PME in der kleinen Fußmuskulatur auch bei asymptomatischen Personen; nur bei eindeutiger seitendifferenter Ausprägung pathologisch
> - EMG-Untersuchung der Fußmuskeln schmerzhaft
> - bei gleichzeitiger Polyneuropathie keine sichere Differenzierung eines Tarsaltunnelsyndroms möglich

> **Praktisches Vorgehen**
>
> **Hinteres Tarsaltunnelsyndrom**
>
> 1. fraktionierte Neurografie des N. tibialis vor und hinter dem Tarsaltunnel mit Ableitung von der medialen und lateralen Fußbinnenmuskulatur
> 2. sensible Neurografie der Nn. plantares im Seitenvergleich
> 3. Neurografie des N. peronaeus und N. suralis
> 4. EMG des M. abductor hallucis brevis und M. abductor digiti quinti pedis im Seitenvergleich
> 5. bei pathologischem EMG: EMG des M. gastrocnemius und M. tibialis anterior

## 4.2.9 Literatur


[1] **AAEM.** Literature review of the usefulness of nerve conduction studies and needle electromyografy for the evaluation of patients with carpal tunnel syndrome. Muscle Nerve 1999; 22 (Suppl. 8): S 145–S 167

[2] **Assmus** H, Antoniadis G, Bischoff C et al. Cubital tunnel syndrome – a review and management guidelines. Cent Eur Neurosurg 2011; 72 (2): 90–98

[3] **Berry** H, Richardson PM. Common peroneal nerve palsy: a clinical and electrophysiological review. J Neurol Neurosurg Psychiatry 1976; 39: 1162–1171

[4] **Brown** WF, Watson BV. AAEM case report #27: acute retrohumeral radial neuropathies. Muscle Nerve 1993; 16: 706–711

[5] **Buchthal** F, Rosenfalck A. Sensory conduction from digit to palm and from palm to wrist in the carpal tunnel syndrome. J Neurol Neurosurg Psychiatry 1971; 34: 243–252

[6] **Campbell** WW, Pridgeon RM, Riaz G. Variations in anatomy of the ulnar nerve at the cubital tunnel: pitfalls in the diagnosis of ulnar neuropathy at the elbow. Muscle Nerve 1991; 14: 733–741

[7] **Cimino** WR. Tarsal tunnel syndrome: a review of the literature. Foot Ankle 1990; 11: 47–59

[8] **Conrad** u. Bischoff. Das EMG Buch. Stuttgart: Thieme Verlag; 1998

[9] **Falck** B, Hurme M, Hakkarainen S. Sensory nerve conduction velocity of plantar digital nerves in Morton's metatarsalgia. Neurology 1984; 34: 698–701

[10] **Gutmann** L. AAEM minimonograf #2: Important anomalous innervations of the extremities. Muscle Nerve 1993; 16: 339–347
[11] **Katijri** MB, Wilbourn AJ Common peroneal mononeuropathies: a clinical and electrophysiological study of 116 lesions. Neurology 1988; 38: 1723–1729
[12] **Kincaid** JC. AAEM minimonograf #31: the electrodiagnosis of ulnar neuropathy at the elbow. Muscle Nerve 1988; 11: 1105–1112
[13] **Landau** ME, Diaz MI, Barner KC et al. Changes in nerve conduction velocity across the ellbow due to experimental error. Muscle Nerve 2002; 26: 838–840
[14] **Löscher** WN, Auer-Grumbach M, Ladurner G et al. Comparison of second lumbrical and interosseus latencies with standard measures of median nerve function across the carpal tunnel: a prospective study of 450 hands. J Neurol 2000; 247: 530–534
[15] **Oh** SJ, Kim HS, Ahmad BK. The near-nerve sensory nerve conduction in tarsal tunnel syndrome. J Neurol Neurosurg Psychiatry 1985; 48: 999–1003
[16] **Preston** DC, Logigian EL. Lumbrical and interossei recording in carpal tunnel syndrome. Muscle Nerve 1992; 15: 1253–1257
[17] **Stevens** JC. AAEM minimonograf #26: the elctrodiagnosis of capal tunnel syndrome. Muscle Nerve 1997; 20: 1477–1486
[18] **Sunderland** S. Nerves and Nerve Injury. New York: Churchill Livingstone; 1978
[19] **Trojaborg** W, Sindrup EH. Motor and sensory conduction in different segments of the radial nerve in normal subjetcs. J Neurol Neurosurg Psychiatry 1969; 32: 354–359
[20] **Wertsch** JJ. AAEM case report #25: snterior interosseus nerve syndrome. Muscle Nerve 1992; 15: 977–983

## 4.3 Läsionen von Hirnnerven – Fazialisparese

*C. Bischoff*

### 4.3.1 Einleitung

Intrazisternale Schädigungen des N. facialis überwiegen. Mit der klassischen Elektrostimulation ist keine Erregung des Nervs vor der Schädigungsstelle möglich, sodass über einen möglichen Leitungsblock nur indirekte Aussagen möglich sind; ggf. kann eine Kombination mit zisternaler Magnetstimulation erfolgen.

Bei motorischen Neuropathien (Charcot-Marie-Tooth-Neuropathie Typ 1, Guillain-Barré-Syndrom, diabetische Neuropathie) kann mithilfe der Fazialisneurografie oder des Blinkreflexes ein Befall der Hirnnerven nachgewiesen werden.

### 4.3.2 Ziele der Elektrodiagnostik

Es bestehen folgende Ziele:

- Lokalisation der Schädigung: peripher oder zentral
- Aussagen zur Pathophysiologie: axonale Schädigung oder Leitungsblock
- Aussagen zur Prognose

### 4.3.3 Sinnvolle Untersuchungen zur Bestätigung der Diagnose

► **Direkte Nervenstimulation.** Bei Stimulation am Foramen stylomastoideum lässt sich nach 5–7 Tagen das Ausmaß der axonalen Schädigung und damit die Prognose abschätzen. Die MSAP-Amplitude muss immer mit der Gegenseite verglichen werden. Bei einem reinen Leitungsblock kommt es nicht zu einer Amplitudenminderung.

*Prognosekriterien:*

- *MSAP-Abnahme um 0–25 %:* komplette Restitution innerhalb von Tagen bis zu wenigen Wochen
- *MSAP-Abnahme um 25–80 %:* Hinweis auf mäßige axonale Degeneration → Restitution innerhalb von Wochen bis Monaten, geringe kollateraler Reinnervation, meist vollständige Wiederherstellung
- *MSAP-Abnahme 80–90 %:* deutliche, aber inkomplette axonale Schädigung → Reinnervation innerhalb von etwa 6 Monaten mit funktionell meist befriedigendem Ergebnis, Fehlaussprossungen möglich
- *MSAP nicht auslösbar oder Amplitude < 5 %:* komplette oder hochgradige axonale Degeneration → in mehr als der Hälfte der Fälle schlechte Prognose mit deutlichen Restdefiziten und Fehlaussprossung

Deshalb ist die Neurografie so früh wie möglich (1.–2. Tag) sowie am 5.–10. Tag nach Beginn der Lähmung durchzuführen.

► **Blinkreflex.** Bereits am ersten Tag pathologisch, keine sichere Aussage zur Prognose möglich.

► **EMG.** Sie ist sinnvoll bei klinisch komplett erscheinender Gesichtslähmung zum Nachweis von Willkürpotenzialen als Hinweis auf eine günstigere Prognose (Kontinuität des Nervs erhalten).

Bei axonalen Läsionen ist nach 7–10 Tagen pathologische Spontanaktivität als Hinweis auf eine schlechtere Prognose nachweisbar.

Im Reinnervationsstadium können bei kompletten Läsionen mit der EMG-Untersuchung eher Reinnervationspotenziale nachgewiesen werden als bei der klinischen Untersuchung.

Es besteht die Nachweismöglichkeit von Synkinesien bei aberranter Reinnervation, von Myokymien bei Enzephalomyelitis disseminata (► Abb. 2.6a, ► Abb. 2.6b ) oder Hirnstammtumoren und eines Hemispasmus facialis (► Abb. 4.9).

► **Zisternale Magnetstimulation.** Sie bietet die Möglichkeit der Lokalisationsdiagnostik; es besteht ein frühzeitiger Potenzialverlust bei peripherer Schädigung, bei zentralen Störungen bleibt die Erregbarkeit zisternal erhalten.

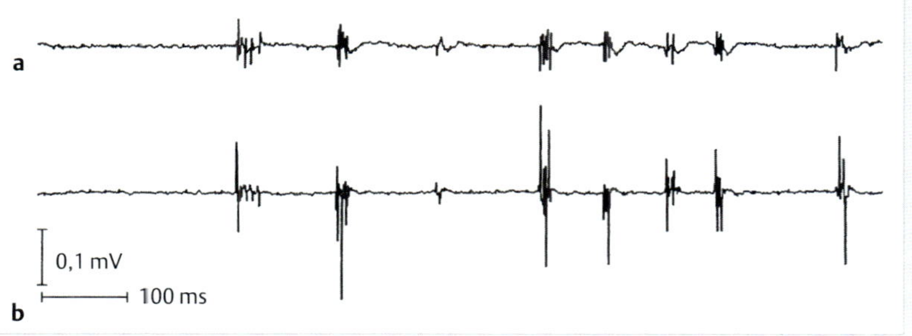


**Abb. 4.9** Ableitung bei Fazialisspasmus.
**a** Simultane Ableitung aus dem M. orbicularis oculi.
**b** Simultane Ableitung aus dem M. orbicularis oris mit synchron auftretenden spontanen Entladungen.

### Fallstricke

**Fazialisparesen**

- bei isolierter peripherer Schädigung nach Austritt aus dem Foramen stylomastoideum (z. B. durch Druck oder einen Tumor) mitunter nur einzelne Äste betroffen
- physiologische Amplitudenunterschiede des MSAP zwischen beiden Seiten bei gleicher Ableitposition bis zu 30 %
- MSAP-Amplituden bei Platzierung der Referenzelektrode über Muskelgewebe nicht beurteilbar
- auf Entspannung der Gesichtsmuskulatur während der Untersuchung achten
- bei kompletter Fazialisparese Gefahr der Stimulation des N. trigeminus mit Ableitung eines Fernpotenzials vom M. masseter, daher Muskelkontraktion während der Untersuchung beobachten
- PME der N.-facialis-innervierten Muskeln kürzer und kleiner als die PME der Extremitätenmuskeln; außerdem höhere Entladungsraten, daher Verwechslungsmöglichkeit mit „myopathischen" Veränderungen

### Praktisches Vorgehen

**Fazialisparesen**

1. Stimulation des N. facialis am Foramen stylomastoideum und Ableitung von (verschiedenen) Gesichtsmuskeln im Seitenvergleich
2. EMG nur bei klarer Fragestellung

## 4.3.4 Literatur

[1] **Boongrird** P, Vejjavjia A. Electrophysiologic findings and prognosis in Bell's palsy. Muscle Nerve 1978; 1: 461–466
[2] **Thomander** L, Stålberg E. Electroneurografy in the prognostication of Bell's palsy. Acta Otolaryngol 1981; 92: 221–237

# 4.4 Läsionen der Plexus

*C. Bischoff*

## 4.4.1 Einleitung

► **Plexus brachialis.** Auslöser sind Traumen und Druckläsionen durch Tumoren, Thoracic-Outlet-Syndrom, entzündliche Veränderungen (neuralgische Myatrophie) und postradiogene Veränderungen. Am häufigsten sind Läsionen der unteren Anteile des Plexus brachialis.

► **Plexus lumbosacralis.** Aufgrundder geschützten Lage im Becken sind sie seltener als Armplexusläsionen; Genese traumatisch durch Zerrung oder Durchtrennung, druckbedingt durch Tumoren oder retroperitoneale Einblutungen (Antikoagulation, Trauma), selten entzündlich (Plexusneuritis), postradiogen oder bei diabetischer Myatrophie.

## 4.4.2 Ziele der Elektrodiagnostik

Ziele der Elektrodiagnostik sind:

- Bestätigung der Schädigung des Plexus
- lokalisatorische Zuordnung zu bestimmten Abschnitten des Plexus (Faszikel, Truncus)
- Ausschluss einer Radikulopathie und einer Mononeuropathie

Der Plexus brachialis ist kompliziert aufgebaut (► Abb. 4.10). Mithilfe der EMG-Untersuchung und der Neurografie ist meist eine anatomische Zuordnung der Schädigung möglich.

## 4.4.3 Sinnvolle Untersuchungen zur Bestätigung der Diagnose

► **Sensible Neurografie.** Sie ist die wichtigste Untersuchung. Da alle sensiblen Fasern des Plexus distal des Spinalganglions liegen, kommt es zu einer Amplitudenabnahme oder einem Ausfall des SNAP. Zur Lokalisation der Störung ist die Untersuchung mehrerer sensibler Nerven im Seitenvergleich notwendig (► Tab. 4.4, ► Tab. 4.5). Bei einer Mononeuropathie ist nur das SNAP eines Nervs betroffen.

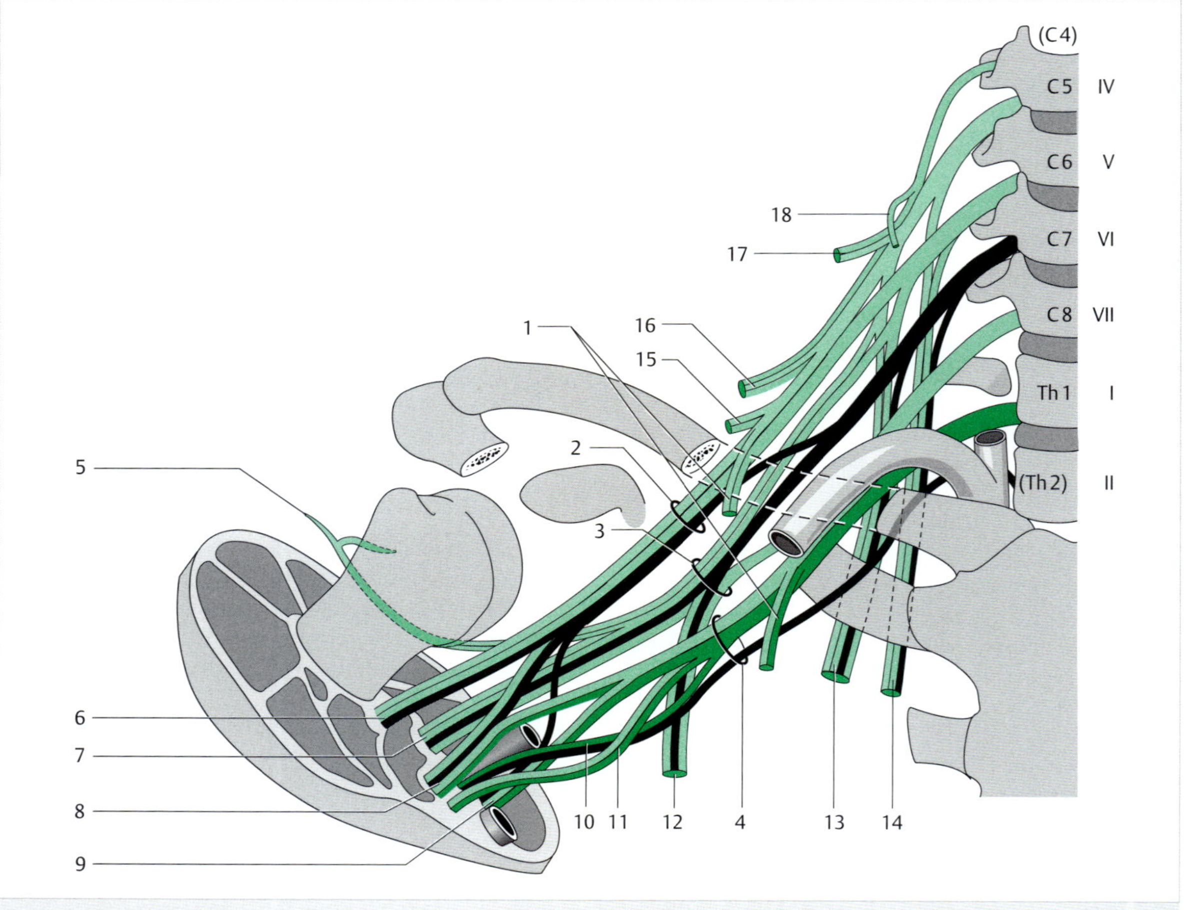


**Abb. 4.10** Schematischer Aufbau des Plexus brachialis.
1: **Nn. pectorales** (med./lat.) C 5–Th 1; Mm. pectoralis major u. minor
2: Fasciculus lateralis
3: Fasciculus posterior
4: Fasciculus medialis
5: **N. axillaris C 5**, 6; M. deltoideus C 5, 6; M. teres minor C 5, 6
6: **N. musculocutaneus** C 5–7; M. biceps brachii C 5, 6; M. coracobrachialis C 6, 7; M. brachialis C 5, 6
7: **N. radialis** C 5–Th 1; M. triceps brachii, C 7–Th 1; M. anconeus C 7, 8; M. brachioradialis C 5, 6; Mm. ext. carpi rad. long./brev. C 6–8; M. ext. digit. C 7, 8; M. ext. indicis C 7, 8; M. ext. digiti minimi C 7, 8; Mm. ext. poll. long./brev. C 7, 8; M. abd. poll. long. C 7, 8
8: **N. medianus** C 5–Th 1; M. pronator teres C 6, 7; M. flexor carpi rad. C 6–8; M. palmaris long. C 7, 8; M. flex. digit. superf. C 7–Th 1; M. flex. digit. prof. (radiale Seite, II/III) C 7–Th 1; M. pronator quadratus C 7–Th 1; M. opponens poll. C 7, 8; M. abductor poll. brev. C 7, 8; Caput superfic. m. flex. poll. brev. C 6–8; Mm. lumbricales I + II C 8–Th 1
9: **N. ulnaris** (C 7) C 8–Th 1; M. flexor carpi uln. C 8–Th 1; M. flexor digit. prof. (ulnare Seite, IV/V) C 8–Th 1; Mm. interossei palm. + dors. C 8–Th 1; Mm. lumbric. III + IV C 8–Th 1; M. add. poll. C 8–Th 1: Caput prof. m. fl. poll. brev. C 8–Th 1; M. palmaris brevis C 8–Th 1
10: **N. cutaneus brachii medialis** C 8–Th 1
11: **N. cutaneus antebrachii medialis** C 8–Th 1
12: **N. thoracodorsalis C 6–8**; M. latissimus dorsi
13: **Nn. subscapulares** C 5–8; M. subscapularis C 5–7; M. teres major C 5–6
14: **N. thoracicus longus** C 5–7; M. serratus anterior
15: **N. subclavius** C 5, 6; M. subclavius
16: **N. suprascapularis** C 4–6; M. supraspinatus C 4–6; M. infraspinatus C 4–6
17: **N. dorsalis scapulae** C 3–5; M. levator scapulae C 4–6; Mm. rhomboidei C 4–6
18: **N. phrenicus** C 3, 4 (Mumenthaler et al. 1998 Läsionen peripherer Nerven. 8. Aufl. Stuttgart: Thieme Verlag; 1998)

**Tab. 4.4** Sensible Nerven, die zur Differenzierung von Plexus-brachialis-Läsionen herangezogen werden können, und deren Zuordnung zu anatomischen Strukturen.

| SNAP/Nerv | Faszikel | Trunkus |
|---|---|---|
| N. cutaneus antebrachi lateralis | lateraler | oberer |
| Ramus superficialis n. radialis | hinterer | obere |
| N. medianus D I | lateraler | oberer |
| N. medianus D II | lateraler | oberer/mittlerer |
| N. medianus D III | lateraler | mittlerer |
| N. medianus D IV | medialer | mittlere/unterer |
| N. ulnaris D IV | medialer | unterer |
| N. ulnaris D V | medialer | unterer |
| R. dorsalis n. ulnaris | medialer | unterer |
| N. cutaneus antebrachii medialis | medialer | unterer |

**Tab. 4.5** Sensible Nerven, die zur Differenzierung von Plexus-lumbosacralis-Läsionen herangezogen werden können.

| SNAP/Nerv | Plexusanteil |
|---|---|
| N. cutaneus femoris lateralis | Plexus lumbalis |
| N. saphenus | Plexus lumbalis |
| N. peronaeus superficialis | Plexus sacralis |
| N. suralis | Plexus sacralis |

► **EMG.** Sie ist – was den Stellenwert betrifft – gleichbedeutend mit der sensiblen Neurografie. EMG-Veränderungen werden in Muskeln gefunden, die von unterschiedlichen Nerven- und Nervenwurzeln versorgt werden. Das ist bei der Auswahl der Muskeln zur Untersuchung zu berücksichtigen. Anhand des Verteilungsmusters ist zum einen eine Einordnung als Plexusschädigung, zum anderen eine lokalisatorische Zuordnung innerhalb des Plexus möglich. Wichtig ist die Untersuchung einer ausreichenden Zahl von Muskeln, wobei alle Trunki, Faszikel und Nerven erfasst werden sollten.

Bei akuten Läsionen haben der Nachweis pathologischer Spontanaktivität sowie die Betrachtung der Entladungsfrequenz der FME und des Rekrutierungsverhaltens den höchsten diagnostischen Stellenwert. Bei länger bestehenden Schädigungen ist über die Potenzialanalyse auch eine Aussage über den Zeitverlauf möglich (► Tab. 3.1). Der Nachweis komplex repetitiven Entladungen kann auf eine postradiogene Plexusläsion hinweisen, ist aber nicht spezifisch dafür.

M!

**Merke**

Der Nachweis einer Reinnervation nach Nerventraumata gelingt mit der EMG in der Regel früher als mit der klinischen Untersuchung.

► **F-Wellen-Untersuchung.** F-Wellen-Verzögerung oder Ausfall der F-Wellen kommen häufiger vor als bei Radikulopathien, sind aber unspezifisch, da die Läsion entlang des gesamten Nervenverlaufs – proximal der Stimulationsstelle – sein kann.

► **Sympathische Hautantwort.** Bei höhergradigen Läsionen der Plexus ausgefallen.

### 4.4.4 Differenzialdiagnose und zusätzliche Untersuchungen zur Differenzierung

Die motorische Neurografie bei Plexusläsionen ist bis auf eine mögliche Reduktion der MSAP-Amplitude unauffällig und wird nur aus differenzialdiagnostischen Gründen durchgeführt.

- Radikulopathien:
  - paravertebrale EMG-Untersuchung
  - unauffällige sensible Neurografie
- Mononeuropathien/Nervenkompressionssyndrome:
  - motorische Neurografie ggf. in fraktionierter Technik und F-Wellen-Ableitungen; Veränderungen beschränken sich auf einen Nerv
  - Karpaltunnelsyndrom: DML des N. medianus
  - N.-ulnaris-Kompression: DML, fraktionierte motorische Neurografie des N. ulnaris
  - N.-peronaeus-Kompression: fraktionierte motorische Neurografie, nur SNAP des N. peronaeus superficialis betroffen

► **Differenzialdiagnostisch wichtige Muskeln sind:**

- Paravertebralmuskeln: bei Plexusläsionen in der Regel nicht betroffen
- M. rhomboideus und M. serratus anterior: beide entspringen direkt aus den Wurzeln, daher bei Plexusläsionen nicht betroffen
- M. flexor pollicis longus: N.-medianus-versorgter C 8-Muskel proximal des Karpalkanals (wichtig: bei Karpaltunnelsyndrom ausgespart, bei Plexusläsion oder Radikulopathie aber betroffen)
- M. gluteus medius und M. gluteus maximus (Nn. gluteus superior et inferior): bei Plexusläsion betroffen, nicht bei N.-ischiadicus-Affektion
- M. adductor longus (N. obturatorius): bei Plexusläsion, nicht bei N.-femoralis-Läsionen betroffen

### Fallstricke

**Plexusläsionen**

- SNAP in der Akutphase bis zum 7. Tag noch normal, PSA fehlt bis etwa zum 14. Tag, einziger pathologischer Befund in der Frühphase: Lichtung des Interferenzbilds bei erhöhter Entladungsfrequenz einzelner PME
- Vergleich der Amplituden der SNAP immer mit der Gegenseite
- Verminderungen der MSAP-Amplituden unspezifisch
- bei Läsionen des oberen Trunkus nie Auffälligkeiten in der motorischen Neurografie
- die meisten Plexusläsionen sind axonale Störungen, so dass selten Veränderung der NLG oder Amplitudensprünge (Leitungsblöcke) vorkommen
- bei proximalen Leitungsblöcken Hochvoltstimulation am Erb-Punkt
- bei Kombination mit Wurzelausriss oder Zerrung im Foramen intervertebrale mitunter auch PSA in den Paravertebralmuskeln
- komplex-repetitive Entladungen gehäuft bei postradiogenen Schäden, aber nicht spezifisch (▶ Abb. 4.11)
- bei Verdacht auf Thoracic-Outlet-Syndrom sensible Neurographie des N. cutaneus antebrachii medialis und frühzeitig EMG Veränderungen (M. flexor pollicis longus, M. interosseus dorsalis manus I)
- F-Wellen-Untersuchungen können nicht zwischen Radikulopathie, Plexusläsion oder proximaler Mononeuropathie differenzieren
- H-Reflex-Veränderungen des M. soleus sowohl bei Plexus-sacralis-Läsionen als auch bei S 1-Radikulopathien
- die selten vorkommenden, bilateralen Plexusläsionen sind schwer von einer Polyneuropathie zu differenzieren
- fehlender Nachweis paravertebraler pathologischer Spontanaktivität schließt eine Radikulopathie nicht sicher aus

### Praktisches Vorgehen

**Plexusläsionen**

1. sensible Neurografie der Nerven, die das betroffene Areal versorgen, im Seitenvergleich
2. EMG von Muskeln, die von unterschiedlichen Nerven und Nervenwurzeln innerviert werden
3. Untersuchung aller klinisch betroffenen Muskeln
4. paravertebrales EMG
5. motorische Neurografie zur Differenzialdiagnose von Kompressionssyndromen

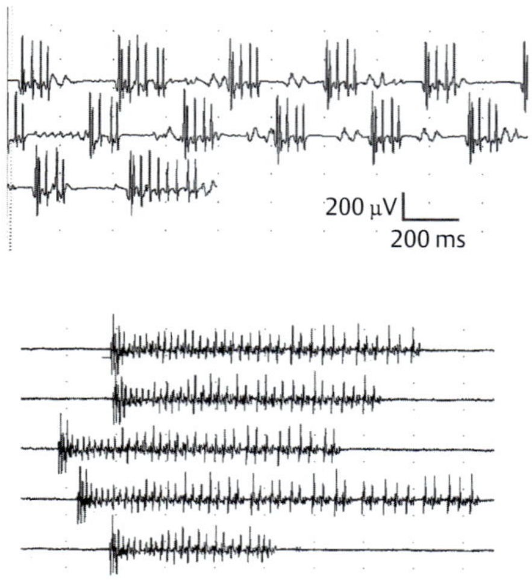


**Abb. 4.11** Pathologische Spontanaktivität bei einer postradiogenen Schädigung des Plexus lumbosacralis mit Ableitung zweier komplexer Serienentladungen aus dem M. adductor magnus.

## 4.4.5 Literatur

S. auch Kapitel *Radikulopathien* (S. 153)


[1] **Aminoff** MJ, Olney RK, Parry GJ et al. Relative utility of different electrophysiological techniques in the evaluation of brachial plexopathies. Neurology 1988; 38: 546–550

[2] **Brown** WF. The Place of Electromyografy in the Analysis of traumatic peripheral Nerve Lesions. In: Brown WF, Bolton CF, eds. Clinical Electromyraphy. Boston: Butterworths; 1984: 159–175

[3] **Evans** BA, Stevens JC, Dyck PJ. Lumbosacral plexus neuropathy. Neurology 1981; 31: 1327–1330

[4] **Mumenthaler** M, Stöhr M, Müller-Vahl H. Läsionen peripherer Nerven. 8. Aufl. Stuttgart: Thieme Verlag; 1998


# 4.5 Radikuläre Läsionen

*C. Bischoff*

## 4.5.1 Einleitung

Zu den radikulären Schäden zählen neben den kompressiv bedingten Störungen – d. h. Wurzelkompressionen durch degenerative Veränderungen (Bandscheiben, knöcherne oder ligamentär bedingte Stenosierungen) und tumoröse Raumforderungen (Metastasen, Knochen- und Nerventumoren) – entzündliche Veränderungen (Radikulitis bei Lyme-Borreliose, Zoster-Radikulitis), neoplastische Syndrome (Meningeosis carcinomatosa sive lymphomatosa) und die Polyneuroradikulopathien (thorakoabdominelle diabetische Radikulopathie). Allen gemeinsam ist, dass mit wenigen Ausnahmen gleichzeitig motorische und sensible Ausfälle vorkommen. Da das sensible Spinalganglion distal des Foramen intervertebrale liegt, ist die periphere sensible Nervenleitung trotz mitunter erheblicher sensibler Störung intakt (▶ Abb. 4.12).

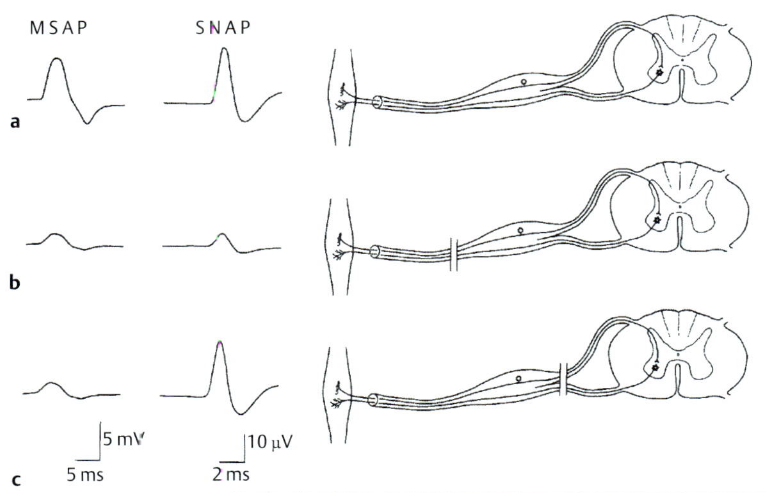


**Abb. 4.12** Radikuläre Läsionen.
**a** MSAP und SNAP nach supramaximaler Stimulation eines peripheren Nervs.
**b** Bei postganglionärer Schädigung (z. B. Plexusaffektion) ist das SNAP amplitudengemindert.
**c** Bei präganglionären Schädigungen (z. B. Radikulopathie) kommt das SNAP unverändert zur Darstellung. (Bischoff 1999.)

## 4.5.2 Ziele der Elektrodiagnostik

Ziele der Elektrodiagnostik sind:

- Bestätigung der Schädigung einer Wurzel
- lokalisatorische Zuordnung (mono- oder polyradikulär)
- Ausschluss einer distalen Läsion eines Nervs (Mononeuropathie) bzw. einer Plexusläsion

Im Unterschied zu den bildgebenden Verfahren wird mit der EMG-Untersuchung eine funktionelle Störung erfasst. Die Korrelation zwischen klinischen, neuroradiologischen und elektrophysiologischen Befunden ist nicht sehr eng.

## 4.5.3 Sinnvolle Untersuchungen zur Bestätigung der Diagnose

▶ **Nadel-EMG.** Sie ist die aussagekräftigste Untersuchung. Zur Abgrenzung einer peripheren Nervenläsion muss die Auswahl der Muskeln so erfolgen, dass Muskeln untersucht werden, die von einer Wurzel, aber unterschiedlichen Nerven innerviert werden (▶ Tab. 4.6). Muskeln benachbarter Myotome sollten immer mituntersucht werden.

Zur Diagnosesicherung sollten immer auch ein proximaler Muskel und – wenn möglich – die paravertebrale Muskulatur untersucht werden.

> **Merke** (M!)
>
> Bei frühzeitiger Untersuchung nach einer Schädigung finden sich pathologische Befunde besonders in den paravertebralen oder proximalen Muskeln. Eine Höhenlokalisation ist mittels paravertebralem EMG *nicht* möglich.

▶ **Wertigkeit der Befunde im EMG.** Zur Diagnosestellung hat der Nachweis pathologischer Spontanaktivität den höchsten Stellenwert.

> **Merke** (M!)
>
> Paravertebrale Spontanaktivität ist *nicht* beweisend für eine Radikulopathie. Sie kommt auch bei myatropher Lateralsklerose, Polyneuropathien und Myositiden vor.

Die Untersuchung der PME dient zur Feststellung, ob die Schädigung schon längere Zeit besteht. Eine Zunahme der Polyphasierate bzw. das Auftreten von Satellitenpotenzialen als Zeichen einer axonalen Reinnervation (▶ Tab. 3.1) sind die ersten Veränderungen der PME, die bei Radikulopathien auftreten (etwa nach 4–6 Wochen).

> **Merke** (M!)
>
> Mit der EMG-Untersuchung können auch subklinische motorische Störungen erfasst werden, die deutlich früher als Paresen auftreten.

▶ **H-Reflex.** Diese Untersuchung wird mitunter zur Differenzierung einer S 1- oder C 7-Radikulopathie eingesetzt.

▶ **F-Wellen-Untersuchung.** Sie ist bei kompressiven Radikulopathien wegen geringer Spezifität und Sensitivität nicht sinnvoll.

**Tab. 4.6** Kennmuskeln der zervikalen und lumbalen Nervenwurzeln. Fett gedruckte Muskeln werden häufig zur Lokalisation eingesetzt.

| Nervenwurzel | Muskel | Nerv |
|---|---|---|
| zervikale Wurzeln | | |
| **C5** | **Mm. rhomboidei** | N. dorsalis scapulae |
| C5 (C6) | M. infraspinatus | N. suprascapularis |
| **C5 (C6)** | **M. deltoideus** | N. axillaris |
| (C5) **C6** | **M. biceps brachii** | N. musculocutaneus |
| (C5) C6 | M. brachioradialis | N. radialis |
| (C6) **C7** | **M. triceps brachii** | N. radialis |
| (C6) **C7** | **M. pronator teres** | N. medianus |
| (C6) C7 | M. extensor carpi radialis | N. radialis |
| (C6) C7 | M. flexor carpi radialis | N. medianus |
| (C7) C8 | M. flexor carpi ulnaris | N. ulnaris |
| C8 | M. extensor indicis | N. radialis |
| **C8** (Th1) | **M. flexor pollicis longus** | N. medianus |
| C8 (Th1) | M. abductor digiti minimi | N. ulnaris |
| **C8** (Th1) | **M. interosseus dorsalis manus I** | N. ulnaris |
| C8 | M. flexor digitorum profundus | N. medianus |
| (C8) Th1 | M. abductor pollicis brevis | N. medianus |
| lumbale Wurzeln | | |
| **L2 L3** (L4) | **M. iliopsoas** | N. femoralis |
| (L2) L3 L4 | **M. adductor longus** | N. obturatorius |
| (L2) L3 L4 | M. rectus femoris | N. femoralis |
| L3 **L4** | **M. vastus medialis** | N. femoralis |
| (L4) **L5** | **M. tibialis anterior** | N. peronaeus (fibularis) |
| L5 (S1) | M. tensor fasciae latae | N. gluteus superior |
| **L5** (S1) | **M. gluteus medius** | N. gluteus superior |
| (L5) S1 | M. extensor hallucis longus | N. peronaeus |
| **L5** (S1) | **M. tibialis posterior** | N. tibialis |
| L5 (S1) | M. peronaeus longus | N. peronaeus |
| L5 (S1) | M. extensor digitorum brevis | N. peronaeus |
| (L5) **S1** | **M. gluteus maximus** | N. gluteus inferior |
| (L5) S1 | M. biceps femoris | N. peronaeus/ N. tibialis |
| (L5) **S1** (S2) | **M. gastrocnemius** | N. tibialis |
| S1 (S2) | M. soleus | N. tibialis |
| S1 S2 | M. abductor hallucis | N. tibialis |
| S1 S2 | M. abductor digiti quinti pedis | N. tibialis |

**Tab. 4.7** Segmentale Repräsentation der sensiblen Nerven, die bei Abklärung einer Radikulopathie neurografisch nicht verändert sein sollten.

| Nerv | versorgende Nervenwurzel |
|---|---|
| N. cutaneus antebrachii lateralis | C5 |
| N. medianus D I, D II | C6 |
| N. medianus D III, D IV | C7 |
| N. ulnaris | C8 |
| N. cutaneus antebrachii medialis | C8 |
| N. saphenus | L4 |
| N. peronaeus superficialis | L5 |
| N. suralis | S1 |

## 4.5.4 Differenzialdiagnose und zusätzliche Untersuchungen zur Differenzierung

Neurografische Untersuchungen sind bei Radikulopathien in der Regel unauffällig und werden nur aus differenzialdiagnostischen Gründen durchgeführt. Vor allem die sensible Neurografie dient zur Abgrenzung einer Plexusläsion (▶ Tab. 4.7).

> **Merke** M!
>
> Pathologische Befunde in der sensiblen Neurografie sprechen gegen eine Radikulopathie.

Zur Differenzierung kommen weiterhin folgende Untersuchungen infrage:

- Plexusläsionen: sensible Neurografie (▶ Tab. 4.7), F-Wellen-Untersuchungen
- Nervenkompressionssyndrome:
  - Karpaltunnelsyndrom: DML, sensible Neurografie des N. medianus
  - N.-ulnaris-Kompression: DML, fraktionierte motorische Neurografie und sensible Neurografie des N. ulnaris
  - N.-peronaeus-Kompression: fraktionierte motorische Neurografie, sensible Neurografie des N. peronaeus superficialis

### Fallstricke

**Radikulopathien**

- Nicht alle Muskeln eines Myotoms müssen bei einer Radikulopathie betroffen sein, daher sollten immer mehrere Muskeln eines Myotoms untersucht werden.
- Die segmentale Innervation eines Muskels weist interindividuelle Schwankungen auf.
- Der Nachweis von PSA in der Paravertebralmuskulatur spricht für eine Radikulopathie; für die Höhenlokalisation ist aber das Befallsmuster der Extremitätenmuskeln geeigneter.
- Nach vorausgegangen Operationen kann in der Paravertebralmuskulatur lebenslang PSA (meist in geringer Ausprägung) nachweisbar sein.
- Polysegmentale paravertebrale PSA kommt vor bei polyradikulär-kompressiven Prozessen (Radikulitiden, Spinalkanalstenosen), proximalen Myopathien, Motoneuronerkrankungen, diabetischer Radikulopathie und bei älteren Menschen gelegentlich auch ohne zugrunde liegende Erkrankung.
- In der Frühphase radikulärer Veränderungen (innerhalb der ersten 10–14 Tage) fehlt paravertebrale PSA; in diesen Fällen erhöhte Entladungsfrequenz einzelner PME der Extremitätenmuskeln als einziger pathologischer Befund.
- Eine Rückbildung der PSA erfolgt in den Paravertebralmuskeln früher als in den Extremitätenmuskeln.
- Bei ungenügender Entspannung besteht die Gefahr der Verwechselung von Willkürpotenzialen mit PSA (▶ Abb. 4.13).
- Fehlende PSA sowohl paravertebral als auch in den Extremitätenmuskeln oder in allen untersuchten Muskeln schließt eine Radikulopathie nicht aus.
- Komplex-repetitive Entladungen sind Zeichen einer chronischen und/oder länger zurückliegenden Schädigung und werden vor allem paravertebral gefunden.
- Bei Spinalkanalstenose bestehen sehr variable Befunde: von vollkommen unauffälligen Untersuchungen bis zu polysegmentalen pathologischen EMG-Veränderungen, meist hochamplitudige chronisch neurogen veränderte PME.
- Bei rein sensiblen Radikulopathien oder einem Überwiegen des Leitungsblocks ist der EMG-Befund normal!
- Bei atrophen Paresen kann die Amplitude des MSAP abnehmen, die motorische NLG ist allenfalls gering verlangsamt.
- H-Reflex-Untersuchungen differenzieren nicht zwischen Radikulopathie und Plexusläsion.
- Bei älteren Patienten kann eine Abnahme der Amplituden der MSAP und SNAP vorkommen, diese treten aber bilateral symmetrisch auf.
- Bei gleichzeitiger Polyneuropathie kann eine neurophysiologische Abgrenzung einer Radikulopathie unmöglich sein.

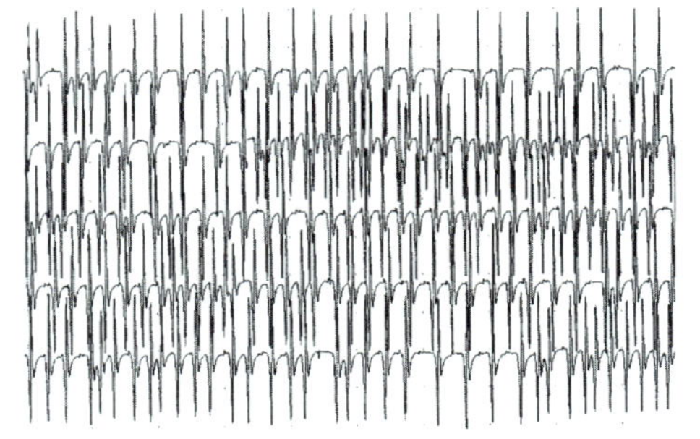


**Abb. 4.13** Ableitung aus der lumbalen Paravertebralmuskulatur bei einem Patienten mit einem chronischen Wurzelkompressionssyndrom. Aus der unregelmäßigen Entladungsfolge der Potenziale geht eindeutig hervor, dass es sich nicht um PSA, sondern um eine hochfrequent entladende PME bei mangelnder Entspannung handelt.

### Praktisches Vorgehen

1. EMG der Muskeln des betroffenen Myotoms: dabei Muskeln auswählen, die von der gleichen Wurzel, aber unterschiedlichen Nerven versorgt werden; wenn möglich immer proximale und distale Kennmuskeln
2. bei pathologischem Befund: EMG auch bei Muskeln der Nachbarmyotome
3. EMG der Paravertebralmuskulatur
4. sensible Neurografie im Versorgungsgebiet der Nervenwurzel
5. ggf. motorische Neurografie (Ausschluss einer Mononeuropathie)

## 4.5.5 Literatur


[1] **AAEM.** Practice parameter for needle electromyografic evaluation of patients with suspected cervical radiculopathy: summary statement. Muscle Nerve 1999; 22 (Suppl 8): S 209–S 211

[2] **Aminoff** J, Goodin DS, Parry GJ et al. Electrophysiological evaluation of lumbosacral radiculopathies: electromyografy, late responses and somatosensory evoked potentials. Neurology 1985; 35: 1514–1518

[3] **Benecke** R, Conrad B. The distal sensory nerve action potential as a diagnostic tool for the differentiation of lesions in the dorsal roots and peripheral nerves. J Neurol 1980; 223: 239–243

[4] **Bischoff** C. Neurophysiologische Diagnostik bei radikulären Syndromen. Klin Neurophysiol 1999; 30: 1–8

[5] **Date** ES, Mar EY, Bugola MR et al. The prevalence of lumbar paraspinal muscle acitivity in asymptomatic patients. Muscle Nerve 1996; 19: 350–354

[6] **Eisen** A, Schomer D, Melmed C. The application of F-wave measurements in the differentiation of proximal and distal upper limb entrapments. Neurology 1977; 27: 662–668

[7] **Fisher** MA, Shidve A J, Teixera CGLS. The F-wave response: a clinically useful physiological parameter for the evaluation of radicular injury. Electromyogr Clin Neurophysiol 1999; 19: 65–75

[8] **Johnson** EW, Melvin JL. Value of electromyografy in lumbar radiculopathy. Arch Phys Med Rehabil 1971; 52: 239–243

[9] **Kraft** GH. Fibrillation potentials amplitude and muscle atrophy following peripheral nerve injury. Muscle Nerve 1990; 13: 814–821
[10] **Kuruoglu** R, Oh S, Thompson B. Clinical and electromyografic correlations of lumbosacral radiculopathy. Muscle Nerve 1994; 17: 250–251
[11] **Levin** KH, Maggiano HJ, Wilbourn AJ. Cervical radiculopathies: comparisons of surgical and EMG locations of single-root lesions. Neurology 1996; 46: 1022–1025
[12] **Tonzola** RF, Ackil AA, Shahani BT et al. Usefullness of electrophysiological studies in the diagnosis of lumbosacral root diseases. Ann Neurol 1981; 9: 305–308
[13] **Waylonis** GW Electromyografic findings in chronic cervical radicular syndromes. Arch Phys Med Rehabil 1968; 49: 407–412
[14] **Wilbourn** AJ. The electrophysiological examination in patients with radiculopathies. Muscle Nerve 1988; 11: 1099–1114
[15] **Wilbourn** AJ, Aminoff MJ. AAEM Minimonograf 32: the electrodiagnostic examination in patients with radiculopathies. Muscle Nerve 1998; 21: 1612–1631

## 4.6 Traumatische Nervenläsionen

*W. Schulte-Mattler*

### 4.6.1 Einleitung

Das Vorgehen bei traumatischen Nervenläsionen unterscheidet sich nicht von der Lokalisationsdiagnostik in den vorangegangenen Abschnitten. Im Folgenden wird daher auf die für die Behandlung von traumatischen Nervenläsionen besonders wichtige Beurteilung von Art, Ausmaß und Alter der Läsion eingegangen. Die klinische und neurophysiologische Zuordnung einer traumatischen Nervenläsion zu einer, der in ▸ Tab. 4.8 angegebenen Läsionsarten, ist entscheidend für die Therapie und die Beurteilung der Prognose.

Aus der Befundkonstellation (EMG und Neurographie) sowie der Zeit zwischen dem Trauma und der Untersuchung ergibt sich die Aussage über die Art der Läsion (▸ Tab. 4.9). Dazu ist ein Untersuchungszeitpunkt günstig, der etwa 3 Wochen nach dem Trauma liegt. Je nach Art der Läsion und klinischer Fragestellung können aber zusätzliche Untersuchungen zu anderen Zeiten sinnvoll sein. So sollte bei einer totalen Axonotmesis das zeitgerechte Einsetzen der Reinnervation mittels EMG nachgewiesen werden, damit ggf. möglichst frühzeitig Klarheit über die Notwendigkeit einer Operation geschaffen werden kann. Eine EMG-Untersuchung innerhalb der ersten Woche nach dem Trauma ist sinnvoll, wenn die Frage nach einer Vorschädigung besteht (PSA zu diesem Zeitpunkt ist ein deutlicher Hinweis auf einen Vorschaden). Ist eine posttraumatische Parese hochgradig und unklar, ob eine Läsion eines peripheren Nervs dafür ursächlich ist, kann dies durch eine EMG-Untersuchung oft auch schon in den ersten Tagen durch die erhöhte Entladungsrate motorischer Einheiten nachgewiesen werden. Zu jedem Zeitpunkt spricht der Nachweis von PME gegen eine Neurotmesis. Schließlich lässt sich der Läsionsort bei reiner Axonotmesis und Neurotmesis neurographisch nur vor Abschluss der Wallerschen Degeneration, also innerhalb der ersten 4 (bis maximal 7) Tage bestimmen.

In den letzten Jahren hat, infolge verbesserter Gerätetechnik, die Ultraschalldiagnostik zur Beurteilung traumatischer Nervenläsionen erheblich an Bedeutung gewonnen. Mit Hilfe der hochauflösenden Sonografie gelingt, was weder mit dem EMG noch der Neurografie möglich ist, nämlich die fundamental wichtige Unterscheidung zwischen Neurotmesis und totaler Axonotmesis. Auch liefert sie wertvolle Informationen über die lokale Situation am Läsionsort. Sie ist als Ergänzung von EMG und Neurografie äußerst wertvoll, kann diese aber keinesfalls ersetzen [1].

### 4.6.2 Ziele der Elektrodiagnostik

Ziele der Elektrodiagnostik sind:

- Aussagen zur Pathophysiologie: Neurapraxie, partielle axonale Schädigung oder vollständige Nervendurchtrennung
- Aussagen zum Schweregrad der Läsion
- Aussagen zu Verlauf und Prognose
- Aussagen zum Alter der Läsion (vor allem im Rahmen von Gutachten)
- Lokalisation der Schädigung

### 4.6.3 Sinnvolle Untersuchungen zur Bestätigung der Diagnose

▸ **EMG.** Sie ist in der Regel notwendig zur Abschätzung der Prognose; bei vollständiger Axonotmesis wichtig zur Verlaufsbeurteilung.

**Tab. 4.8** Einteilung traumatischer Nervenläsionen.

| Läsion | Definition | Restitution (nach Beseitigung der Ursache) |
|---|---|---|
| Neurapraxie | Blockierung der Leitungsfunktion in betroffenen Axonen, keine strukturelle Läsion | spontane, vollständige Restitution |
| Axonotmesis (partiell) | Durchtrennung eines Teils der Axone eines Nervs, Hüllstrukturen intakt | Reinnervation durch kollaterale Aussprossung, je nach Ort und Ausmaß der Läsion unvollständige Restitution |
| Axonotmesis (total) | Durchtrennung aller Axone eines Nervs, Hüllstrukturen intakt | Reinnervation durch Wachstum von Axonen vom Läsionsort bis zum Muskel, unvollständige Restitution häufiger bei großem Abstand von Läsion zum Muskel |
| Neurotmesis | Durchtrennung von Axonen und deren Hüllstrukturen | Reinnervation nur nach operativer Versorgung möglich, dann wie totale Axonotmesis |

Tab. 4.9 Zeitlicher Verlauf und Befunde bei traumatischen Nervenläsionen.

| Läsion | Zeitraum nach Eintreten der Läsion | EMG-Befund | Neurografie-Befund |
|---|---|---|---|
| Neurapraxie | sofort | normal, bei hochgradiger Schädigung erhöhte Entladungsraten | „Leitungsblock" |
| | nach Restitution (Minuten bis Tage nach Läsion) | normal | normal |
| Axonotmesis (partiell) | sofort | normal, bei hochgradiger Schädigung erhöhte Entladungsraten der PME | „Leitungsblock" |
| | ab ca. 4–14 Tagen | normal, bei hochgradiger Schädigung erhöhte Entladungsraten der PME | niedrige Reizantworten, (niedrig) normale NLG |
| | ab ca. 10–14 Tagen | PSA, bei hochgradiger Schädigung erhöhte Entladungsraten der PME | niedrige Reizantworten, (niedrig) normale NLG |
| | nach einigen Wochen | Rückgang der PSA und der erhöhten Entladungsraten, Nebeneinander von polyphasisch verbreiterten und vergrößerten PME (Reinnervation durch kollaterale Aussprossung) | Reizantworten größer als im Akutstadium |
| | nach Restitution | Vergrößerte PME (chronisch neurogener Umbau), nur selten noch PSA | je nach Ergebnis: niedrige bis normale Reizantworten |
| Axonotmesis (total) | sofort | normale Insertionsaktivität, keine PSA, keine PME | kompletter „Leitungsblock" |
| | ab ca. 10–14 Tagen | reichlich PSA, keine PME | keine Reizantworten |
| | in den folgenden Wochen | Rückgang der PSA, keine PME | keine Reizantworten |
| | nach Monaten (zu Beginn der Reinnervation[a]) | kleine, polyphasische („naszierende") PME (Reinnervation durch Neuaussprossen von Axonen) | niedrige Reizantworten |
| | nach Restitution | vergrößerte PME (chronisch neurogener Umbau), nur selten noch PSA | je nach Ergebnis: niedrige bis normale Reizantworten |
| Neurotmesis | lässt sich weder mittels EMG noch mittels Neurographie neurophysiologisch von totaler Axonotmesis unterscheiden; Unterscheidung kann mittels Neurosonografie gelingen, wenn der Läsionsort der Sonografie zugänglich ist; Restitution erfordert unbedingt Operation | | |

[a] Abstand zwischen Läsion und Muskel (in mm) = Tage bis zum Beginn der Reinnervation
NLG: Nervenleitgeschwindigkeit, PME: Potenziale motorischer Einheiten, PSA: pathologische Spontanaktivität

▸ **Motorische und sensible Neurografie.** Sie dient zum Nachweis des Pathomechanismus (Leitungsblock, axonale Schädigung). In den ersten Tagen: Nachweis ablaufender Waller-Degeneration; im Verlauf: Dokumentation des Ausmaßes der Läsion und des Heilungsprozesses.

Ist der Ort der Läsion unklar, wird dieser mit EMG und Neurografie eingegrenzt, wie in Kapitel 4.2 (S. 135) angegeben.

## 4.6.4 Differenzialdiagnose und zusätzliche Untersuchungen zur Differenzierung

Neben der Feststellung der Pathophysiologie und eventuell des Ortes einer traumatischen Nervenläsion ist auf die physikalische Art der Schädigung, auf koexistierende traumatische oder nicht traumatische Läsionen und auf Vorschäden zu achten. Zur Klärung dieser Fragen, hat sich die hochauflösenden Sonografie als ergänzende Methode neben EMG und Neurografie als außerordentlich hilfreich erwiesen.

Scharfe Durchtrennung (Neurotmesis) erfordert eine rasche chirurgische Versorgung. Eine Zerrung führt zu partieller oder totaler Axonotmesis, im letzteren Fall ist, mit unvollständiger Restitution zu rechnen. Bei Druck als Ursache der Läsion muss daran gedacht werden, dass dieser auch sekundär nach einem Trauma auftreten kann, z. B. durch Schwellung oder Hämatombildung. In diesem Fall muss ggf. eine operative Entlastung des betroffenen Nervs versucht werden. ▸ Tab. 4.10 gibt Hinweise zur gezielten Suche nach koexistenten Läsionen.

Selten kann nach einer traumatischen Nervenläsion eine Parese klinisch persistieren, obwohl sich die ursächliche Läsion ausreichend zurückgebildet hat, z. B. durch suffizientes Axonwachstum. Dieser Zustand wird *habituelle* oder *Gewohnheitslähmung* genannt. Bei eigenen Patienten war dies nach Peronaeus- und Radialisparesen der Fall. Von der ursprünglichen Parese unterscheidet sich die Gewohnheitslähmung klinisch nicht. Die Abgrenzung geschieht neurophysiologisch, indem normalisierte oder wenigstens erheblich gebesserte Befunde des ursprünglich lädierten Nervs nachgewiesen werden. Es sei betont, dass es sich bei der Gewohnheitslähmung nicht um mehr oder weniger bewusste Simulation oder Aggra-

Tab. 4.10 Häufige traumatische Nervenläsionen.

| Nerv | Trauma | Art der Schädigung |
|---|---|---|
| Armplexus | stumpfes Schultertrauma (Motorrad) | Zerrung |
| N. axillaris | Schulterluxation | Zerrung |
| N. radialis | Schulterluxation | Zerrung |
| N. radialis | Humerusschaftfraktur | Zerrung |
| N. radialis | Humerusschaftfraktur | Einklemmung in Frakturspalt |
| N. radialis | Schnittverletzung | scharfe Durchtrennung |
| N. medianus | Schnittverletzung | scharfe Durchtrennung |
| N. ulnaris | Schnittverletzung | scharfe Durchtrennung |
| N. ulnaris | distale Humerusfraktur | chronische Druckwirkung (Spätparese) |
| N. ischiadicus | Hüftluxation | Zerrung, Druckwirkung |
| N. ischiadicus | Beckenfraktur | Zerrung, Druckwirkung |
| N. femoralis | Beckenfraktur | Zerrung, Druckwirkung |
| N. obturatorius | Beckenfraktur | Zerrung, Druckwirkung |
| N. peronaeus | stumpfes Trauma am Fibulaköpfchen | akute Druckwirkung |

vation handelt, von der sie sich klinisch durch den Werdegang und durch die konstante Nachahmung einer peripheren Nervenläsion unterscheidet. Die Ätiologie ist unklar. Die Behandlung ist naturgemäß nicht (mehr) auf die Wiederherstellung der (inzwischen ja wieder intakten!) Funktion des peripheren Nervs gerichtet, sondern auf das Wiedererlernen der „vergessenen" Bewegungen. Der Erfolg tritt nicht bei allen Patienten ein.

## Fallstricke

### Traumatische Nervenläsionen

- Verwechslung der im Moment der Neurografie ablaufenden Waller-Degeneration mit einem Leitungsblock (Neurapraxie)
- Übersehen einer Neurotmesis bei Reizung eines intakten benachbarten Nervs (z. B. N. ulnaris anstelle von N. medianus) und Ableitung eines volumengeleiteten MSAP
- Einstich der EMG-Elektrode in einen falschen (in einen von einem anderen – intakten! – Nerven versorgten) Muskel
- Übersehen einer Innervationsanomalie (z. B. Martin-Gruber-Anastomose)
- sekundäre Axonotmesis durch Versäumen einer möglichen Druckentlastung bei einer Neurapraxie

## Praktisches Vorgehen

Für jeden betroffenen Nerven: EMG, Neurografie und Sonografie zur Festlegung von Art und Ausmaß der Läsion; davon abhängig:

1. *Neurapraxie* und fehlende rasche Besserung: Nachuntersuchung, um Übergang in Axonotmesis festzustellen; an chronische Druckwirkung (z. B. durch Hämatom) denken
2. *partielle Axonotmesis*: in der Regel konservatives Vorgehen; EMG nach ca. 6 Wochen zum Nachweis von Reinnervation durch kollaterale Aussprossung; weitere Verlaufsbeurteilung anhand der Amplituden der MSAP; nicht nur bei unbefriedigendem Verlauf an chronische Druckwirkung (z. B. durch Hämatom) denken
3. *totale Axonotmesis* (sofern nicht besondere klinische Gründe für ein sofortiges operatives Vorgehen sprechen): Wenn möglich Sonografie zur Unterscheidung von Neurotmesis! EMG-Untersuchungen etwa zum Zeitpunkt der erwarteten Reinnervation (Abstand zwischen Läsion oder Operation und Muskel in mm = Tage bis zum Beginn der Reinnervation); bei Reinnervation weitere Verlaufsbeurteilung anhand der MSAP-Amplituden, andernfalls weiter wie bei Neurotmesis
4. *Neurotmesis*: neurochirurgische Versorgung, dann weiter wie bei totaler Axonotmesis

## Merke

### Untersuchungszeitpunkt

Ein günstiger Zeitpunkt für neurophysiologische Untersuchungen ist in der 3. Woche nach dem Trauma. Eine Untersuchung innerhalb der ersten 4 Tage ist wichtig, wenn

- eine Vorschädigung beurteilt werden soll,
- die partielle Intaktheit des lädierten Nerven nachgewiesen werden soll,
- die periphere Genese einer höhergradigen Parese gesichert werden soll [4].

Bei der Beurteilung dieser frühen neurographischen Befunde ist zu beachten, dass die Waller-Degeneration zu diesem Zeitpunkt noch nicht stattgefunden hat. Daher ist eine Untersuchung innerhalb der ersten 4 Tage wichtig, wenn mittels Neurografie der Läsionsort ermittelt werden soll.

### 4.6.5 Literatur


[1] **Bischoff** C, Dengler R, Glocker F et al. Ultraschalldiagnostik peripherer Nerven – Stellungnahme der EMG-Kommission der DGKN. Klin Neurophysiol 2015; 46 (02): 97

[2] **Brown** WF, Dellon AL, Campbell WW. Electrodiagnosis in the management of focal neuropathies: the "WOG" syndrome. Muscle Nerve 1994; 17: 1336–42

[3] **Eder** M, Schulte-Mattler W, Pöschl P. Neurographic course Of Wallerian degeneration after human peripheral nerve injury. Muscle & nerve 2017; 56 (2): 247–252

[4] **Jürgens** TP, Puchner C, Schulte-Mattler WJ. Discharge rates in electromyography distinguish early between peripheral and central paresis. Muscle Nerve 2012; 45: 591–593

[5] **Levin** KH. Common focal mononeuropathies and their electrodiagnosis. J Clin Neurophysiol 1993; 10: 181–9

[6] **Miller** RG. AAEE minimonograf #28: injury to peripheral motor nerves. Muscle Nerve 1987; 10: 698–710


## 4.7 Polyneuropathien

*C. Bischoff*

### 4.7.1 Einleitung

In der Abklärung von Polyneuropathien und der zielgerichteten Differenzialdiagnose spielen die elektrophysiologischen Untersuchungen eine entscheidende Rolle, vor allem in der Zuordnung zu einem pathophysiologischen Typ.

### 4.7.2 Ziele der Elektrodiagnostik

Ziele der Elektrodiagnostik sind:

- Zuordnung zu einem pathophysiologischen Typ:
  - axonal
  - demyelinisierend
  - gemischt
- Ausschluss anderer Störungen, die auch begleitend auftreten können, z. B. Nervenkompressionssyndrome
- Aussagen zum Zeitverlauf

Die anderen Ziele sind untergeordnet und werden eher klinisch geklärt:

- Nachweis des Vorhandenseins einer Polyneuropathie
- Nachweis, welche Fasertypen betroffen sind:
  - motorische
  - sensible
  - autonome
  - gemischter Befall
- Klärung des Verteilungsmusters:
  - distal symmetrisch
  - proximal asymmetrisch
  - Schwerpunktneuropathie
  - Mononeuropathia multiplex
- prognostische Aussagen

### 4.7.3 Sinnvolle Untersuchungen zur Bestätigung der Diagnose

> **Merke**
>
> Die Auswahl der elektrophysiologischen Techniken und der zu untersuchenden Nerven oder Muskeln muss sich immer nach dem klinischen Befund richten.

Die typischen Befundmuster einer überwiegend axonalen bzw. überwiegend demyelinisierenden Polyneuropathie sind in Kapitel 3 (S. 116) ausgeführt. Bei der Mehrzahl der Polyneuropathien handelt es sich um primär oder überwiegend axonale Störungen.

► **Neurografie.** Außer bei der Mononeuropathia multiplex, bei der immer auch der betroffene Nerv untersucht werden muss, sollte das elektrodiagnostische Programm bei Verdacht auf eine Polyneuropathie Folgendes umfassen:

- Untersuchung beider Seiten zum Nachweis der bilateral symmetrischen Verteilung
- Untersuchung zweier motorischer Beinnerven einschließlich F-Wellen-Ableitung, die pathologische Befunde eher anzeigt als die distale Neurografie
- sensible Neurografie des N. suralis oder N. peronaeus superficialis (ggf. beidseits)
- motorische und sensible Neurografie mindestens eines Armnervs (N. medianus, R. superficialis n. radialis)

Bei der Mehrzahl der erworbenen Polyneuropathien sind die Veränderungen anfänglich an den Beinen ausgeprägter als an den Armen, so dass eine typische Diskrepanz zwischen (noch) normalen Befunden an den Armen und schon deutlichen Veränderungen an den Beinen besteht.

► **EMG.** Aufgrund der schlechten Korrelation zwischen den Amplituden der MSAP und den EMG-Befunden sowie zum Ausschluss eines distalen Leitungsblocks sollte immer auch eine EMG-Untersuchung erfolgen. Auch hier gilt, dass wegen der distalen Betonung der Veränderungen bei der Mehrzahl der Polyneuropathien möglichst ein distaler Beinmuskel untersucht werden sollte, aus praktischen Überlegungen häufig der M. tibialis anterior. Der noch weiter distal gelegene M. extensor digitorum brevis wird wegen möglicher lokaler druckbedingter Veränderungen in der Regel nicht herangezogen. In Abhängigkeit vom klinischen Bild müssen auch andere, immer aber klinisch betroffene Muskeln untersucht werden, bei der thorakoabdominellen Form auch die Paravertebralmuskeln.

Bei axonalen Formen findet sich PSA, deren Ausprägung etwas über die Progression der Erkrankung aussagt. In der Regel sind bei langsam chronisch-progredienten Formen die PME subakut neurogen verändert. Je länger die Erkrankung besteht und je besser die Regeneration ist, desto höher werden die Amplituden der PME, so dass sich ein Mischbild aus pathologischer Spontanaktivität, normalen PME, aufgesplittert und verbreiterten PME sowie höheramplitudigen PME mit erhöhter Turnzahl bzw. Aufsplitterung ergibt.

Aufgrund der Veränderungen im EMG sind mit Einschränkungen folgende Aussagen möglich:

- *Akuität:* Je mehr Fibrillationen und positive scharfe Wellen vorhanden sind, desto akuter ist die Störung; komplex repetitive Potenziale sprechen für eine bereits länger bestehende Störung.
- *Prognose*: Je mehr Fibrillationspotenziale und positive scharfe Wellen vorhanden sind, desto progredienter ist der Verlauf; chronisch neurogene Veränderungen ohne deutliche Parese und mit wenig PSA sprechen für einen langsamen Verlauf.

► **H-Reflex.** Bereits in der Frühphase zeigt sich eine deutliche Latenzverlängerung.

### Merke

**Small-Fiber-Neuropathie**

Bei dieser Erkrankung sind die Befunde aller aufgezählten elektrophysiologischen Untersuchungen unauffällig.

### Fallstricke

**Polyneuropathien**

- Bei der Untersuchung vor allem an den Armen ist das gleichzeitige Vorliegen eines Kompressionssyndroms (Karpaltunnelsyndrom, N.-ulnaris-Kompression) als Ursache eines pathologischen Befunds zu berücksichtigen; bei pathologischem NLG-Befund sollte daher immer die Untersuchung eines 2. Nervs erfolgen.
- Der R. superficialis n. radialis ist selten von Kompressionssyndromen betroffen (Uhrarmband, spontan Wartenberg-Syndrom).
- Bei ausgeprägt asymmetrischen Befunden ist vor allem ein zusätzliches Nervenkompressionssyndrom oder eine Mononeuropathia multiplex zu erwägen (s. unten).
- Niedriges oder fehlendes SNAP des N. suralis ist nicht beweisend für eine Polyneuropathie; Abnahme der Amplitude im Alter, bei technischen Problemen oder starkem Ödem.
- Durchgehend (an allen Stimulationsstellen) niedrige MSAP finden sich auch bei distalem Leitungsblock und sind damit kein Beweis einer axonalen Schädigung.
- Ein pathologisches EMG-Muster findet sich, wenn Patienten mit axonaler Polyneuropathie erst in einem späteren Stadium zur Untersuchung kommen.
- Bei den seltenen rein oder überwiegend demyelinisierenden Formen (s. unten) findet sich meist ein normaler EMG-Befund.
- Mitunter bestehen gering ausgeprägte PSA oder neurogen veränderte PME in den kleinen Fußmuskeln Gesunder und sind somit nicht, als sicher pathologisch zu werten.
- Bei proximaler Betonung axonaler Veränderungen kommen als Differenzialdiagnosen eine diabetische Myatrophie oder eine Porphyrie infrage.
- Besonders in der ersten Zeit einer klinisch bereits offensichtlichen Polyneuropathie ist bei axonalen Prozessen der neurografische Befund oft noch normal; neurophysiologisch ist ein Ausschluss nicht möglich.
- Ein fehlendes SNAP differenziert nicht zwischen einer axonalen und einer demyelinisierenden Schädigung.

### Praktisches Vorgehen

**Grundprogramm bei distal symmetrischer Polyneuropathie**

1. N. peronaeus und kontralateraler N. tibialis einschließlich F-Wellen
2. N. suralis oder N. peronaeus superficialis
3. Neurografie des N. medianus motorisch und sensibel
4. bei pathologischem Befund am Arm: zusätzlich N. ulnaris oder R. superficialis n. radialis
5. EMG des M. tibialis anterior bzw. eines betroffenen Muskels

## 4.7.4 Besondere Formen der Polyneuropathie

### Mononeuropathia multiplex

Hier richtet sich das Untersuchungsprogramm nach dem klinischen Bild. Es sollte immer eine distal symmetrische unterlagernde Polyneuropathie nach dem oben angeführten Schema mit untersucht werden.

Bei Mononeuropathia multiplex kommen folgende Differenzialdiagnosen infrage:

- Vaskulitis
  - Panarteriitis nodosa
  - Churg-Strauss-Syndrom
  - systemischer Lupus erythematodes
  - Sjögren-Syndrom
- Diabetes mellitus
- Lepra
- chronisch inflammatorisch demyelinisierende Polyneuropathie (CIDP)
- HIV-Neuropathie
- Sarkoidose

Tab. 4.11 Überwiegend demyelinisierende Polyneuropathien.

| hereditäre demyelinisierende Neuropathien (uniforme Verteilung) | erworbene demyelinisierende Neuropathien (eher segmentaler Typ) |
|---|---|
| hereditäre sensomotorische Neuropathie (Morbus Charcot-Marie-Tooth) Typ 1 und 3 | Guillain-Barré-Syndrom (akut inflammatorisch demyelinisierende Polyneuropathie) |
| hereditäre Neuropathie mit Neigung zu Druckparesen | chronisch inflammatorisch demyelinisierende Polyneuropathie (CIDP; chronisches Guillain-Barré-Syndrom) |
| metachromatische Leukodystrophie | Polyneuropathie bei Gammopathie unklarer Signifikanz (MGUS) |
| Adrenomyeloneuropathie | Polyneuropathie bei Makroglobulinämie (Morbus Waldenström) |
| Morbus Niemann-Pick | Polyneuropathie bei HIV-Infektion |
| | Diphtherie |
| | multifokale motorische Neuropathie (s. unten) |
| | toxische Polyneuropathie durch Amiodaron, Arsen |
| | Hypothyreose |

## Demyelinisierende Neuropathien

Hier stehen die neurografischen Untersuchungen im Vordergrund, der EMG-Befund ist meist nur gering oder sekundär im Verlauf verändert (▶ Tab. 4.11).

### Merke

**Nervenleitgeschwindigkeit**

- Generalisierte, entlang des Nervs homogene Veränderungen der NLG finden sich vorwiegend bei hereditären Neuropathien, während bei erworbenen Formen segmental unterschiedliche NLG und eine ausgeprägte temporale Dispersion vorherrschen.
- Eine Demyelinisierung liegt erst ab einer NLG < 30 m/s sicher vor.

▶ Tab. 4.12 beinhaltet differenzialdiagnostische Aspekte zwischen einer chronisch idiopathischen demyelinisierenden Polyneuropathie und einer Polyneuropathie bei Paraproteinämie.

Tab. 4.12 Differenzialdiagnostische Aspekte zwischen einer chronisch inflammatorischen demyelinisierenden Polyneuropathie (CIPD) und einer Polyneuropathie (PNP) bei Paraproteinämie.

| Kriterium | CIDP | PNP bei Paraproteinämie |
|---|---|---|
| Alter | jedes | > 60 Jahre |
| Leitungsblöcke | Kennzeichen | selten |
| Hirnnervenbefall (Blinkreflex) | gelegentlich | sehr selten |
| asymmetrischer Befall | etwa 60 % | nie |
| sensibel > motorisch | 26 % | 84 % |
| motorisch > sensibel | 50 % | 0 % |
| N.-suralis-SNAP | oft gut | reduziert oder fehlt |

### Fallstricke

**Demyelinisierende Polyneuropathien**

- Bei fehlenden MSAP oder SNAP ist neurografisch keine Unterscheidung zwischen demyelinisierender Störung und Axonopathie möglich; daher Ableitung von einem proximalen Muskel (z. B. M. tibialis anterior bei Stimulation des N. peronaeus proximal und distal des Fibulaköpfchens) versuchen und EMG-Untersuchung.
- Häufig kommt es zuerst zum Verlust der SNAP.
- Beim Morbus Charcot-Marie-Tooth Typ1 entsteht die endgültige NLG-Verlangsamung zwischen dem 3. und 5. Lebensjahr.
- Bei den meisten demyelinisierenden Neuropathien kommt es im Lauf der Zeit zur sekundären axonalen Degeneration mit meist gering ausgeprägten subakut neurogenen EMG-Veränderungen.

## Akutes Guillain-Barré-Syndrom (GBS)

Bis auf die in Europa seltene Variante einer akuten motorischen axonalen Neuropathie (AMAN) stehen umschriebene Demyelinisierungen im Vordergrund. Zu Beginn können die Veränderungen noch gering ausgeprägt sein. Daher sollten immer F-Wellen-Untersuchungen aller Nerven an Armen und Beinen erfolgen!

Kennzeichen des akuten GBS sind:

- Nachweis von Leitungsblöcken:
  - distal verlängerte DML
  - pathologische F-Welle mit Latenzverlängerung oder F-Wellen-Verlust (in der Frühphase oft einzige Auffälligkeit)
- multiple A-Wellen bei der F-Wellen-Untersuchung als typischer Frühbefund (▶ Abb. 1.44)
- frühzeitiger H-Reflex-Ausfall
- Leitungsverzögerungen und ausgeprägte temporale Dispersion oft erst im weiteren Verlauf (ab 3. oder 4. Woche)

- EMG: keine pathologische Spontanaktivität und normale PME, in paretischen Muskeln Lichtung der Interferenz und erhöhte Entladungsfrequenz der PME, nur bei axonaler Variante (AMAN) frühzeitig PSA und im weiteren Verlaufe subakut neurogen veränderte PME
- sensible Neurografie distaler Abschnitte anfangs meist normal

### Fallstricke

**Diagnostik des akuten Guillain-Barré-Syndroms**

- In der Frühphase ist die Untersuchung vieler Nerven notwendig, da ein Schwerpunktbefall vorliegen und bis auf einen pathologischen F-Wellen-Befund die neurografische Untersuchung normal sein kann.
- Niedrige MSAP- oder SNAP-Amplituden bestehen auch bei distalem Leitungsblock und sind somit nicht automatisch ein Hinweis auf eine axonale Läsion.
- Bei fehlenden MSAP ist neurografisch keine Differenzierung zwischen Demyelinisierung und Axonopathie möglich.
- Nachweis eines proximalen Leitungsblocks ist mitunter schwierig, da proximal oft keine supramaximale Stimulation erfolgen kann.
- *Cave* bei Leitungsblöcken des N. tibialis: In der Kniekehle ist die Stimulationsintensität oft nicht zur Auslösung eines maximal großen MSAP ausreichend.
- SNAP des N. suralis kann auch im Verlauf normal auslösbar bleiben, während die SNAP der Armnerven mitunter pathologische Amplitudenabnahmen zeigen (eher bei CIDP).
- Selten tritt aufgrund der sekundären axonalen Degeneration auch bei demyelinisierenden Formen nach 2–3 Wochen PSA auf.

## Chronische idiopathische demyelinisierende Neuropathie (CIDP)

Im Unterschied zum Guillain-Barré-Syndrom kommt die Symptomatik bei der CIPD nicht nach 4 Wochen zum Stillstand, sondern verschlechtert sich weiter. Eine andere Variante ist die rezidivierende GBS-Symptomatik.

Neurophysiologisch gibt es eine Vielzahl von Kriterien, die meist für wissenschaftliche Fragstellungen benutzt werden. Für den klinischen Alltag sind die von der EFNS publizierten Kriterien sinnvoll [4].

Forderungen für eine ***definitive CIDP***:

- Verlängerung der DML > 50 % des oberen Normwerts bei mindestens 2 Nerven (Ausschluss Karpaltunnelsyndrom *oder*
- Abnahme der NLG > 30 % der unteren Normgrenze bei mindestens 2 Nerven *oder*
- Zunahme der kürzesten F-Wellen-Latenz > 30 % der unteren Normgrenze von mindestens 2 Nerven *oder*
- Fehlen der F-Wellen von mindestens 2 Nerven, wenn die Amplitude des MSAP > 20 % des unteren Grenzwertes ist, plus ein anderes Zeichen der Demyelinisierung in mindestens einem anderen Nerven *oder*
- abnorme temporale Dispersion in mindestens 2 Nerven *oder*
- Zunahme der Dauer des distalen MSAP (N. medianus: > 6,6 ms, N. ulnaris: > 6,7 ms, N. peronaeus: > 7,6 ms, N. tibialis: > 8,8 ms) in mindestens einem Nerven plus ein anderes Zeichen der Demyelinisierung in mindestens einem Nerven

Forderungen für eine ***wahrscheinliche CIDP***:

- Abnahme der proximalen negativen Amplitude > 30 % im Vergleich zur distalen, außer beim N. tibialis, wenn die distale MAP-Amplitude > 20 % des unteren Grenzwertes beträgt, in mindestens einem Nerven plus ein anderes Zeichen einer Demyelinisierung in mindestens einem Nerven

Forderungen für eine ***mögliche CIDP***:

- Kriterien wie bei definitiver CIDP, aber nur in einem Nerven

### Fallstricke

**CIPD**

Bei der CIDP bleibt das SNAP des N. suralis oft erhalten, bei Amplitudenabnahme oder -verlust des SNAP des N. medianus (sural sparing).

## Multifokale motorische Neuropathie (MMN)

Kennzeichen einer MMN sind:

- Leitungsblöcke multifokal, asymmetrisch an verschiedenen peripheren Nerven, gelegentlich auch mit umschriebener Leitungsverzögerung
- meist zeitlich versetzt auftretend und sprunghaft, über Jahre progredient
- Leitungsblöcke typischerweise nicht an Engpassstellen
- sonstige neurografische Befunde meist normal
- geringe Muskelatrophie trotz deutlicher Paresen
- keine oder nur geringe sensible Störungen
- EMG in der Regel pathologisch:
  - nur in den abhängigen Muskeln
  - Fibrillationspotenziale, positive scharfe Wellen, Faszikulationspotenziale
  - subakut oder chronisch neurogen veränderte PME (je nach Dauer der Störung)

## Fallstricke

**Multifokale motorische Neuropathie**

- Bei Beginn an einem Nerven ist die MMN nur durch die atypische Lage des Leitungsblocks von einer Kompressionsneuropathie zu unterscheiden.
- In der Frühphase sind die Leitungsblöcke möglicherweise nur gering ausgeprägt mit Reduktion der MSAP-Amplitude < 50 %; dann ist die Diagnose nicht zu sichern.
- Auch klinisch asymptomatische Nerven können neurophysiologisch Blockbilder aufweisen.
- Bei Befall mehrerer Nerven ähnelt das Bild einer myatrophen Lateralsklerose; daher immer sorgfältige Suche nach einem Leitungsblock.
- Proximale Leitungsblöcke entgehen oft der Diagnostik; wenn möglich proximale Hochvoltstimulation durchführen.
- Bei proximaler Stimulation (Axilla, Erb-Punkt) ist eine Amplitudenreduktion bis zu 30 % aufgrund der Phasenauslöschung normal.

## Axonale Neuropathie

Bei der axonalen Neuropathie ist die EMG-Untersuchung entscheidend. Dennoch sollte eine Neurografie erfolgen, da Leitungsblöcke eine rein axonale Form ausschließen. Pathologische EMG-Veränderungen nehmen typischerweise weiter distal zu: Beine > Arme, Unterschenkel > Oberschenkel, Hände > Unterarme (▶ Tab. 4.13).

### Merke

EMG-Veränderungen sind meist lange vor Auffälligkeiten in der Neurografie nachweisbar.

## Differenzierung demyelinisierende versus axonale Läsion

Folgende Differenzierung ist möglich:

- NLG unter 30 m/s spricht für eine primäre Demyelinisierung.

Tab. 4.13 Differenzierung der axonalen Neuropathien.

| Art der Neuropathie | zugrunde liegende Erkrankung bzw. Auslöser |
|---|---|
| überwiegend sensomotorische axonale Neuropathien | hereditäre motorisch-sensible Neuropathie (Morbus Charcot-Marie-Tooth) Typ 2 |
| | Diabetes mellitus |
| | HIV |
| | Polyneuropathie bei Kollagenosen (wenn nicht Mononeuropathia multiplex) |
| | Hypothyreose |
| | toxische Neuropathien durch<br>◦ Alkohol<br>◦ Medikamente: Cisplatin, Taxol, Phenytoin, Amitriptylin, Lithium, Amiodaron, Chloroquin, Metronidazol<br>◦ Metalle: Arsen, Thallium, Gold, (Blei)<br>◦ Industriestoffe: Acrylamid, Organophosphate, Hexacarbon |
| | Vitamin-$B_{12}$-Mangel |
| | Borreliose |
| | Amyloidose |
| | paraneoplastische Syndrome |
| | Criticall-Illness-Neuropathie |
| rein sensible axonale Neuropathie | hereditäre sensible autonome Neuropathie |
| | paraneoplastisches Anti-Hu-Antikörper-Syndrom |
| | Sjögren-Syndrom |
| | idiopathische sensible Neuropathie |
| | Vitamin-E-Mangel |
| überwiegend motorische axonale Polyneuropathie | hereditäre motorische Neuropathie |
| | Porphyrie |
| | akut motorische axonale Neuropathie (AMAN) |
| | toxische Neuropathie durch Amiodaron, Hexacarbon |
| sensomotorische Polyneuropathien mit gleichzeitigem Axonverlust und Demyelinisierung | Diabetes mellitus (gelegentlich) |
| | Urämie |
| | Paraproteinämie |

- Bei ausgeprägten axonalen Neuropathien kommt es zu einem Verlust schnell leitender Fasern mit Verlangsamung der NLG bis zu 80 % des unteren Grenzwerts. In Zweifelsfällen erfolgt ein Vergleich der NLG eines proximalen Nervenabschnitts mit einem distalen (z. B. Registrierung des MSAP des M. tibialis anterior und M. extensor digitorum brevis nach Stimulation des N. peronaeus am Fibulaköpfchen und in der lateralen Fossa poplitea). Bei demyelinisierenden Neuropathien ist die NLG-Verlangsamung im proximalen und distalen Nervenabschnitt gleich, bei der axonalen Dying-back-Neuropathie ist sie distal vorhanden, während sie proximal nicht oder nur angedeutet vorliegt.

**Fallstricke**

**Axonale Neuropathien**

- Axonale Neuropathien werden ohne EMG-Untersuchungen oft übersehen, da der neurografische Befund anfänglich noch normal ist.
- Referenzwerte für motorische Amplituden weisen große Spannen auf.
- Aufgrund der unterschiedlichen Zeitverläufe und Untersuchungszeitpunkte (früh oder spät im Verlauf) bei der EMG-Untersuchung sind alle Stadien neurogener Veränderungen möglich.
- Bei der sensiblen Neurografie ist aufgrund der kleinen Amplituden häufig eine Mittelwertbildung (Averaging) erforderlich.
- Bei vorwiegend proximalem Befall müssen immer auch die Paravertebralmuskeln untersucht werden zur Abgrenzung einer diabetischen Polyneuropathie oder Porphyrie!
- Die Fußmuskulatur ist zwar besonders stark betroffen, aber wenig untersucht, da die EMG-Untersuchung schmerzhaft ist, die Potenzialanalyse wegen oft mangelhafter Willkürinnervation unmöglich ist und geringgradige Veränderungen durch lebenslange minimale Druckläsionen auch ohne Vorhandensein einer Polyneuropathie möglich sind.

### 4.7.5 Literatur

[1] **Birouk** N, Goudier R, LeGuern E et al. Charcot-Marie-Tooth disease type 1A with 17 p11.2 duplication. Clinical and electropyhsiological phenotype study and factors influencing disease severity in 119 cases. Brain 1997; 120: 813–823

[2] **Cornblath** DR. Electrophysiology in Guillain-Barré syndrome. Ann Neurol 1990; 27: 17–25

[3] **Donofrio** PD, Albers JW. AAEM minimonograf #34: Polyneuropathy: classification by nerve conduction studies and electromyografy. Muscle Nerve 1990; 13: 889–903

[4] **EFNS Task Force Article.** European Federation of Neurological Societies/Peripheral Nerve Society Guideline on management of chronic inflammatory demyelinating polyradiculoneuropathy: report of a joint task force of the European Federation of Neurological Societies and the Peripheral Nerve Society. First Revision. Europ J Neurol 2010; 17: 356–363

[5] **Fuller** GN, Jacobs JM, Guiloff RJ. Nature and incidence of peripheral nerve syndromes in HIV infections. J Neurol Neurosurg Psychiatry 1993; 56: 372–381

[6] **Kissel** JT, Mendell JR. Vasculitic neuropathy. Neurol Clinics 1992; 10: 761–781

[7] **Lewis** RA, Sumner AJ, Brown MJ et al. Multifocal demyelinating neuropathy with persistent conduction block. Neurology 1982; 32: 958–964

[8] **McLeod** JG. Investigation of peripheral neuropathy. J Neurol Neurosurg Psychiatry 1995; 58: 274–283

[9] **McKhann** GM, Cornblath DR, Griffin JW et al. Acute motor axonal neuropathy: a frequent case of acute flaccid paralysis in China. Ann Neurol 1993; 33: 333–342

[10] **Molenaar** DS, Vermeulen M, de Haan R. Comparison of electrodiagnostic criteria for demyelination in patients with chronic inflammatory demyelinating polyneuropathy (CIDP). J Neurol 2002; 249: 400–403

[11] **Monforte** R, Erstruch R, Valls-Solé J et al. Autonomic and peripheral neuropathies in patients with chronic alcoholism. Arch Neurol 1995; 52: 45–51

[12] **Olney** RK. AAEM minimonograf 38: neuropathies in connective tissue disease. Muscle Nerve 1992; 15: 531–542

[13] **Parry** GJ, Sumner AJ. Multifocal motor neuropathy. Neurol Clin 1992; 10: 671–684

[14] **Said** G. Diabetic neuropathy: an update. J Neurol 1996; 243: 431–440

## 4.8 Vorderhornerkrankungen

*C. Bischoff, R. Dengler*

### 4.8.1 Einleitung

Bei der wichtigsten Erkrankung aus dieser Gruppe, der amyotrophen Lateralsklerose (ALS), sind definitionsgemäß das erste und zweite Motoneuron betroffen. Zum Nachweis der Affektion des zweiten Motoneurons ist die EMG-Untersuchung das wichtigste diagnostische Zusatzverfahren. Daneben gibt es progrediente Vorderhornerkrankungen ohne erkennbaren Befall des ersten Motoneurons (lower motor neuron disease oder progressive spinale Muskelatrophie), deren klinischer Verlauf jedoch häufig der ALS sehr ähnlich ist.

Weitere Vorderhornerkrankungen sind die virale Poliomyelitis acuta anterior und Poliofolgesyndrome, die erblichen spinalen Muskelatrophien sowie das X-chromosomale Kennedy-Syndrom.

### 4.8.2 Amyotrophe Lateralsklerose

#### Ziele der Elektromyografie

Ziele der Elektromyografie sind:

- Nachweis des Befalls des zweiten Motoneurons
- Nachweis der Generalisierung (Befall unterschiedlicher Körperregionen)
- Nachweis von Veränderungen in Körperregionen, die klinisch nicht betroffen scheinen
- Ausschluss von Störungen mit ähnlichen klinischen Befunden

> **Merke**
>
> Pathologische EMG-Befunde können bei ALS im Frühstadium auch in klinisch nicht betroffenen Muskeln gefunden werden.

Für den klinischen Neurophysiologen sind auch heute noch die sog. Lambert-Kriterien hilfreich [8], die weitgehend in die zuletzt 1998 revidierten El-Escorial-Kriterien [3] übernommen wurden. Letztere haben den Stellenwert des EMG dadurch betont, dass sie erlauben, aus einer klinisch möglichen eine klinisch wahrscheinliche, laborunterstützte ALS zu machen. Eine Arbeitsgruppe des IFCN hat elektrodiagnostische Kriterien für die ALS zusammengestellt, in denen die Bedeutung der Elektromyografie unterstrichen wird [4]. Die folgenden Ausführungen orientieren sich in praxisbezogener Form an den obigen Kriterien.

## Sinnvolle Untersuchungen zur Bestätigung der Diagnose

▶ **Nadel-EMG.** Folgende Nachweise sind erhältlich:

- Nachweis von sog. pathologischer Spontanaktivität (sog. „akuter/aktiver“ Denervierung):
  - Fibrillationspotenziale und positive scharfe Wellen
  - Faszikulationspotenziale (nur in Verbindung mit Fibrillationspotenzialen oder chronisch neurogenen Schädigungszeichen oder in klinisch paretischen Muskeln auch ohne andere PSA)
- Nachweis von sogenannten Zeichen einer chronisch neurogenen Schädigung (sog. „chronischer“ Denervierung):
  - PME mit erhöhter Amplitude, verlängerter Dauer, erhöhter Zahl von Phasen und Turns
  - instabile Potenziale
  - gelichtetes Interferenzmuster mit erhöhter Entladungsfrequenz einzelner PME (soweit voneinander abgrenzbar)

> **Merke**
>
> **Diagnosekriterien**
>
> Um die Diagnose einer ALS zu unterstützen, müssen die Veränderungen zumindest in 2 von 4 Regionen nachweisbar sein:
>
> - *Hirnstamm:* Zunge, M. masseter oder N.-facialis-innervierte Muskeln
> - *zervikal:* mindestens 2 Muskeln, die von unterschiedlichen Nerven und Nervenwurzeln versorgt werden (paravertebral oder Arme)
> - *thorakal:* paravertebral oder Abdominalmuskeln
> - *lumbosakral:* mindestens 2 Muskeln, die von unterschiedlichen Nerven oder Nervenwurzeln versorgt werden (paravertebral, Gesäß oder Beine)

Ausprägung und Verhältnis von PSA und chronisch neurogenen Veränderungen variieren von Muskel zu Muskel. Im Gegensatz zu anderen Vorderhornerkrankungen kommen Riesenpotenziale (Amplitude der PME > 5 mV) bei ALS nicht vor, da der Verlauf der Erkrankung zu rasch und zu kurz ist. Paravertebrale Ableitungen können insbesondere zum Nachweis pathologischer Spontanaktivität sehr hilfreich sein, dies gilt auch für bulbäre Muskeln.

Eine Untersuchung der Zahl der motorischen Einheiten (MUNE) kann für Verlaufsuntersuchung bei ALS, z. B. auch bei klinischen Studien, sehr hilfreich sein.

## Differenzialdiagnose und zusätzliche Untersuchungen zur Differenzierung

Neurografische Untersuchungen sind zur differenzialdiagnostischen Abklärung von Mononeuropathien oder einer multifokalen motorischen Neuropathie obligat.

▶ **Motorische Neurografie.** Sie ist im Grundsatz unauffällig. In fortgeschrittenen Fällen, insbesondere bei Registrierung des MSAP von klinisch deutlich betroffenen, atrophierten Muskeln, finden sich Amplitudenerniedrigungen und auch geringe Verlangsamungen der NLG. F-Wellen-Untersuchungen sind anzuraten, um proximale Leitungsstörungen, z. B. auch Leitungsblöcke, zu erkennen.

▶ **Sensible Neurografie.** Sie ist in der Regel unauffällig, geringe Verlangsamungen werden jedoch gelegentlich beobachtet.

▶ **Differenzialdiagnosen.** Folgende Differenzialdiagnosen kommen infrage:

- monomele Amyotrophie: EMG-Veränderungen auf eine Extremität beschränkt, selten im Verlauf der Störung Übergreifen auf die Gegenseite
- distal symmetrische spinale Muskelatrophie Duchenne-Aran: aufgrund des langsamen Verlaufs wenig PSA, vorwiegend chronisch neurogene Veränderungen, zum Teil mit Riesenpotenzialen; im klinischen Verlauf jedoch mitunter Entwicklung einer typischen ALS
- X-chromosomale bulbospinale Muskelatrophie Typ Kennedy: neurophysiologisch zunächst schwer unterscheidbar, jedoch kein Befall des 1. Motoneurons; häufig SNAP-Amplitudenminderung durch Affektion der Spinalganglienneurone
- multifokale motorische Neuropathie: motorische Neurografie mit Nachweis eines Leitungsblocks außerhalb einer typischen Engpassstelle; anderer zeitlicher Verlauf, EMG-Veränderungen anfangs auf Muskeln beschränkt, die von einem Nerv versorgt werden
- kombinierte lumbale und zervikale Spinalkanalstenose: kein Nachweis von EMG-Veränderungen in den hirnnervenversorgten Muskeln; selten thorakale Veränderungen; trotz sensibler Störungen bei der lumbalen Stenose bleiben die SNAP wegen der präganglionären Schädigung auslösbar

- Polyneuropathie bei Gammopathie unklarer Signifikanz: in der Regel symmetrische Veränderungen, häufig auch sensibler Befall
- Hexosaminidase-A-Mangel: häufig komplex repetitive Entladungen in der EMG-Untersuchung

**Fallstricke**

**Vorderhornerkrankungen**

- Faszikulationspotenziale ohne Nachweis anderer elektromyografischer Veränderungen, insbesondere ohne Fibrillationspotenziale oder Zeichen chronisch neurogener Veränderungen, sind diagnostisch nicht verwertbar außer in paretischen (atrophen) Muskeln. Es kann sich um sog. „benigne Faszikulationen" handeln.
- Komplex-repetitive Entladungsserien kommen bei einer ALS eher selten vor, schließen diese jedoch nicht aus; sie sind häufiger bei Hexosaminidase-A-Mangel.
- PME der bulbären Muskeln sind von Haus aus von kürzerer Dauer und niedriger Amplitude als die der Extremitätenmuskeln und haben eine gering höhere Entladungsfrequenz.
- Bei gleichzeitigem Vorliegen einer anderen Störung (z. B. Polyneuropathie, Karpaltunnelsyndrom) können SNAP verkleinert oder auch nicht auslösbar sein.
- Umschriebene Leitungsblöcke an typischen Engpassstellen können durch Nervenkompression bedingt sein.
- Bei repetitiver Stimulation ist ein Dekrement bis zu 20 % auch bei ALS möglich.
- Im Einzelfaser-EMG können sich pathologischer Jitter und Blockierungen finden.

**Praktisches Vorgehen**

**Verdacht auf ALS**

1. in den 4 oben genannten Regionen; obligat sind die Untersuchungen mindestens eines proximalen und eines distalen Muskels der oberen und der unteren Extremität sowie eines Rumpfmuskels
2. motorische Neurografie von mindestens 2 Nerven der oberen und der unteren Extremität einschließlich F-Wellen-Bestimmung
3. sensible Neurografie von mindestens einem Nerv der oberen und der unteren Extremität

### 4.8.3 Literatur

[1] **Behnia** M, Kelly JJ. Role of electromyografy in amyotrophic lateral sclerosis. Muscle Nerve 1991; 14: 1236–1241

[2] Bernstein LP, Antel JP. Motor neuron disease: decremental response to repetitive nerve stimulation. Neurology 1981; 31: 202–204

[3] **Brooks** BR. For the Subcommittee on Motor Neuron Diseases of World Federation of Neurology Research Group on Neuromuscular Diseases, El Escorial "Clinical Limits of ALS" Workshop Contributors. El Escorial World Federation of Neurology criteria for the diagnosis of amyotrophic lateral sclerosis. J Neurol Sci 1994; 124 (Suppl. 1): 96–107; modified Amyotrophic Lateral Sclerosis and Other Motor Neuron Diseases 2000; 5: 293–299

[4] **De Carvalho** M, Dengler R, Eisen A et al. Electrodiagnostic criteria for diagnosis of ALS: Consensus of an International Symposium sponsored by IFCN. December 3–5 2006. Clin Neurophysiol 2008; 119: 497–503

[5] **Finsterer** J, Erdorf M, Mamoli B et al. Needle electromyografy of bulbar muscles in patients with amyotrophic lateral sclerosis. Neurology 1998; 51: 1417–1422

[6] **Jürgens** TP, Schulte-Mattler WJ. Myotone Syndrome und die Differenzialdiagnose von Serienentladungen im EMG. Klin Neurophysiol 2006; 37: 151–160

[7] **Kuncl** RW, Cornblath DR, Griffin JW. Assessment of thoracic paraspinal muscles in the diagnoses of ALS. Muscle Nerve 1988; 11: 484–489

[8] **Lambert** EH. Electromyografy in amyotrophic lateral Sclerosis. In: Norris FH, Kurland LT, eds. Motor Neuron Diseases: Research in amyotrophic lateral Sclerosis and related Disorders. New York: Grune & Stratton; 1969: 135–153

## 4.9 Störungen der neuromuskulären Übertragung

*C. Bischoff*

### 4.9.1 Einleitung

Störungen der neuromuskulären Übertragung sind rein motorische Störungen. Die wichtigsten Erkrankungen sind die Myasthenia gravis, eine postsynaptische Übertragungsstörung autoimmunologischer Genese und das präsynaptische Lambert-Eaton-myasthenische-Syndrom (LEMS), das sowohl paraneoplastisch als auch als autoimmunologisch vorkommt.

### 4.9.2 Ziele der Elektrodiagnostik

Ziele der Elektrodiagnostik sind:

- Nachweis der Übertragungsstörung
- Ausschluss anderweitiger Reinnerverationsprozesse mit Störung an der Endplatte

### 4.9.3 Sinnvolle Untersuchungen zur Bestätigung der Diagnose

► **Motorische Neurografie.** Es erfolgt die Bestimmung der Amplitude des MSAP, bei niedriger Amplitude (< 2 mV) Verdacht auf LEMS mit nachfolgender Untersuchung nach tetanischer Kontraktion.

► **Niederfrequente Serienstimulation (1–) 3 (–5) Hz:**

- Möglichst klinisch betroffene Muskeln untersuchen; je mehr Muskeln untersucht werden, desto höher ist die Ausbeute pathologischer Befunde.
- Bei Hirnnervenbefall sollten möglichst auch die Gesichtsmuskeln (z. B. M. nasalis, M. orbicularis oculi, M. mentalis) untersucht werden.
- Kommt es bei Untersuchung in Ruhebedingungen nicht zu einem Dekrement, ist die Serienstimulation 3–5 Minuten nach einer tonischen Muskelinnervation für etwa 30 Sekunden zu wiederholen; nach kurzer toni-

scher Innervation (10 Sekunden) kommt es beim präsynaptischen LEMS zu einem Inkrement von > 50 % (▶ Abb. 4.14).

**Merke**

Eine hochfrequente Serienstimulation (> 30 Hz) zur Testung auf ein LEMS ist in der Regel unnötig und kann durch die Bestimmung des Inkrements der MSAP-Amplitude nach einer einmaligen Stimulation im Anschluss an eine tonische Muskelinnervation ersetzt werden.

EMG-Untersuchungen sind in der Regel nur zur differenzialdiagnostischen Abgrenzung von Reinnerverationsprozessen erforderlich, bei denen auch neuromuskuläre Übertragungsstörungen vorkommen können.

▶ **Einzelfaser-EMG-Untersuchungen.** Sie sind zwar sehr sensitiv, werden aber aufgrund des Zeitaufwands nur in Zweifelsfällen eingesetzt, in denen die Diagnose mit den herkömmlichen Verfahren nicht sichergestellt werden kann.

**Fallstricke**

**Neuromuskuläre Übertragungsstörungen**

- Eine niedrige Muskeltemperatur kann ein Dekrement vermindern oder verschleiern.
- Die Untersuchung unmittelbar nach Krafttestung kann falsch-negative Befunde vortäuschen (posttetanische Fazilitierung).
- Ein Dekrement ist unspezifisch und kommt auch bei anderen Störungen vor, z. B. bei Neuropathien, myatropher Lateralsklerose, Myositiden, Reinnervationsprozessen.
- Geringes Inkrement (bis etwa 20 %) ist auch bei Myasthenia gravis nach tonischer Innervation möglich.
- Bei fortgeschrittener Myasthenie kommen mitunter auch myopathisch anmutende PME vor.
- In der Frühphase eines LEMS kann die Amplitude noch (grenzwertig) normal sein und das Inkrement < 50 % betragen in diesen Fällen ist die Diagnose neurophysiologisch nicht zu sichern.
- Bei fortgeschrittenem LEMS kann die Muskelerschöpfung frühzeitig einsetzen, sodass das Inkrement nach tonischer Muskelinnervation in der Erschöpfung untergeht; dann Wiederholung der Fazilitierung nach kürzerer Vorinnervation (etwa 10 Sekunden).
- Auch wenn in der Regel beim LEMS alle Muskeln betroffen sein sollen, sind mitunter einige anfangs ausgespart, so dass bei unauffälligem Befund in einem Muskel weitere Muskeln untersucht werden müssen – wenn möglich ein klinisch betroffener Muskel.
- Bei der EMG-Untersuchung auf amplitudenvariierende PME achten (▶ Abb. 3.15)!

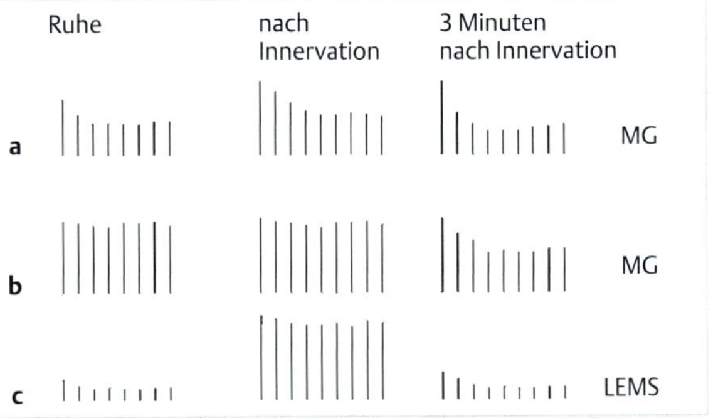


**Abb. 4.14** Schematische Darstellung der Veränderungen der MSAP-Amplituden bei Myasthenia gravis und LEMS in Ruhe, unmittelbar nach tonischer Innervation für 30 Sekunden und nochmals nach 3 Minuten.
**a** Befund bei Myasthenia gravis.
**b** Befund bei Myasthenia gravis, bei der in Ruhebedingungen kein Dekrement nachweisbar ist, sondern erst nach posttetanischer Erschöpfung.
**c** Befund bei LEMS.

**Praktisches Vorgehen**

**Verdacht auf postsynaptische Übertragungsstörung**

1. motorische Neurografie eines proximalen Muskels: M. nasalis, M. orbicularis oculi, M. mentalis, M. trapezius
2. 3-Hz-Serienstimulation
3. bei unauffälligem Befund: Wiederholung 3–5 Minuten nach tonischer Vorinnervation des Muskels
4. bei weiter unauffälligem Befund: Untersuchung weiterer Muskeln
5. Einzelfaser-EMG als sensitivste Methode bei ansonsten negativen Befunden in der Serienstimulation

**Praktisches Vorgehen**

**Verdacht auf LEMS (präsynaptische Störung) bei**

1. motorischer Neurografie eines Hand- oder Fußmuskels
2. niedriger MSAP-Amplitude: tonische Innervation des Muskels für 5–10 Sekunden und neuer Einzelreiz
3. unauffälligem Befund: Untersuchung eines anderen Muskels

## 4.9.4 Literatur


[1] **Oh** S. Electromyografy. Neuromuscular Transmission Studies. Baltimore: Williams & Wilkins; 1988

[2] **Sanders** DB, Howard JE, Johns TR. Single fiber electromyografy in myasthenia gravis. Neurology 1979; 29: 69–76

[3] **Sanders** DB, Howard JFJ. Single fiber electromyografy in myasthenia gravis. Muscle Nerve 1986; 9: 809–819

[4] **Stålberg** E, Trontelj J. Single Fiber EMG: Studies in healthy and diseased Muscles. New York: Raven Press; 1994

[5] **Tim** RW, Massey JM, Sanders D. Lambert-Eaton myasthenic syndrome: electrodiagnostic findings and response to treatment. Neurology 2000; 54: 2176–2178

# 4.10 Myotonien

*W. Schulte-Mattler*

## 4.10.1 Einleitung

Myotonien sind Erkrankungen, bei denen die Erschlaffung von Muskeln nach einer willkürlichen Anspannung gestört ist (▶ Tab. 4.14). Korrelat ist eine eigentümliche Form pathologischer Spontanaktivität im EMG, die myotone Serienentladung (▶ Abb. 3.17). Diese ist bei Patienten mit Myotonie in der Regel auch dann nachweisbar, wenn die Myotonie sich klinisch (noch) nicht manifestiert.

## 4.10.2 Ziele der Elektrodiagnostik

Ziele der Elektrodiagnostik sind:

- Nachweis der myotonen Serienentladungen
- Ausschluss einer anderen Erkrankung, bei der Serienentladungen im EMG gefunden werden

## 4.10.3 Sinnvolle Untersuchungen zur Bestätigung der Diagnose

▶ **EMG.** Sie ist die entscheidende Untersuchung. Werden Serienentladungen gefunden, muss lediglich entschieden werden, ob es sich dabei tatsächlich um myotone Serien handelt oder ob die Serien durch eine andere Erkrankung (▶ Tab. 4.14) verursacht sind (s. unten). Werden im EMG keine Serienentladungen gefunden, ist eine Myotonie nicht mit ausreichender Sicherheit ausgeschlossen.

▶ **Motorische und sensible Neurografie.** Sie sind zur Betätigung der Diagnose einer Myotonie nicht geeignet.

**Tab. 4.14** Krankheiten, bei denen Serienentladungen im EMG gefunden werden.

| mit Muskelsteife | ohne Muskelsteife |
|---|---|
| myotone Dystrophie | Myositiden |
| proximale myotone Myopathie (PROMM) | chronische Denervationszustände |
| Chloridkanalerkrankungen, z. B. Myotonia congenita | Glykogenosen |
| Natriumkanalerkrankungen, z. B. Paramyotonie | zentronukleäre Myopathie |
| Schwartz-Jampel-Syndrom | kolchizininduzierte Myoneuropathie |
| Neuromyotonie/Isaacs-Mertens-Syndrom | X-chromosomale Myopathie mit exzessiver Autophagie |
| | Ciguatoxinvergiftung |
| | mitochondriale Myopathie |
| | Tetanie |

## 4.10.4 Differenzialdiagnose und zusätzliche Untersuchungen zur Differenzierung

Allein aufgrund der Eigenschaften von Serienentladungen im EMG kann meist nicht mit ausreichender Sicherheit entschieden werden, ob diese von einer Myotonie oder einer der anderen in ▶ Tab. 4.14 genannten Erkrankungen hervorgerufen worden sind. Im klinischen Kontext ist dies oft dann möglich, wenn Muskelsteifigkeit zu den Symptomen gehört. Ist dies nicht der Fall, müssen prinzipiell alle in ▶ Tab. 4.14 genannten Erkrankungen erwogen werden.

Praktisch wichtige Konstellationen sind:

- chronische Denervationszustände:
  - EMG: vergrößerte PME
  - motorische und sensible Neurografie: je nach Ursache eventuell Demyelinisierung oder niedrige Potenziale
- proximale myotone Myopathie (▶ Abb. 4.15):
  - EMG: zum Teil sehr hochfrequente (> 150 Hz) Serien, PME nicht hochgradig verändert, häufig nur vermehrte Polyphasie
  - Neurografie: normal
- Myositiden:
  - EMG: neben den Serienentladungen reichlich positive scharfe Wellen und Fibrillationspotenziale, PME stark polyphasisch
  - motorische Neurografie: MSAP niedrig bis normal
  - sensible Neurografie: normal
- Neuromyotonie:
  - EMG: sehr hochfrequente (> 150 Hz) Serien, vergrößerte PME
  - motorische Neurografie: Zeichen einer Demyelinisierung
  - hochfrequente Entladungen

**Fallstricke**

**Myotonien**

- Serienentladungen im EMG kommen nicht nur bei Myotonien vor (▶ Tab. 4.14).
- Dauer oder Klang der myotonen Serien sind nicht zur Differenzierung der Myotonieursache geeignet.
- Bei einigen Myotonien sind myotone Serien nur spärlich vorhanden (z. B. PROMM) oder nur in bestimmten Situationen (z. B. bei manchen Natriumkanalmyotonien); bei klinischem Verdacht sollte daher eine sorgfältige Suche erfolgen, z. B. in mehreren Muskeln oder nach entsprechender Provokation.

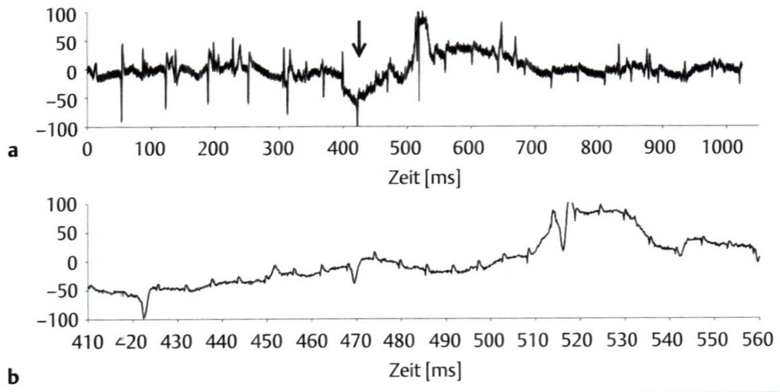


**Abb. 4.15** EMG aus dem M. biceps brachii einer Patientin mit proximaler myotoner Myopathie.
**a** PSA in Form unterschiedlich rasch entladender Serien. Pfeil: Beginn einer Entladungsserie hoher Entladungsrate (180 Hz).
**b** Ausschnitt aus **a** zu Beginn der Serie hoher Entladungsrate. Diese erzeugte während der Ableitung im Lautsprecher einen charakteristischen Klang („Ping").

**Praktisches Vorgehen**

**Myotonien**

1. EMG-Untersuchung eines klinisch betroffenen Muskels (z. B. M. flexor digitorum)
2. werden dabei keine Serienentladungen gefunden, Untersuchung weiterer Muskeln (z. B. Hypothenar, M. quadriceps femoris)
3. bei Serienentladungen: orientierende Beurteilung der PME (chronische Denervation, myopathische Veränderungen?)
4. Untersuchung von Verwandten

## 4.10.5 Literatur


[1] **Harper** PS. Myotonic Dystrophy. 3rd ed. Philadelphia: Saunders; 2001

[2] **Jürgens** TP, Schulte-Mattler WJ. Myotone Syndrome und die Differenzialdiagnose von Serienentladungen im EMG. Klin Neurophysiol 2006; 37: 151–160

[3] **Kleopa** KA, Barchi RL. Genetic disorders of neuromuscular ion channels. Muscle Nerve 2002; 26: 299–325

[4] **Ricker** K. Myotonic dystrophy and proximal myotonic myophathy. J Neurol 1999; 246: 334–338


# 4.11 Myositis

*W. Schulte-Mattler*

## 4.11.1 Einleitung

Myositiden sind erworbene (Ausnahme: hereditäre Einschlusskörpermyositis) entzündliche Erkrankungen der Skelettmuskulatur. Hierzu zählen:

- Polymyositis
- Dermatomyositis
- Einschlusskörpermyositis
- okuläre Myositis
- Myositis im Rahmen anderer Autoimmunerkrankungen
- erregerbedingte Myositis

Leitsymptom ist die Parese, in der Regel sind proximale Muskeln stärker betroffen. Myalgien kommen je nach Ursache bei höchstens etwa 50 % der Patienten vor, eine Erhöhung der Kreatinkinase im Serum ist die Regel.

## 4.11.2 Ziele der Elektrodiagnostik

Ziele der Elektrodiagnostik sind:

- Nachweis sowohl myopathischer Veränderungen als auch von pathologischer Spontanaktivität und vermehrt polyphasischen PME
- eventuell Beurteilung der Floridität der Entzündung oder des Verlaufs

## 4.11.3 Sinnvolle Untersuchungen zur Bestätigung der Diagnose

▶ **EMG.** Sie ist die wesentliche Untersuchung (Ausnahme: okuläre Myositis). Typischer Befund in betroffenen Muskeln ist ein Nebeneinander von PSA, kleinen und kurzen PME und reichlich polyphasischen PME. Dieser Befund ist häufig nur in einzelnen Arealen des Muskels nachweisbar, während in anderen ein normales EMG registriert wird. In nur gering betroffenen Muskeln oder zu Beginn der Erkrankung kann der Befund einer einfachen EMG-Untersuchung normal sein und nur ein abnormes quantitatives EMG den Weg zur Diagnose weisen.

Im weiteren Verlauf der Erkrankung korreliert das Ausmaß der PSA mit der Aktivität der Erkrankung. Dies kann zur Therapiekontrolle genutzt werden. Bei sekundärer Verschlechterung unter einer Steroidtherapie kann differenziert werden, ob eine neu aufgetretene Steroidmyopathie (keine pathologische Spontanaktivität; ▶ Abb. 4.16) oder ein Aufflackern der Myositis ursächlich ist.

▶ **Motorische und sensible Neurografie.** Sie sind zur Betätigung der Diagnose einer Myositis wenig hilfreich.

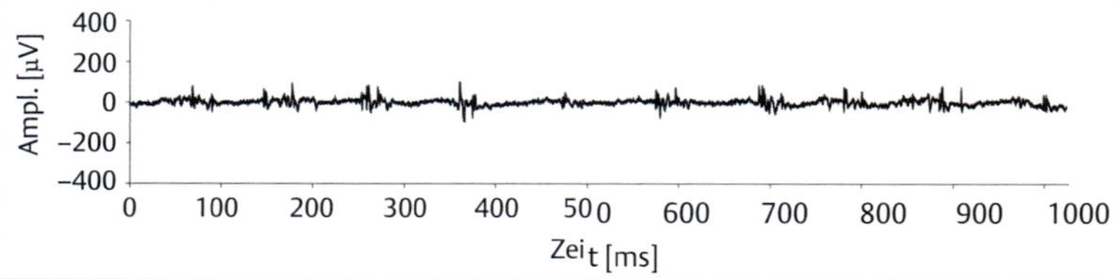


**Abb. 4.16** EMG aus dem M. biceps brachii eines Patienten mit Steroidmyopathie. PME im Mittel kleiner und schmaler als normal. *Cave*: durch einen Tremor wird zusätzlich eine nicht vorhandene vermehrte Polyphasie vorgetäuscht.

## 4.11.4 Differenzialdiagnose und zusätzliche Untersuchungen zur Differenzierung

Passen klinischer Befund und EMG-Befund zur Diagnose einer Myositis, kann die Diagnose durch eine *Muskelbiopsie* gesichert werden. Diese dient zum einen dem Nachweis der Entzündung, da ein EMG-Befund wie bei einer Myositis auch bei anderen Myopathien vorkommen kann und zum anderen um innerhalb der Gruppe der Myositiden zu differenzieren. Ohne aussagefähigen Befund einer Muskelbiopsie und nur mittels EMG-Untersuchungen kann in der Regel nicht zuverlässig zwischen einer Myositis und anderen Muskelerkrankungen mit proximalen Paresen differenziert werden.

Ein „typischer“ EMG-Befund (reichlich PSA, kleine und polyphasische PME) findet sich auch bei

- jüngeren Patienten mit spinaler Muskelatrophie vom Typ Kugelberg-Welander,
- Patienten mit proximaler myotoner Myopathie,
- frischer Reinnervation.

Wenn wenig oder keine pathologische Spontanaktivität im EMG gefunden wird, kommen differenzialdiagnostisch alle Myopathien infrage, die zum klinischen Bild passen können.

### Fallstricke

**Myositis**

- Verzicht auf eine Muskelbiopsie
- EMG-Untersuchung oder Biopsie aus nicht betroffenen Muskeln
- Verzicht auf ein EMG, Fehldeutung: niedrige MSAP-Amplituden neurogen
- bei frischer Reinnervation: keine Unterscheidung zwischen Myositis und neurogener Schädigung mittels EMG möglich

### Praktisches Vorgehen

**Myositis**

1. EMG-Untersuchung klinisch betroffener Muskeln (z. B. M. biceps brachii, M. quadriceps femoris)
2. bei fraglichem Befund: quantitatives EMG
3. bei passendem pathologischem Befund: Biopsie

### Merke

Die Muskelbiopsie darf nicht aus einem Muskel entnommen werden, in dem zuvor eine EMG-Untersuchung stattfand.

## 4.11.5 Literatur


[1] **Engel** AG, Franzini-Armstrong C, eds. Myology. 2nd ed. New York: Mc Graw Hill; 1994

[2] **Jerusalem** F, Zierz S. Muskelerkrankungen. 3. Aufl. Stuttgart: Thieme; 2003

[3] **Robinson** LR. AAEM case report #22: polymyositis. Muscle Nerve 1991; 14: 310–315

[4] **Sieb** S, Schrank B. Neuromuskuläre Erkrankungen. Stuttgart: Kohlhammer; 2009


# 4.12 Nicht entzündliche Myopathien

*W. Schulte-Mattler*

## 4.12.1 Einleitung

Die Anzahl bekannter Myopathien wächst ständig; die meisten davon sind selten (▶ Tab. 4.14). Leitsymptome sind Paresen, deren Verteilung das wichtigste klinische Kriterium zur Differenzialdiagnose innerhalb der Myopathien ist.

**Tab. 4.15** Übersicht nicht entzündlicher Myopathien.

| Krankheitsursache | Beispiele |
|---|---|
| durch Defekte der sarkolemmalen oder extrazellulären Matrix | Muskeldystrophie Typ Duchenne |
| mit nukleären Anomalien | zentronukleäre Myopathie |
| durch defekte Proteine der Myofibrillen oder des Zytoskeletts | Nemalin-Myopathie |
| aufgrund komplexer molekularer Defekte | fazioskapulohumerale Muskeldystrophie |
| aufgrund Entwicklungsstörung | kongenitale Fasertypdisproportion |
| aufgrund kataboler Störungen | X-chromosomale Myopathie mit exzessiver Autophagie |
| durch gestörten Energiestoffwechsel | mitochondriale Myopathien |
| andere | • paraneoplastisch<br>• bei endokrinen Störungen<br>• toxisch |

**Merke**

Die Elektrodiagnostik kann zur Diagnose einer Myopathie entscheidend beitragen, in der Regel aber nicht zur ätiologischen Einordnung.

## 4.12.2 Ziele der Elektrodiagnostik

Ziel der Elektrodiagnostik ist der Nachweis myopathischer Veränderungen in paretischen Muskeln durch EMG und ggf. quantitatives EMG.

**Merke**

Es ist prinzipiell unmöglich, eine Myopathie durch eine EMG-Untersuchung auszuschließen!

## 4.12.3 Sinnvolle Untersuchungen zur Bestätigung der Diagnose

► **EMG.** Sie ist die wesentliche Untersuchung. Typischer Befund in betroffenen Muskeln sind kleine und schmale PME. Diese sind häufig nur mittels der quantitativen EMG zuverlässig nachweisbar. PSA kann vorkommen und ist keineswegs unbedingt ein Zeichen von „Denervationsaktivität".

► **Motorische und sensible Neurografie.** Sie sind zur Bestätigung der Diagnose einer Myopathie wenig hilfreich.

## 4.12.4 Differenzialdiagnose und zusätzliche Untersuchungen zur Differenzierung

Die Bedeutung der EMG-Untersuchung in der Myopathiediagnostik liegt in der diagnostischen Weichenstellung, ob überhaupt eine Myopathie als Ursache einer Parese infrage kommt. Um welche es sich dabei handelt, kann meist nicht aus den EMG-Befunden gefolgert werden. Neben klinischen Kriterien helfen die Muskelbiopsie und vermehrt molekulargenetische Untersuchungen weiter. Als Ausnahme gibt es einige Myopathien, bei denen man mittels EMG die Diagnose weitgehend einengen kann (► Tab. 4.16).

**Tab. 4.16** Myopathien mit Besonderheiten im EMG (s. auch ► Tab. 4.15).

| Myopathie | EMG-Besonderheit |
|---|---|
| Myotonien | myotone Serien (s. oben) |
| Rippling Muscle Disease | klinisch Muskelsteife, während im EMG elektrische Stille herrscht |
| Brodie-Erkrankung | |
| Myophosphorylase-Mangel (McArdle-Erkrankung) | |
| Phosphofruktokinase-Mangel (Tarui-Erkrankung) | |

**Fallstricke**

**Nicht entzündliche Myopathien**

- Fehldeutung von PSA als „Denervationsaktivität"
- Fehldeutung von polyphasischen PME als „neurogen"
- auch bei Myopathien können abnorm hohe PME vorkommen
- Übersehen kleiner PME (durch Untersucher oder Gerät)
- Untersuchung einer großen Zahl von Muskeln, aber kein quantitatives EMG
- Untersuchung von zu sehr atrophierten oder zu wenig betroffenen Muskeln
- Myasthenia gravis kann ein „myopathisches" EMG verursachen

**Praktisches Vorgehen**

**Nicht entzündliche Myopathien**

1. EMG-Untersuchung klinisch betroffener Muskeln (z. B. M. biceps brachii, M. quadriceps femoris, M. tibialis anterior)
2. bei fraglichem Befund: quantitatives EMG
3. bei pathologischem Befund: Biopsie

**Merke**

Da viele Myopathien vererbbar sind, kann eine Untersuchung von Verwandten zur raschen und gründlichen Klärung führen (Beispiel: fazioskapulohumerale Muskeldystrophie).

## 4.12.5 Literatur


[1] **Engel** AG, Franzini-Armstrong C, eds. Myology. 2nd ed. New York: Mc Graw Hill; 1994

[2] **Griggs** RC, Mendell JR, Miller RG. Evaluation and treatment of myopathies. Philadelphia: F.A. Davis Company; 1995

[3] **Jerusalem** F, Zierz S. Muskelerkrankungen. 3. Aufl. Stuttgart: Thieme; 2003

[4] **Sieb** S, Schrank B. Neuromuskuläre Erkrankungen. Stuttgart: Kohlhammer; 2009

# Kapitel 5

## Anhang

# 5 Anhang

## 5.1 Technische Grundlagen

*C. Bischoff*

### 5.1.1 EMG-Gerät

Zur Durchführung elektromyografischer und elektroneurografischer Untersuchungen werden benötigt:

- Elektroden
- Aufnahmeeinheit (▶ Abb. 5.1) aus:
  - hochempfindlichem Verstärkersystem
  - Filter
  - Bildschirm
  - Analysesystem
  - Speichereinheit
  - Ausgabesystem

#### Stimulator

Die Stimulation erfolgt in der Regel mit Oberflächenelektroden, wobei der Strom zwischen der Kathode und der Anode fließt. In der Routineuntersuchung wird ein Stimulator mit konstantem Strom benutzt, der weitgehend unabhängig vom Hautwiderstand ist. Die Stromstärken liegen bei Oberflächenstimulation zwischen 0 und 100 mA, bei intramuskulärer Nadelstimulation sind erheblich niedrigere Stromstärken (in der Regel < 10 mA) erforderlich.

Bei Stimulatoren mit konstanter Spannung (Bereich 0–300 V) ist die applizierte Stromstärke stark vom Widerstand abhängig, sodass diese Systeme nur selten eingesetzt werden. Hochvoltstimulatoren erzeugen Spannungen bis 700 V und kommen zur Stimulation von Nervenwurzeln und tief liegenden Nerven zum Einsatz.

#### Verstärker

Die EMG-Verstärker müssen zum einen in der Lage sein, Spannungen von unter 1 µV (sensible Nervenaktionspotenziale) bis zu mehreren Millivolt (Potenziale motorischer Einheiten) aufzunehmen und in Spannungen von 1–10 V umzusetzen, die auf dem Bildschirm oder einem Oszilloskop dargestellt werden können. Das Frequenzband der aufgenommenen Potenziale liegt zwischen 2 Hz und > 10 kHz. Außerdem müssen die Verstärker das Umgebungsrauschen unterdrücken, das um ein Vielfaches höhere Spannungen als das interessierende Potenzial aufweist.

Zur Aufnahme eines neurophysiologischen Signals werden die beiden Elektroden, die Aufnahmeelektrode (Kathode, plus) und die Referenzelektrode (Anode, minus), mit den beiden Eingangskanälen des (Vor-)Verstärkers verbunden. EMG-Verstärker sind Differenzverstärker. Diese messen die Differenz zwischen den Spannungen, die an den beiden Kanälen (Elektroden) anliegen. Beide Elektroden nehmen neben dem eigentlichen Signal auch Rauschsignale (common mode signals) auf, die das interessierende Signal überlagern (stören) und sich zusammensetzen aus dem 50-Hz-Wechselstromartefakt durch Umgebungsaktivität und möglichen fernen körpereigenen Generatoren (Fernpotenzialen). In der Regel haben Rauschsignale an beiden Eingängen die gleiche Amplitude und die gleiche Phase. Aufgrund der Differenzbildung werden die Rauschsignale nicht verstärkt und gehen gegen Null (▶ Abb. 5.2), sodass das eigentliche Biosignal besser zur Darstellung kommt. Dies ist allerdings nur der Fall, wenn beide Elektroden nicht das gleiche Biosignal aufnehmen (z. B. bei zu engem Abstand der Oberflächenelektroden bei der motorischen Neurografie; ▶ Abb. 5.3). Die Rauschunterdrückung funktioniert nur in einem engen Spannungsbereich, weshalb das Umgebungsrauschen so klein wie möglich gehalten werden sollte.

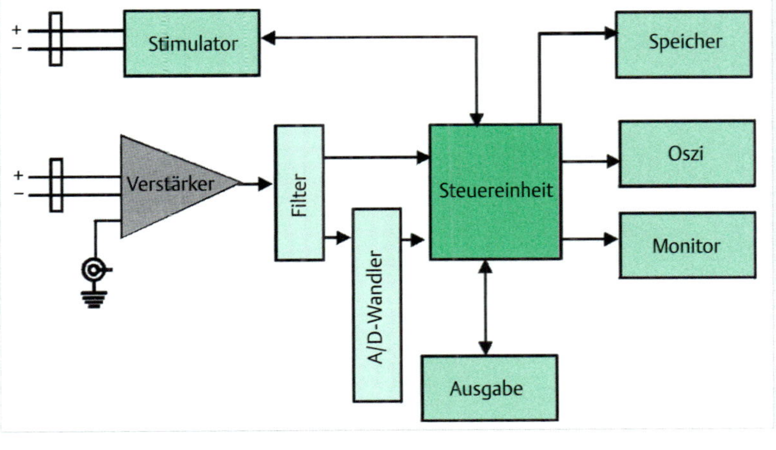


**Abb. 5.1** Aufbau eines EMG-Geräts mit Stimulationseinheit.

In der neurophysiologischen Nomenklatur werden Aufwärtsbewegungen des Signals als negativ und Abwärtsbewegungen als positiv bezeichnet. Unter Umständen wird der Verstärker durch ein zu hohes Signal, z. B. das Stimulationsartefakt, eine Bewegung oder den Nadelvorschub, übersteuert. Er muss dann durch einen eingebauten Übersteuerungsschutz schnell wieder auf die Nulllinie zurückgebracht werden, bevor das interessierende Signal erscheint.

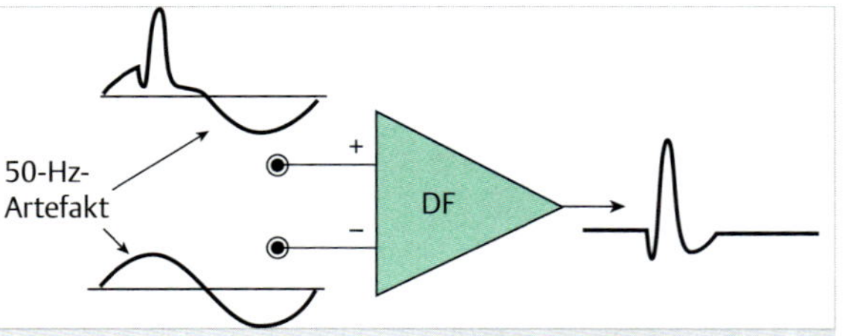


**Abb. 5.2** Aufbau des Differenzverstärkers (DF) und Prinzip der Artefaktunterdrückung (common mode rejection), dargestellt anhand eines 50-Hz-Wechselstromartefakts, das an beiden Kanälen in gleicher Amplitude und Phase anliegt. Durch die Differenzbildung verschwindet das Wechselstromartefakt, während das Signal, das nur von der Pluselektrode aufgenommen wird, besser zur Darstellung kommt.

## Filter

Die Filterung eines Signals ist notwendig zur:

- Verminderung des Rauschens
- Artefaktunterdrückung (ohne Beeinträchtigung des Signals)
- Darstellung von Signalanteilen, die unter anderen Bedingungen nicht (klar) erkenntlich sind, z. B. Einzelfaserpotenziale, Unblanketing-EMG

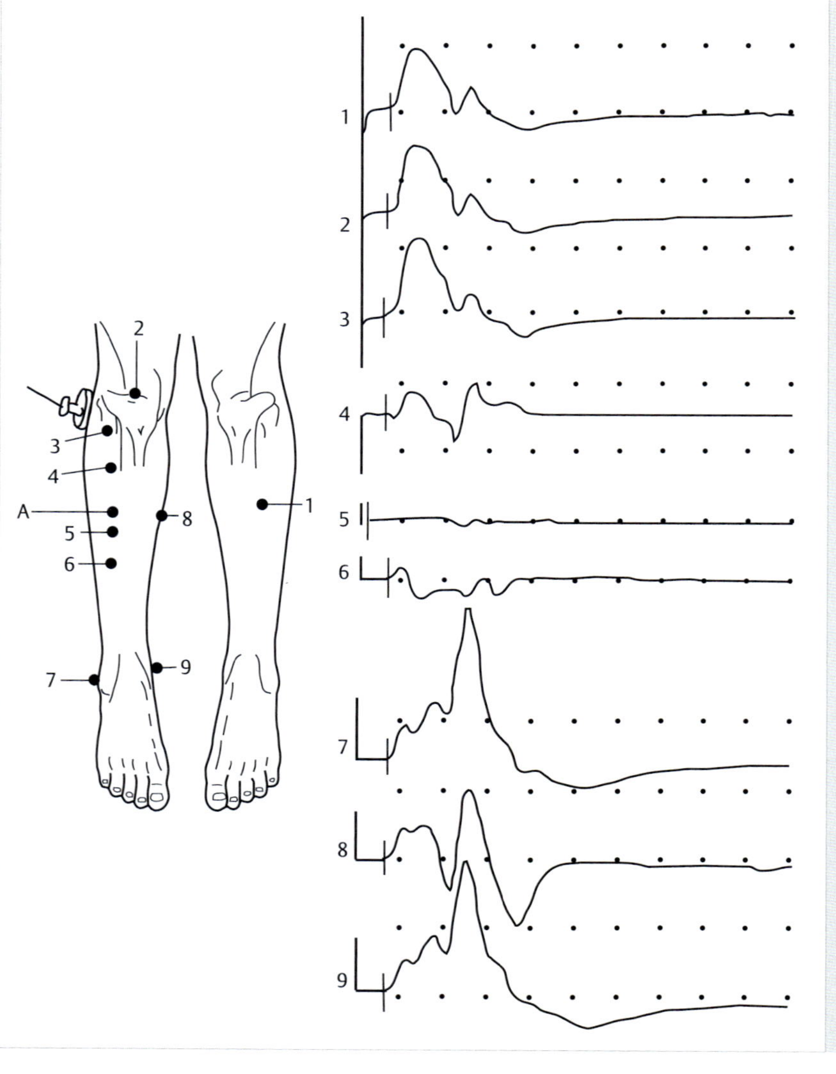


**Abb. 5.3** Einfluss des Abstands zwischen der Position der Aufnahmeelektrode (A) und der Referenzelektrode (Nummern 1–9) als Ergebnis des Differenzialverstärkers. Je näher die Elektroden beieinander liegen, desto niedriger wird das MSAP (Position 5); wenn beide über aktivem Muskelgewebe liegen, wird das Potenzial deformiert (Positionen 4, 6); am besten wird das Potenzial abgebildet, wenn die Referenzelektrode über elektrisch nicht aktivem Gewebe (Positionen 1, 2) sitzt.

Das Frequenzband bei neurophysiologischen Untersuchungen liegt zwischen 2 Hz und 10 kHz. Um ein Signal möglichst unverfälscht darzustellen, sollte das dargestellte Frequenzband so weit wie möglich sein. Bei instabiler Grundlinie mit langsamen Frequenzanteilen kann diese durch eine Anhebung der unteren Grenzfrequenz verbessert werden – mit dem Nachteil, dass das Signal verändert zur Darstellung kommt. Auch innerhalb des Frequenzbands kommt es bei der Filterung zu Abschwächungen und auch außerhalb der Grenzfrequenzen ist die Abschwächung nicht 100 % (▶ Abb. 5.4). Deshalb muss der Einsatz von Filtern vorsichtig erfolgen.

▶ **Untere Grenzfrequenz (Hochpassfilter).** Abschwächung langsamer Komponenten. Eine Anhebung bewirkt eine Amplitudenabnahme der initialen Potenzialauslenkung und somit eine Latenzverkürzung der Spitzenkomponente. Durch eine Erhöhung der unteren Grenzfrequenz können Bewegungsartefakte vermindert werden, weshalb diese bei der Oberflächen-EMG Ableitung z. B. zur Tremorableitung heraufgesetzt wird.

▶ **Obere Grenzfrequenz (Tiefpassfilter).** Sie ermöglicht eine Abschwächung hoher Frequenzen. Eine Erniedrigung führt zu einer Amplitudenabnahme und einer Verminderung der Anstiegssteilheit des Potenzials.

▶ **50-Hz-Filter (notch filter).** Er vermindert die Wechselstromartefakte, sollte aber nicht routinemäßig benutzt werden. Dies gilt vor allem für die Potenzialanalyse motorischer Einheiten, da durch das 50-Hz-Filter die Potenzialkonfiguration beeinträchtigt werden kann.

## A/D-Wandler

Die meisten EMG-Geräte benutzen heute zur Datenaufnahme und Verarbeitung digitalisierte Daten. Damit ist die Nachverarbeitung, z. B. die Veränderung der Verstärkung und der Zeitachse, innerhalb gewisser Grenzen möglich. Wichtig ist, dass bei der Wiedergabe der Signale die Rekonstruktion der Wellenform möglichst exakt erfolgt, d. h., dass sich digitalisierte und nicht digitalisierte Wellenformen nicht unterscheiden. Die Aufnahmefrequenz sollte mindestens das Doppelte der höchsten vorkommenden Frequenz im Signal betragen (Nyquist-Theorem).

## Bildschirm

Die Darstellung neurophysiologischer Signale erfolgt in der Regel auf einem PC-Monitor und ist damit von dessen Auflösung abhängig. Die Positionierung der Marker hängt von der Verstärkung und der Kippgeschwindigkeit ab. Da die zeitliche Auflösung von der Zahl der horizontalen Punkte (Pixel) abhängig ist, nimmt die Messgenauigkeit

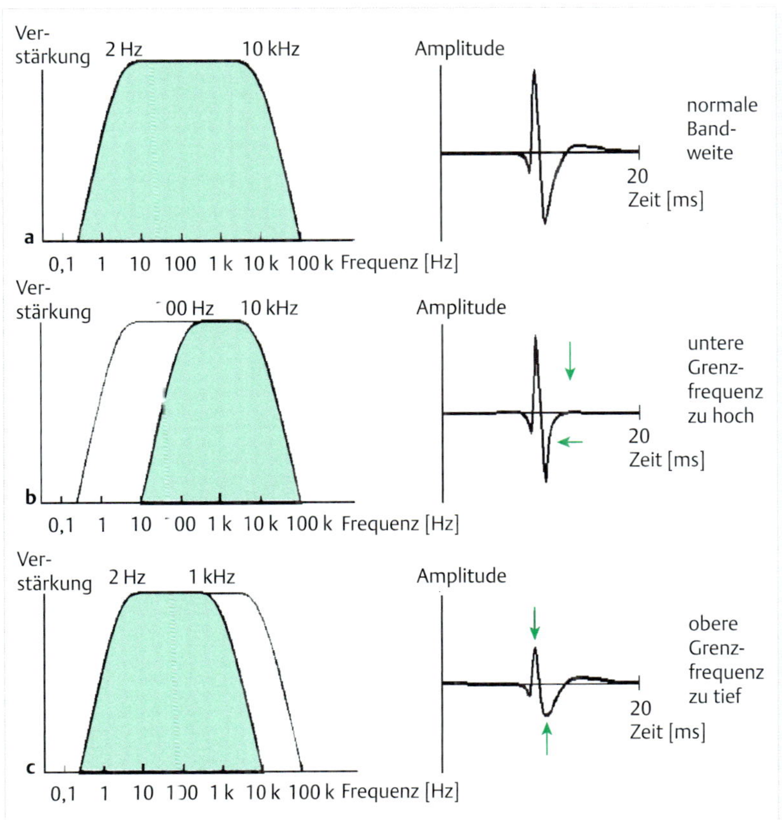


**Abb. 5.4** Einfluss der Bandbreite des Filters auf ein EMG-Signal.

**a** Es wird die ganze Bandbreite zur Darstellung genutzt, rechts das nur gering gefilterte PME.

**b** Die Heraufsetzung der unteren Grenzfrequenz führt zur Potenzialverkürzung.

**c** Die Herabsetzung der oberen Grenzfrequenz führt zur Amplitudenabnahme.

der Latenz mit höheren Kippgeschwindigkeiten zu. Die internen Algorithmen zur Markerpositionierung sind in der Regel der manuellen Markersetzung überlegen, es sei denn, die Grundlinie ist sehr instabil. Eine manuelle Korrektur der Markersetzung muss deshalb bei einer standardisierten Einstellung erfolgen.

## Trigger und Verzögerungseinheit

Mithilfe eines Triggers können Signale anhand bestimmter Kriterien (z. B. Übersteigen einer voreingestellten Amplitude oder Signalanteile innerhalb eines definierten Amplitudenfensters) aus der laufenden Aufnahme isoliert werden. Dies ist zur Potenzialerkennung und zur Beurteilung der Reproduzierbarkeit von Signalformen notwendig. Mithilfe der Verzögerungseinheit (delay line) können die so isolierten Potenziale an einer Stelle des Bildschirms dargestellt werden. Da die Signale zunächst im internen Datenspeicher gespeichert werden, können sie auch nach ihrem wirklichen Erscheinen dargestellt werden. So besteht die Möglichkeit, auch vorausgegangene Komponenten zu erfassen. Die Darstellung sollte möglichst in der Bildschirmmitte erfolgen, um frühe oder späte Anteile erkennen zu können.

## Mittelwertbildung (Averager)

Signale, die sehr klein (niederamplitudig) sind, gehen oft im Grundrauschen unter. Wenn das Signal zeitlich mit einem Trigger oder Ereignis gekoppelt auftritt, kann es mithilfe einer Mittelwertrechnung aus dem Rauschen isoliert werden. Damit wird das Signal-Rausch-Verhältnis verbessert. Um sicher zu gehen, dass es sich um ein echtes Biosignal handelt, muss beim Einsatz eines Averagers das gemittelte Signal mindestens 2-mal identisch dargestellt werden.

Die Mittelwertbildung kommt bei der Ableitung von sensiblen Nervenaktionspotenzialen, bei der Messung der langlatenzigen Reflexe und beim Makro-EMG zur Anwendung, um die elektrische Aktivität der interessierenden Einheit zu erfassen.

## Artefaktunterdrückung

Mitunter sind in EMG-Geräte automatische Systeme zur Artefaktunterdrückung eingebaut, um das Signal-Rausch-Verhältnis und damit die Ableitqualität zu verbessern. Der Verstärker blockiert in diesen Fällen die Aufnahme. Hierbei werden Signale, die einen vordefinierten Wert übersteigen, automatisch verworfen (in der Regel ein voreingestellter Prozentwert der maximalen möglichen Eingangsverstärkung). Hilfreich ist diese Einrichtung zur Unterdrückung von Bewegungsartefakten.

## Datenspeicherung und -ausgabe

Die aufgenommenen Daten werden als Kurven oder Potenziale im PC gespeichert, es können aber auch längere Aufnahmen, z. B. EMG-Originalregistrierungen bzw. die Rohdaten der Potenzialanalyse zur Weiterverarbeitung oder späteren Auswertung, gespeichert werden.

Die Datenausgabe sollte so erfolgen, dass neben der Überprüfbarkeit der Werte auch ein Vergleich mit Referenzwerten möglich ist. Hierbei sollten möglichst alle Einflussfaktoren (z. B. Alter, Körpergröße, Temperatur) einfließen und, wenn immer möglich, die Abweichung von der Norm angegeben werden.

# 5.1.2 Elektroden

Zur Registrierung der Potenzialdifferenzen ist immer ein Elektrodenpaar notwendig. Bei Verwendung von Oberflächenelektroden, z. B. zur Neurografie oder Tremoranalyse, sollten beide aus dem gleichen Material bestehen. Zur Verbesserung der Aufnahmequalität sollte die Elektrodenoberfläche sauber sein und keine Korrosionszeichen aufweisen. Zur Verminderung des Widerstands muss der Kontakt zwischen Haut und Elektrode möglichst eng sein. Neben einem festen Druck wird dies durch die Verwendung eines Elektrodengels erreicht. Mitunter muss die Haut entfettet bzw. von Hornhautschichten gereinigt werden, um den Widerstand in den Bereich von 1–5 kΩ zu bringen.

Bei Nadelelektroden hängen die Größe und zum Teil die Konfiguration des Potenzials vom Aufnahmeradius, d. h. dem Elektrodendurchmesser, ab. Bei konzentrischen Nadelelektroden ist die Nadeloberfläche der Aufnahmeelektrode zwischen 0,01 und 0,09 $mm^2$, in der Regel 0,07 $mm^2$, außer bei der Untersuchung der Gesichtsmuskeln (▶ Tab. 5.1). Die Ableitung erfolgt zwischen dem inneren Platindraht und dem Stahlmantel der Nadel.

Bei Verwendung von monopolaren Nadeln erfolgt die Registrierung zwischen der auf 1–5 mm nicht isolierten Spitze der Nadel und einer entfernt eingestochenen subkutanen Elektrode oder einer Oberflächenelektrode. Aufgrund des Impendanzunterschieds zwischen beiden Nadeln und der Möglichkeit der Referenzelektrode, elektrische Aktivität anderen Ursprungs aufzunehmen, ist das Verfahren artefaktanfälliger. Die gemessenen Werte unterscheiden sich auch von den mit einer konzentrischen Nadelelektrode aufgenommenen Werten (höhere Amplituden, höhere Zahl von Phasen).

Beim Einsatz von Nadelelektroden empfiehlt sich aus hygienischen Gründen die Verwendung von Einmalnadeln.

Tab. 5.1 Elektrodeneigenschaften.

| Art der Elektrode | Aufnahmefläche | Referenzelektrode | Impedanz [kΩ] |
|---|---|---|---|
| konzentrische Nadel | 0,07 mm² | Nadelschaft | 5 |
| monopolare Nadel | 0,12 mm² | Oberflächenelektrode oder zweite Nadel s. c. | 5 |
| Einzelfasernadel | 25-µm-Radius | Nadelschaft | 100 |
| Makro-EMG-Nadel | 15 mm um Spitze | Oberflächenelektrode | 1–5 |
| Oberflächenelektrode | 20–100 mm² | zweite Elektrode | 1–5 |

### 5.1.3 Elektrische Sicherheit

Die gesamte EMG-Einheit muss aus Sicherheitsgründen von der Stromversorgung isoliert und jedes Teil geerdet sein. Bei Übergang von Strömen auf den Patienten kann es zu Kammerflimmern kommen. Die Trennung zwischen Stromführung und Verstärker erfolgt in der Regel durch eine optoelektronische Trennung. Hierbei wird das aufgenommene elektrische Signal in ein optisches Signal umgesetzt, das in der Maschine wieder in ein elektrisches Signal umgewandelt wird. Hiermit wird die Gefahr eines Kriechstroms weitgehend vermindert. Es müssen regelmäßige Kontrollen der Gerätesicherheit erfolgen.

Zur Erdung sollten alle stromführenden Geräte am gleichen Erdleiter angeschlossen werden. Hilfserden, z. B. an Wasserleitungen, sollten nicht verwendet werden.

Das Risiko für Patienten mit Schrittmachern ist bei der konventionellen elektrischen Stimulation gering, wobei die Reizelektroden nicht innerhalb der Herzlinie liegen dürfen.

## 5.2 Literatur


[1] **Al-Shekhlee** A, Shapiro BE, Preston DC. Iatrogenic complications and risks of nerve conduction studies and needle electromyografy. Muscle Nerve 2003; 27: 512–526

[2] **Bischoff** C, Fuglsang-Fredriksen A, Vendelbo L, Sumner A. Standards of Instrumentation. In: Deuschl A, Eisen A, eds. Recommendations for the Practice of clinical Neurophysiology: Guidelines of the International Federation of Clinical Neurophysiology. Amsterdam: Elsevier; 1999: 199–211

[3] **Guld** C, Rosenfalck A, Williams RG. Technical factors in recording electrical activity of muscle and nerve in man. Electroenceph Clin Neurophysiol 1970; 28: 399–413

[4] **LeBan** MM, Petty D, Hauser AM et al. Peripheral nerve conduction stimulation: its effect on cardial pacemakers. Arch Phys Med Rehab 1988; 69: 358–362

# Glossar zu Begriffen der Elektromyografie

*Übersetzung: H. C. Hopf, C. Bischoff*

**Aktionspotenzial** (**AP**) elektrische Entladung nach Art des „Alles-oder-Nichts" in einer einzelnen Nervenfaser oder Muskelfaser unabhängig von der Art eines überschwelligen Reizes

**Aktionspotenzial der motorischen Einheit** (**Einheitspotenzial; MUAP, PME**) Aktionspotenzial, zusammengesetzt aus den Potenzialen einzelner Muskelfasern derselben motorischen Einheit, die im Aufnahmeradius der Nadelelektrode liegen. Normalerweise variieren Dauer, Amplitude und Konfiguration mit der Dichte der Muskelfasern und der zeitlichen Dispersion ihrer Aktionspotenziale. Diese Parameter variieren je nach Muskel, Muskelregion bezogen auf Tiefe und Endplattenzone, Temperatur, Alter des Patienten, Elektrodenart sowie Verstärkereigenschaften. Bei Krankheiten resultieren Veränderungen aus der Art der Muskelschädigung

**aktive Elektrode** Synonym für folgende Begriffe: Ableitelektrode, differente Elektrode, Kathode oder Reizelektrode

**Amplitude** entspricht von Spitze zu Spitze gemessen der Distanz zwischen negativem und positivem „peak"; beim Summenmuskelaktionspotenzial wird die Amplitude gewöhnlich von der Grundlinie zur negativen Spitze gemessen; sie wird in Volt (V), Millivolt (mV) oder Mikrovolt (µV) angegeben

**Anode** positiver Pol eines elektrischen Geräts

**Anodenblock** umschriebener Leitungsblock durch Hyperpolarisation der Nervenfasermembran unter der Anode

**antidrom** Impulsleitung entgegen der physiologischen Impulsleitung

**Artefakt** Störsignal, das die korrekte Beobachtung eines physiologischen Signals beeinflusst

**A-Welle** motorisches Aktionspotenzial kleiner Amplitude mit fester Latenz, das der M-Welle folgt; man meint, dass sie „ephaptisch" durch Überspringen („cross talk") von einer Nervenfaser auf eine andere zustande kommt

**Backfiring** retrograde Aktivierung eines motorischen Nervs

**bipolare Nadelelektrode** Ableit- oder Reizelektrode sind 2 isolierte Drähte innerhalb der Kanüle; beide Drähte treten entweder an der Spitze oder Seite der Nadel aus, die selbst als „Erdung" dient; gemessen wird die Potenzialdifferenz zwischen den beiden Drähten

**Dauer** Zeit zwischen Beginn und Ende eines elektrischen Phänomens; kann spontane, willkürliche oder evozierte Aktivität (direkt oder reflektorisch) beschreiben; wenn ein einzelnes Potenzial gemeint ist, kann es sich auf die Gesamtheit oder Teile beziehen

**Denervationspotenzial** spontane elektrische Aktivität einzelner Muskelfasern eines denervierten Muskels außerhalb der Endplattenzone nach Unterbrechung motorischer Nervenfasern, aber auch bei Muskelfaser-„Splitting", wenn eine funktionelle Denervation vorliegt

**distale Latenz** Zeit, die ein Impuls benötigt, um die Distanz zwischen distalstem Reizort und Ableitort zu überwinden

**Doppelentladung** (**Doublette**) Entladung derselben motorischen Einheit 2-mal rasch nacheinander mit Wiederholung in variablen Abständen

**Doppelreiz** 2 miteinander gekoppelte Reize, deren Intervall, Dauer und Stärke variiert werden können

**Einstichaktivität** (**Insertionsaktivität**) kurze elektrische Entladungsfolge muskulären Ursprungs infolge der mechanischen Irritation durch Bewegung der Nadelelektrode; sie kann bei erhöhter Erregbarkeit des Muskels verlängert sein

**Einzelfaserelektromyografie** (**SFEMG**) Technik zur Ableitung von einer oder 2 einzelnen Muskelfasern einer motorischen Einheit, bei willkürlicher Aktivierung oder Reizung des zugehörigen motorischen Axons

**Elektrode** elektrische Vorrichtung, durch die Elektrizität abgeleitet oder übertragen wird; es gibt Oberflächen-, Nadelelektroden, „monopolare", „konzentrische", „bipolare" oder „multipolare" Elektroden; Spezialelektroden sind z. B. Elektroden für das Einzelfaser- oder Makro-EMG

**Elektromyografie** Gebiet, das sich mit der Technik, Durchführung und Interpretation elektromyografischer Untersuchungen befasst

**Elektromyografiegerät** Gerät zur Durchführung eines Elektromyogramms

**Elektromyogramm** abgeleitete elektrische Aktivität von Muskeln mittels Oberflächen- oder Nadelelektroden

**Elektroneurografie** Gebiet, das sich mit der Technik, Durchführung und Interpretation elektroneurografischer Untersuchungen befasst

**Endplattenaktivität** Spontanaktivität, abgeleitet mit Nadelelektroden, die nahe oder in der Endplattenzone liegen. Es gibt 2 Arten: Endplattenrauschen (niederamplitudige kontinuierliche Aktivität), das durch spontane Ausschüttung von Azetylcholin entsteht, und Endplatten-Spikes, kurze negativ abgehende Spitzen, die von einzelnen aktivierten Muskelfasern an der Endplatte stammen

**Entladung** Aktivität einer oder mehrerer erregbarer Strukturen

**Erdelektrode** gewöhnlich eine großflächige Elektrode, die den Patienten mit der Erde verbindet, zum Schutz des Patienten und um Interferenz durch externe Störsignale zu vermeiden

**Erregbarkeit** Eigenschaft, ein Aktionspotenzial als Antwort auf einen Reiz zu generieren

**evoziertes Potenzial** (**EP**) Potenzial, das nach Erregung nervalen oder muskulären Gewebes auftritt

**Faserdichte** Zahl der Muskelfasern (Einzelfaser-EMG-Begriff) oder Nervenfasern (morphologischer Begriff) je Messareal

**Faszikulation (Faszikulationspotenzial)** spontane Entladungen einer ganzen motorischen Einheit oder eines Teils davon; das Potenzial ist gewöhnlich polyphasisch und entlädt unregelmäßig mit niedriger Frequenz

**Fibrillationspotenzial** elektrische Aktivität bei spontaner Kontraktion einer einzelnen Muskelfaser mit meist regelmäßiger Entladungsfolge; gewöhnlich kurzes biphasisches Potenzial mit positivem Beginn

**Frequenz** Zahl kompletter Potenzialabläufe pro Sekunde; Angabe in Hertz (Hz)

**F-Welle** motorisches Aktionspotenzial, hervorgerufen durch Aktivierung einer Vorderhornzelle durch einen antidromen Impuls nach Reiz seines Axons; die F-Wellen-Amplitude beträgt gewöhnlich < 5 % der M-Wellen-Amplitude und variiert in Latenz und Amplitude

**Grundlinie** Linie eines amplitudenmodulierten elektrischen Geräts, die das biologische System im Ruhezustand anzeigt

**H-Reflex** elektrisches Äquivalent des Muskeldehnungsreflexes nach Nervenreizung; der Reiz umgeht allerdings den Muskelspindelapparat; der Reflex ist nur schwer in anderen Muskeln als dem M. soleus bzw. dem M. gastrocnemius auszulösen

**Inching-Technik** Reizung eines Nervs an mehreren Stellen entlang seines Verlaufs mit festgelegten Distanzen zwischen den Positionen der Reizelektrode

**Interferenzmuster** Überlagerung der elektrischen Aktivität willkürlich aktivierter motorischer Einheiten bei maximaler Anspannung; abhängig von der Zahl der aktiven motorischen Einheiten wird es als „voll", „vermindert" oder „gelichtet" beschrieben

**Jiggle** Instabilität einer einzelnen motorischen Einheit bei kontinuierlicher Ableitung mit Nutzung einer Verzögerungsleitung; abnormer Jiggle findet sich bei einem aktiven Krankheitsprozess im Nerv, an der Endplatte oder im Muskel

**Jitter** beschreibt beim Einzelfaser-EMG die Variabilität der Entladungsintervalle zwischen einzelnen Muskelfaserpotenzialen derselben motorischen Einheit bei aufeinander folgenden Entladungen

**Kathode** negativer Pol eines elektrischen Geräts

**Kollision** Auslöschung zweier aufeinander zu laufender Impulse; die darauf folgende Refraktärperiode kann zum Nachweis der Impulsleitung in Nervenfasern, die nicht in die Kollision verwickelt sind, genutzt werden

**komplex repetitive Entladung** spontan auftretende rhythmisch wiederkehrende Aktivität in Muskelfasern, die zu Fibrillationen oder positiven Entladungen neigen; es resultiert eine regelmäßige Entladung, die viele Komponenten enthält; der Jitter für jede Komponente ist < 5 µs als Hinweis darauf, dass die Endplatte nicht betroffen ist

**Kontraktion** Verkürzung der muskulären Kontraktionselemente mit oder ohne Längenänderung des gesamten Muskels

**konzentrische Nadelelektrode** Ableit- oder Reizelektrode aus einer Kanüle und einem isolierten Draht in ihrer Mitte, der an der Spitze austritt; gemessen wird die Potenzialdifferenz zwischen dem Draht und der Kanüle

**Krampus (Krampfentladung)** Muskelaktivität, die mit dem klinischen Phänomen des Muskelkrampfes verbunden ist

**Latenz** Zeit zwischen Reiz und Reizantwort; sie kann zum Potenzialbeginn oder zu irgendeiner Potenzialspitze gemessen werden

**Latenzzeit** Zeitintervall zwischen Reiz und Reizantwort

**Leitgeschwindigkeit** Geschwindigkeit, mit der ein Impuls eine definierte Distanz überwindet (motorischer, sensibler oder autonomer Nerv oder entlang einer Muskelfaser); Angabe in Meter/Sekunde (m/s)

**Leitungsblock** Unterbrechung der Impulsleitung entlang einer Nervenfaser, fokal oder multifokal; kommt vor bei akuten/subakuten demyelinisierenden Neuropathien, bei multifokaler motorischer Neuropathie und bei Engpasssyndromen; bei Reizung von Nerven ist die Antwort nach Reizung proximal des Blocks kleiner als nach Reizung distal; eine Amplitudenminderung des Summenpotenzials um 50 % oder mehr ohne Zeichen einer Dispersion weist auf einen Leitungsblock hin

**Leitungszeit** Zeit, die ein Aktionspotenzial benötigt, um die Distanz zwischen 2 Reizorten zu überwinden; bezieht sich gewöhnlich auf die Reizung eines Nervs und die Ableitung von einem Muskel, der von demselben Nerven versorgt wird; Angabe in Millisekunden (ms)

**Makro-EMG** elektromyografische Technik, bei der die gesamte elektrische Muskelaktivität einer motorischen Einheit gemessen wird

**maximale Leitgeschwindigkeit** Leitgeschwindigkeit der am schnellsten leitenden Nervenfasern; sie wird bei der Routineuntersuchung bestimmt

**minimale Leitgeschwindigkeit** Leitgeschwindigkeit der am langsamsten leitenden Nervenfasern; in motorischen Nerven kann sie mit der Kollisionstechnik gemessen werden, in sensiblen Nerven mittels Averaging-Technik bei Nadelableitung

**motorische Latenz** Zeit zwischen Reizung eines motorischen Nervs und dem Beginn des evozierten Muskelpotenzials

**Motor-Unit-Schätzung (MUNE)** Methode zur Abschätzung der Zahl der motorischen Einheiten eines Muskels

**M-Welle** Muskelantwort nach supramaximaler Reizung des zugehörigen motorischen Nervs

**Myokymieentladung** repetitive Entladungen, die den spontanen kontinuierlichen wellenartigen Bewegungen (klinisch: „Myokymie") entsprechen

**myotone Entladung** spontane oder auf verschiedene Weise provozierte Entladungen einzelner Muskelfasern, meist biphasische oder monophasische positive Potenziale mit hoher Frequenz, variabler Amplitude und einer Dauer von wenigen Sekunden; sie klingen wie ein Sturzkampfbomber oder Formel-1-Rennwagen im Rennen

**Nachentladung** anhaltende Antwort in einer Nerven- oder Muskelfaser nach Beendigung des Reizes; Angabe in Millisekunden (ms)

**Nervenaktionspotenzial** Summenpotenzial eines Nervs, abgeleitet vom Nervenstamm, ausgelöst durch einen elektrischen Reiz

**Nervenleitgeschwindigkeit** Geschwindigkeit, mit der ein Impuls im peripheren Nerven geleitet wird

**orthodrom** physiologische Laufrichtung eines fortgeleiteten Impulses in Nerv oder Muskel

**polyphasisches Potenzial** Muskelaktionspotenzial mit 5 oder mehr Phasen

**positive scharfe Welle** positiv gerichtetes monophasisches Potenzial, das spontan im denervierten Muskel oder als Entladungsserie bei Myotonie auftreten kann

**Rauschen** technisch bedingte Spannungsschwankung; im weiteren Sinne bedeutet es auch gemischte biologische Aktivität, die eliminiert werden muss, um die interessierende biologische Aktivität erfassen zu können, wie z. B. die kontinuierliche Hirnaktivität, die reizbezogene evozierte Potenziale überdeckt

**Referenzelektrode** Elektrode, gegen welche die aktive Elektrode geschaltet ist (früher als inaktive Elektrode bezeichnet)

**Reiz** spezielle Form der Energie, gegenüber der erregbares Gewebe empfänglich ist. Es kann jede externe Maßnahme sein, in der klinischen Neurophysiologie sind elektrische oder mechanische Reize üblich. Es muss gewährleistet sein, dass die Reize adäquat sind; zudem müssen Dauer, Wellenform, Amplitude, Anstiegszeit und Frequenz definiert sein. Es ist anzugeben, ob der Reiz unterschwellig, submaximal, maximal oder supramaximal ist

**Reizschwelle** Grenze, an der eine minimale Intensitätserhöhung eines adäquaten Reizes erstmals eine Antwort in einer Muskel- oder Nervenfaser auslöst

**Rekrutierung** Art, in der die motorischen Einheiten eines Muskels langsam zunehmend aktiviert werden

**repetitive Reizung** Technik der Reizung eines Nervs mit variablen Reizfrequenzen und Ableitung des Muskelsummenaktionspotenzials vom zugehörigen Muskel zur Untersuchung der neuromuskulären Impulsübertragung

**Satellitenpotenzial** kleines Aktionspotenzial, das immer im selben zeitlichen Abstand einige Millisekunden nach der Hauptkomponente eines motorischen Aktionspotenzials erscheint

**sensibles Nervenaktionspotenzial (SNAP)** Summenpotenzial von einem rein sensiblen Nerven nach Reizung des Nervenstammes oder von einem gemischten Nerv nach Reizung eines sensiblen Endastes

**Spontanaktivität** elektrische Aktivität von Muskel- oder Nervenfasern im Ruhezustand

**Summenaktionspotenzial (motorisch: MSAP, sensibel: SNAP)** Bezeichnung für ein Potenzial, das aus mehreren bis vielen Potenzialen einzelner Nerven- oder Muskelfasern zusammengesetzt ist; bei Ableitung von einem gemischten Nerv kann es auch aus den Potenzialen motorischer und sensibler Fasern bestehen

**Turn** Änderung in der Richtung einer Wellenform, nicht notwendigerweise mit Kreuzung der Grundlinie

**T-Welle** elektrisch registrierter Muskeleigenreflex ausgelöst durch Hammerschlag auf die Sehne, so dass die Antwort die Erregung des Spindelapparats einschließt

**Volumenleitung** Ausbreitung des elektrischen Potenzials im umgebenden leitenden Medium bei extrazellulärer Ableitung

**zeitliche Dispersion** beschreibt, dass individuelle Aktionspotenziale von Nerven- oder Muskelfasern auch bei synchroner Reizung asynchron am Ziel ankommen; bei sensiblen oder motorisch evozierten Antworten ist die zeitliche Dispersion positiv korreliert mit der Distanz zwischen Reizort und Ableitort; im Muskel führt zeitliche Dispersion zu polyphasischen Einheiten; beim afferenten Nervenimpuls kann zeitliche Dispersion zu niedrigen exzitatorisch postsynaptischen Potenzialen (EPSP) führen und den H-Reflex abschwächen

**zentrales EMG** elektrophysiologische Methode zur Erfassung der Funktion des Zentralnervensystems

## Literatur

[1] **Caruso** G, Eisen A, Stalberg E et al. Clinical EMG and Glossary of Terms most commonly used by clinical Electromyografers. In: Deuschl G, Eisen A, eds. Clinical Recommendations for the Practice of clinical Neurophysiology: Guidelines of the IFCN. Amsterdam: Elsevier; 1999: 189–198

# Sachverzeichnis